癌毒：

中医病机创新理论研究与应用

主 编　程海波

主 审　周仲瑛　吴勉华

中国中医药出版社

·北　京·

图书在版编目（CIP）数据

癌毒：中医病机创新理论研究与应用 / 程海波主编 . —北京：
中国中医药出版社，2019.10
ISBN 978-7-5132-5674-2

Ⅰ．①癌… Ⅱ．①程… Ⅲ．①癌—病机（中医）—研究
Ⅳ．① R273.02

中国版本图书馆 CIP 数据核字（2019）第 179939 号

中国中医药出版社出版
北京经济技术开发区科创十三街 31 号院二区 8 号楼
邮政编码　100176
传真　010-64405750
保定市中画美凯印刷有限公司印刷
各地新华书店经销

开本 710×1000　1/16　印张 18.5　字数 280 千字
2019 年 10 月第 1 版　2019 年 10 月第 1 次印刷
书号　ISBN 978 - 7 - 5132 - 5674 - 2

定价　89.00 元
网址　www.cptcm.com

社 长 热 线　010-64405720
购 书 热 线　010-89535836
维 权 打 假　010-64405753

微信服务号　zgzyycbs
微商城网址　https://kdt.im/LIdUGr
官 方 微 博　http://e.weibo.com/cptcm
天猫旗舰店网址　https://zgzyycbs.tmall.com

如有印装质量问题请与本社出版部联系（010-64405510）

编 委 会

周序

随着肿瘤发病率的不断上升，从少见病衍变为多发病、常见病，成为健康的首要杀手之一。中医药面临患者的客观需求显示出不可低估的作用，从单一的扶正补虚，姑息治疗甘当配角，进展到全方位对应、在多个方面发挥了独特的优势，彰显了自身的价值。但从学术层面来说，中医肿瘤学的理论体系构建尚需加强，辨证论治的经验还需整理总结，还要进一步研究如何提高疗效。

中医学是一门实践性很强的自然科学，它的理论体系，构建在临床实效的基础之上。20 世纪 80～90 年代以来，随着肿瘤患者的大量增加，我在临床中体会到，肿瘤的发生、发展存在着一种特异性的致病因子，遂提出"癌毒"的概念。20 多年来，我的弟子团队在传承"癌毒"学术思想的基础上，开展了系统深入的理论、临床和现代生物学基础研究，取得了丰硕的研究成果，这是非常值得骄傲的。这也充分说明，中医药在疑难杂病治疗上有其独特的优势。理论的与时俱进，方能更好地应对复杂多变的临床实际问题。

当前，党和政府的高度重视，使中医药的发展迎来了大好春天。因此，中医人要树立自信心，坚持中医特色不动摇，加强中医理论研究。从中医学的理念中寻求立足点，在临床实践中点滴积累、系统整理，走自主创新之路，让具有顽强生命力的古老中医紧跟时代步伐，大步走向现代化，充分发挥为人民健康服务的作用！

戊戌年八月书于金陵琢璞斋

九十叟 周仲瑛

张序

恶性肿瘤是严重威胁人类生命和健康的重大疾病之一，中医学对肿瘤的认识和治疗有数千年的历史，凝聚了历代众多前辈医家们的宝贵经验，形成了较为完善的证治体系，取得了确切的临床疗效。目前恶性肿瘤发病率仍处于上升趋势，中医药在肿瘤防治中的优势日益凸显，联合早期诊断、手术、放疗、化疗等西医治疗手段，共同发挥协同抗癌、增效解毒作用，为肿瘤综合诊疗提供了广阔的空间，取得了可喜的成就。随着经济社会的不断进步，人们对健康的需求和对生活质量的追求逐渐提升，中医药发展面临着前所未有的挑战，迫切需要传承、创新、发展。

纵观历史，中医学发展始终以继承为基础，以理论为指导，以创新为动力，只有理论上取得创新性进展，才能突破临床疗效"瓶颈"，保持中医药历久弥新、学术长青。中医理论是中医药体系的基础，而病机理论又是中医理论的核心，对临床治则立法、组方用药有着直接的指导作用，准确把握病机是提高中医临床疗效的关键。近年来，中医药在防治肿瘤研究中取得了显著进展，在提高疗效的基础上，如何准确把握肿瘤的病机并阐明其现代科学内涵是中医药防治肿瘤的关键科学问题之一，也是中医肿瘤临床迫切解决的核心问题。

中医界对"肿瘤病机"已有很多论述，但目前尚缺乏系统阐释与广泛共识，制约了中医治疗肿瘤临床疗效的提高。20世纪80年代以来，中医学界多位医家创新性提出"癌毒"概念，将其作为肿瘤的相关病机指导临床实践。其中国医大师周仲瑛教授的"癌毒"学术思想最为丰富，贴近临床，指导治疗，得到业界同仁的广泛认同，成为目前最具有代表性的肿瘤病机学说之一。近年来，南京中医药大学程海波教授带领团队在传承国医大师周仲瑛教授"癌毒"学术思想的基础上，坚持"传承不泥古，发扬不离宗"的原则，创新发展了中医辨治肿瘤的"理法方药"，创建形成集"学术内涵""演变规律""辨治方法"为一体的、完善的病机理论体系，取得了丰硕的研究成果。理论来源于实践，但还要回归于实践，接受检验和评价。程海波教授领导的团队孜孜以求，不囿于理论探索，更是致力于将理论切实转化为临床实践的指导。不仅在临床中运用癌毒病机理论辨治肿瘤，明显提高了临床疗效，而且总结临床有效方药，创制了治疗肿瘤的中药复方制剂——消癌解毒方、癌痛平，并在多家医院临床推广运用，减轻了患者的疾病痛苦和经济负担，取得了较好的社会效益和经济效益。

癌毒病机理论是中医肿瘤理论的重大创新，对传承名老中医药专家的学术思想与临床经验，创新发展中医药理论，提高中医肿瘤临床诊疗水平具有重要的价值。当前中医药发展迎来天时、地利、人和的大好时机，故需要更多的中医同道坚定信念，不忘初心，砥砺前行，共同为中医药防治重大疾病，为健康中国建设做出新的贡献。

书将付梓，先睹为快，谨以为序。

中国工程院院士
中国中医科学院　院长
天津中医药大学　校长

2019 年初夏

前　言

　　恶性肿瘤是严重威胁人类健康和社会发展的疾病。根据国际癌症研究中心发布的数据显示：仅 2012 年，全球恶性肿瘤新发病例约 1409 万，死亡病例约 820 万。近年来，恶性肿瘤发病率在全球范围内总体呈增长趋势。调查研究显示，在全球 184 个国家和地区中，中国的恶性肿瘤发病总体而言位居中等偏上水平，中国恶性肿瘤发病约占全球恶性肿瘤发病的 21.8%，部分恶性肿瘤如胃癌、肝癌、食管癌发病占全球比例较高，分别为 42.6%、50.5% 和 49.0%。

　　根据最新全国肿瘤登记中心的统计数据显示，2016 年中国恶性肿瘤发病率约为 273.6/10 万（男性 295.78/10 万，女性 244.1/10 万），中标发病率约为 187.24/10 万；2016 年恶性肿瘤死亡率约为 164.73/10 万（男性 198.63/10 万，女性 131.58/10 万），中标死亡率约为 110.21/10 万。其中恶性肿瘤的发病与死亡多以肺癌、乳腺癌、胃癌、肝癌等为首要，且发病年龄多在 30 岁之后。

恶性肿瘤一直都是威胁人类健康的重大疾病，也是亟待解决的重大社会问题之一。中医学中有大量类似于西医学恶性肿瘤的疾病证候记载及病机证治的论述。由于历史条件的限制，古代医家未能把恶性肿瘤单独作为一类病证加以深入系统研究。当代中医肿瘤学的理论和实践是随着中西医结合及西医学对恶性肿瘤认识的发展逐步形成的，中医肿瘤学的理论呈现"百花齐放"的状态，并且在实践中不断完善，其中亦存在许多需要探索的问题。

周仲瑛教授（主任中医师、博士生导师）是我国著名中医学家、首届国医大师、首届国家级非物质文化遗产项目"中医诊法"代表性传承人之一。家世业医，幼承庭训，从事中医医、教、研工作 70 年，擅长诊治内科疾病，尤其是急难病症，有胆有识，屡起沉疴。中医高等教育中，为中医内科学科的奠基和开拓做出了杰出贡献，确立了以脏腑病机为辨证核心、内科疾病系统分类的辨证论治纲目；中医学术传承上屡有创新，独创审证求机、知常达变、辨证五性、复合施治诸论，首创"第二病因""瘀热论""伏毒论""癌毒论"等多种学说，倡导"以病机证素为辨证论治核心"的病机辨证新体系，发展了中医学理论。

特别针对中医药防治肿瘤的关键科学问题所提出的"癌毒论"，近年来得到中医界的广泛认同。自 20 世纪 80 年代开始，周仲瑛教授在大量的临床实践中，发现癌病为患，必有毒伤人，提出"癌毒"为肿瘤致病的特殊因子，并指导弟子团队对"癌毒"产生来源、病理属性、致病特性、致病机制、演变规律等科学内涵进行深入的研究。弟子团队在传承国医大师周仲瑛教授"癌毒"学说的基础之上，进一步开展中医肿瘤癌毒病机理论创建研究，诠释癌毒病机的中医学术内涵，总结以癌毒为核心的肿瘤发生、发展的病机演变规律，初步构建了基于癌毒病机理论的中医肿瘤临床辨治新体系。

癌毒病机理论是近年来中医肿瘤病机理论的重要创新之一。在传承国医大师周仲瑛教授首倡"癌毒"学说的基础之上，我们开展了中医癌毒病机理论创建研究，以期总结周仲瑛教授从癌毒辨治肿瘤的临床经验及诊疗方法。

本书由理论篇、临床篇和现代研究篇三部分组成。

理论篇是该书的先导部分，着重论述了癌毒病机理论的形成、学术内涵，以癌毒为核心的肿瘤发生、发展的病机演变规律、从癌毒辨治肿瘤的临床辨治体系等内容。

临床篇是该书的主干部分。在癌毒病机理论指导下，分别对脑瘤、鼻咽癌、肺癌、食管癌、胃癌、肝癌、肠癌、胰腺癌、肾癌、前列腺癌、乳癌、卵巢癌12个常见肿瘤病种的中医临床辨治进行了系统阐述。每一个病种，从主要病因、病机钩要、临床特点、治疗原则四个方面，勾画出中医病机辨证的框架。重点列述了病机辨证条目，每个条目下又分别从辨证、病机分析、治法、方药展开。为突出临床实用性，增加了临证备要部分，最后辅以周仲瑛教授诊治病案，学以致用。

现代研究篇从现代研究角度，介绍癌毒病机的生物学基础研究以及基于癌毒病机理论创制的消癌解毒方的临床与实验系列研究成果。

全书旨在推广应用癌毒病机理论，为中医药防治肿瘤提供新的临床辨治思路，进一步提高中医药防治肿瘤的临床疗效。

本书的编写分工见于各章节后的编者署名。本书在统稿中，感谢顾勤教授以及张林落、陶李蕙苹、李维忠、魏小曼、任明名等研究生的参与。由于编者水平有限，若有疏漏不足之处，恳请提出宝贵建议，以便再版时修订提高。

编者

2018 年 9 月

目 录

现代研究篇　　　　　　　　　　　　　　　　　　**215**

参考文献　　　　　　　　　　　　　　　　　　　**267**

方剂索引　　　　　　　　　　　　　　　　　　　**274**

编后记　　　　　　　　　　　　　　　　　　　　**279**

理论篇

第一节　中医肿瘤理论研究回顾

一、古代中医对肿瘤的认识

中医学对肿瘤最早的认识可以追溯到 3500 多年前的殷商时代，当时的甲骨文上已有"瘤"的记载。2000 多年前的《周礼》对包括肿瘤在内的肿疡已有初步认识，将治疗该类疾病的专科医生称为"疡医"，主张内治与外治相结合的治疗方法。

春秋战国时期，《黄帝内经》记载了昔瘤、筋瘤、肠覃、石瘕、积聚、噎膈等疾病，对这些病症的描述与现代某些肿瘤的临床表现相类似，并对肿瘤的病因病机也做了论述，认为"瘤"与"营气不通""寒气客于肠外与卫气相搏""邪气居其间""正气虚""邪气胜之"有关，为中医肿瘤病学的形成和发展奠定了良好的基础。《难经》在继承《黄帝内经》的理论基础上，详细论述了某些内脏肿瘤的临床表现和成因机制，提出了"五脏积"的概念，分述积聚病机。东汉时期，张仲景所著《伤寒杂病论》对"胃反""积聚"及妇科肿瘤的脉因证治进行了较为明确的阐述，记载的方剂如鳖甲煎丸、大黄䗪虫丸、抵当丸、麦门冬汤、旋覆代赭汤、桂枝茯苓丸等至今仍被用于肿瘤的治疗。同时代的华佗在《中藏经》中指出："夫痈疽疮肿之所作也，皆五脏六腑蓄毒不流则生矣，非独因荣卫壅塞而发者也。"认为肿瘤的起病由脏腑"蓄毒"而生，强调了内因在肿瘤发病中的重要性。

魏晋隋唐时期，中医对肿瘤的认识日益丰富。晋·葛洪《肘后备急方·卷四·治卒心腹癥坚方》曰："凡癥坚之起，多以渐生，如有卒觉便牢大，自难治也。腹中瘕有结积，便害饮食，转羸瘦。"书中对肿瘤的发生、发展、恶化有较全面的认识，并记载了使用海藻治疗瘿病。隋·巢元方著《诸病源候论》，分门别类，详细记载了多种肿瘤疾病的病因、病机和所属症状，如"癥瘕""积聚""食噎""反胃""瘿瘤"等病证。唐·孙思邈《备急千金要方》按发病性质和部位对"瘤"进行了分类，提出"五瘿七瘤"之说，记载了许多治瘤方药，使用了蜈蚣、斑蝥、䗪虫、蛴螬等较多虫类药治疗肿瘤。唐·房玄龄《晋书·景帝纪》记载"初，帝目有瘤疾，使医割之"，为中医手术治疗肿瘤的最早记载。

宋金元时期，中医肿瘤学术思想逐渐成熟，金元四大家的医学流派间的争鸣，进一步促进了肿瘤学术的进步和发展。宋·东轩居士《卫济宝书》中首次出现"癌"，把"癌"列为痈疽"五发"之一。宋·杨士瀛《仁斋直指方论》云"癌者，上高下深，岩穴之状，颗颗累垂……毒根深藏，穿孔通里"，对某些肿瘤的特征进行了较为详细的描述。金元时期，刘完素倡导火热致病说，为后世使用清热解毒法治疗肿瘤提供了依据。张从正在《儒门事亲》中提及"积之成也，或因暴怒喜悲思恐之气"，明确指出精神因素与肿瘤的发病关系。李东垣强调"人以胃气为本"，提出"养正积自消"，对于使用扶正法治疗肿瘤具有指导意义。朱丹溪《丹溪心法》认为"凡人身上、中、下有块者，多是痰"，提出"痰夹瘀血，遂成窠囊"，对肿瘤的病机进行了高度概括。

明清时期，许多医家对各种肿瘤的临床症状、病因病机、治疗方法等进行了精辟的论述，中医肿瘤学术思想得到进一步研究。明·张景岳《景岳全书》对积聚的认识进一步加深，指出凡积聚之治，不过四法，曰攻，曰消，曰补，曰散。明·李中梓《医宗必读》提倡内外相因说，谓"积之所成也，正气不足，而后邪气踞之，如小儿在朝，由君子之衰也"，首先提出肿瘤按初、中、末三期进行分期治疗，攻补兼施，被后世誉为经典。清·吴谦《医宗金鉴》归纳了外科五大绝症，包括"乳岩""肾岩""茧唇""舌菌"和"失荣"，认为积聚是由于阴阳失调、七情郁结、脏腑受损等原因，导致气滞血瘀而成。清·王清任《医林改错》曰"气无形不能结块，结块者必有形之血也。血受寒则凝结成块，血受热则煎熬成块"，对瘀血致病提出独到的见解，创制了膈下逐瘀汤等数首经典逐瘀方，对后世使用活血化瘀法治疗肿瘤具有指导意义。

二、近现代中医肿瘤学术思想的探讨

近现代随着现代医学的发展，中医学对肿瘤的认识日趋深化，一大批医家学者在继承和总结前贤经验的基础上，结合现代肿瘤学的研究成果，不断探索与创新，取得了丰硕的理论成果，丰富了传统中医理论的内容，使中医肿瘤学术思想得到进一步发展，逐渐形成独立的学术体系，对提高中医药防治肿瘤的临床疗效具有极大的价值。

（一）关于肿瘤病因病机的探讨

肿瘤是一种全身属虚、局部属实的虚实夹杂性疾病，目前已获多数医家公认。引起肿瘤发生的原因很多，总体归纳起来不外乎内因、外因、不内外因三个方面。内因主要包括正气虚弱，情志失调；外因包括六淫之邪，西医学所谓化学的、物理的以及病毒等致癌因素；不内外因包括饮食失宜（饮食不节、饮食不洁、饮食偏嗜），劳逸失度以及年龄因素。

目前中医界对恶性肿瘤病因病机的认识基本达成一致，可归纳为正气虚弱、痰湿凝聚、气滞血瘀、毒邪内蕴，即"虚""痰""瘀""毒"四个方面。但不同医家学者对上述病因病机的阐释和侧重点不尽相同，他们结合自身临床经验，提出了自己独到的见解以及一些创新性理论。

1."内虚"学说

郁仁存教授从中、西医病因学角度提出了肿瘤发病学的"内虚学说"，强调"内虚"在肿瘤发病中的重要地位。其认为肿瘤的发生虽然与外邪、饮食、七情等因素有关，但"内虚"是肿瘤发生的关键，如果正气充实，外在致病因素则无法侵入体内而导致疾病的发生。如果正气虚弱无法驱邪外出，使邪气留于机体内，影响脏腑经络气血津液等的正常功能，使机体内环境发生改变，从而导致疾病的发生。所谓"内虚"是指由于先天禀赋不足或后天失养引起脏腑亏虚，或由于外感六淫、内伤七情等引起的气血功能紊乱，脏腑功能失调。脏腑虚损，尤以脾肾不足为主。

2."二本"学说

孙桂芝教授则强调正虚与邪实二者在肿瘤的发生、发展过程中均担任着重要的角色，将中医基础理论与现代科研成果有机结合，提出关于恶性肿瘤病因病机的新学说——"二本"学说。具体内涵是：恶性肿瘤病因病机中正虚、邪实两者并存，二者互为因果，肿瘤的发生、发展以"人身之本"——正气亏虚为条件，而以"病邪之本"——癌毒侵袭为发生的根本，二者缺一不可。"人本"与"病本"是疾病的两个侧面，但始终应以"人本"为中心和侧重点，此即为"二本学说"。

3.痰气火相杂论

魏品康教授认为，痰气火相杂是产生肿瘤的重要病机，其中痰为有形之邪，作为载体，可与他邪兼夹，是形成肿瘤的重要物质基础。气机郁滞可导致津液不能正常运行，湿聚成痰；另一方面，气机郁滞日久容易生热化火，凝痰成结，化生痰毒，痰浊生成后更容易阻滞气机的运行。火热之邪易耗气伤津，煎熬津液，炼而成痰。气滞、痰浊与火热之邪相互为因，又相互为果，形成恶性循环，最终可导致肿瘤的产生。

4.癌症瘀毒论

郑伟达教授认为，癌症的本质、癌症的病机离不开"瘀毒"二字，提出"癌症瘀毒论"。认为癌的主要病因是"瘀"加"毒"，瘀中有毒，毒中有瘀，瘀毒互结才是"瘀毒"的本质。"瘀毒证"是指恶性肿瘤，乃全身性疾病，手术治疗不能完全治愈，有可能复发并转移。他运用瘀毒理论认识、研究癌症的病因病理，并以此理论指导辨证施治、遣方用药。

5.寒热胶结致癌论和燥湿相混致癌论

王三虎教授探讨癌症的病机特点，提出寒热胶结致癌论和燥湿相混致癌论等治癌新论。寒热胶结致癌论认为，寒热胶结是癌症之所以成为难治疾病的症结所在。寒热胶结往往是在寒热错杂、寒热并见的基础上，与有形之邪相合，日积月累而成积化毒致癌。其最重要的证候特点是病程漫长，病症复杂，在同一时期，既有寒象，又有热象。

燥湿相混致癌论的观点，则是燥湿相混是贯穿某些癌症始终的主要病机。气机升降失常、津液分布不均是导致燥湿相混的关键，阴虚内燥与痰浊水湿并见是其临床特点，燥湿相混是临床上确实存在的对立统一体，并指出癌症病程的漫长和病机的复杂，决定了即使是贯穿始终的燥湿相混病机也可能在一个阶段临床只表现出一个方面的问题，而另一个方面的问题被掩盖。

6. 耗散病机假说

李忠等结合现代肿瘤理论和非线性平衡理论，从一个新的角度对肿瘤的本质进行分析，提出了中医肿瘤"耗散病机假说"与固摄法。该假说认为，细胞癌变实质上就是由于体内平衡失调，导致细胞内外阴阳失和，阳气不能内固，促进细胞分化的原动力不足而造成的细胞突变，形成癌瘤。肿瘤患者自始至终表现正气耗散、正虚失于固摄的过程，同时癌毒本身具有易于扩散转移的特性。该假说也被用于解释肿瘤易于扩散和转移的机制中。

7. "伏毒"学说

毒邪理论是目前中医病因研究的热点，其种类繁多，包括生物、物理、化学等的研究，而疾病过程中产生的痰、瘀血、积液等也具有毒的性质，不同的毒邪可以作用于不同的脏腑，出现特定部位的病变，日久而生成为癌。有学者认为，癌病的产生是包括了一切外源性致癌因素长期累积而致的结果，可称为"伏毒"。伏毒长期持久地蓄积体内，导致正常细胞多次发生基因突变，最终转变为癌细胞，逃脱免疫监视，形成结毒，其性质顽烈、走窜、潜伏、善变。周岱翰教授认为，肿瘤有别于外感病与内伤杂病，有独特的发病规律，在"三因学说"基础上，借鉴现代肿瘤病因学，重视因虚致病、"癌毒"致病及"伏气"致癌论。病毒致癌，烟草及食物、环境致癌物，抑癌基因及癌基因的失衡与活化等，皆属于"癌毒""伏气"范畴。

（二）关于肿瘤转移病机及途径的认识

传统中医学对肿瘤的转移性有一定认识，但尚未形成完整的理论。从历代医家对肿瘤转移的论述来分析总结，肿瘤转移的病机可归纳为正气不足、气滞血瘀、毒邪壅盛、痰凝湿聚等方面。近现代许多医家学者对肿瘤转移病机及途径进行了深入探讨，提出了一些探索性学说，兹归纳如下。

1. 从"风"立论

王志学认为肿瘤转移发生虽有一定的规律性，但转移灶的出现多数情况下是不可预知的，这与中医学中"风性善行而数变"的特性极其相似，从"风邪"立论，风夹痰瘀，在体内无处不到，或阻于肺（继发肺肿瘤），或郁于肝（继发肝肿瘤），或动于肾（继发肾肿瘤），或流窜经络（继发骨肿瘤）等，痰瘀着而不行，则变证丛生。论其"风"，当责之于脏腑功能失调，气血阴阳亏虚，渐至虚风内生。贺用和则认为内风暗旋、肝风内动为恶性肿瘤的病理机制之一，是恶性肿瘤转移的基本条件，并以此为基础，提出祛（息）风法为恶性肿瘤和肿瘤转移中医治疗的基本大法。还有学者从六经辨证的厥阴层面考虑，认为厥阴风动夹痰瘀毒流窜是肿瘤转移的相关病机。

2. "痰毒流注"理论

肿瘤转移"痰毒流注"理论，认为肿瘤转移是由于痰毒流注、络损血瘀所致。流注于肝而成肝积，流注于肺而成肺积，流注于骨而成骨岩，流注经络而成瘰疬……肿瘤患者正气亏虚，痰湿内生，善于流窜的痰湿与肿瘤邪毒互结，痰毒流注于脏腑之络脉（肺络、肝络、脾络、肾络、心包络、少阳之络等）。络脉损伤，气血离络留而为瘀而致转移。肿瘤转移是以脏腑虚损为本，痰毒损络成瘀为标。肿瘤转移治疗的核心环节是活血通络，基本法则包括健脾补肾、化痰解毒、活血通络，逐步扶助正气，祛除邪毒，使气血调和，络脉畅通。

3. 传舍理论

传舍理论认为，癌瘤的传舍（转移）是一个连续的过程，其中包含三个要素："传"，指癌毒脱离原发部位，发生播散；"舍"，即扩散的癌毒停留于相应的部位，形成转移瘤；转移瘤也可继续发生"传舍"，即所谓"邪气淫溢，不可胜论"。癌瘤形成后，癌毒播散，经由孙脉、络脉、经脉、输脉、伏冲之脉，进而侵犯脏腑、组织（胃肠、募原等）。至于癌毒转移的具体规律，要以中医学脏腑、经络理论为指导，结合五行生克乘侮关系来分析。

4. 经络转移学说

有学者提出"经络转移学说"来解释部分肿瘤的转移规律，认为经络系统是肿瘤转移的途径。肿瘤细胞沿络脉、经脉流散，在适宜的环境下又会形成转移病灶。但恶性肿瘤的转移并不是随机的，恶性肿瘤通过经络发生转移与经络的循行络属有着一定的关系，经络关联比较密切的脏腑之间易于发生转移。并运用该学说解释了颅外肿瘤常发生颅内转移，肿瘤易转移至肺脏，胃肠道恶性肿瘤常见肝、肺转移，肝癌常见肺转移，肺癌常见肝转移的原因。

（三）关于肿瘤治则治法的研究

1. 以"祛邪"为主导

周岱翰教授在肿瘤治疗上多以清热解毒法为主，配合活血化瘀、除痰散结等治法，结合不同癌瘤的病理特点和脏腑辨证，也强调了临床具体施治时不偏离辨证论治的宗旨，时时顾护正气。李铁教授认为，正气不足，病邪亢盛是肿瘤发生的主要病因，其中"邪"乃肿瘤发生、发展的直接原因，邪实的病理因素为"火湿瘀毒"，故将祛邪法具体分为清热祛邪法、化湿祛邪法、理血攻邪法及以毒攻毒法。

2. 以"扶正"为主导

郁仁存教授于20世纪提出了肿瘤发病之"内虚学说"，并以此学说为指导，提出了扶正固本的治疗原则，指出健脾补肾法是肿瘤治疗中的重要法则之一。刘嘉湘教授以"因虚致癌，扶正治癌"立论，强调扶正培本，扶正是根本，祛邪是目的，扶正法乃是贯穿于肿瘤治疗始终的重要大法。但需注意扶正与祛邪的辩证关系，即顾护正气与攻癌祛邪需有机结合，且适度攻伐有助于正气的恢复。朴炳奎教授也提出"正气内虚"是恶性肿瘤的发病学基础，主张"扶正培本"治则在防治恶性肿瘤中的主导地位，探索出以扶正培本为主导，解毒抗癌、活血化瘀相结合的中西医结合肿瘤基本治疗模式。花宝金教授同样认为扶正培本是治疗肿瘤的基本大法，提出"扶正是永恒的"，临床以扶正培本为核心，兼用"调畅气机、化痰利湿、化瘀解毒"等法进行辨证治疗。

3. "扶正"与"祛邪"并举

林洪生教授认为，正气亏虚、毒瘀互结是肿瘤的基本病机，主张扶正培本是基础、祛邪抗癌是关键，归属于扶正祛邪法范畴。创新性提出"固本清源"

治疗恶性肿瘤，一则匡扶正气，调节机体内环境的平衡，即"固本"；二则从源头上控制肿瘤，祛除"毒""瘀"等病理因素，即"清源"。王笑民教授认为，肿瘤为病，乃正虚与"癌毒"互相作用的结果，采用扶正与祛邪相结合的方法，调整阴阳平衡，从而达到治疗肿瘤的目的。杨宇飞教授提出了虚、瘀、毒三位一体致癌学说，认为肿瘤发生的根本原因在于真气虚衰、气血瘀滞、毒邪久浸，三邪合力破坏了机体免疫平衡所致，并提出立足免疫平衡的扶正、活血、解毒三大法。潘敏求教授概括恶性肿瘤的中医病因病机为"多因致病，因虚致癌，癌毒致病，因癌致虚，虚实夹杂"。强调针对全身之虚（脏腑功能失调、抗癌力低下），主张扶正固本；针对局部之实（痰瘀毒结而成瘤），主张攻毒抗癌。只有将扶正与抗癌有机地结合，才能做到有的放矢。

"实则攻之，虚则补之"是中医学基本治疗法则，分析近现代著名中医学家对于肿瘤的治疗思想，尽管具体治疗方法多种多样，但总体治则不外乎"祛邪"与"扶正"两个方面。不同医家根据自己的临床实践经验，对于肿瘤的主导治则不同，但都同时兼顾另一方面，而不是单纯的"祛邪"或者"扶正"。肿瘤是全身性疾病的局部反应，"祛邪"是针对肿瘤邪实一面而设，具体治法包括清热解毒法、活血化瘀法、以毒攻毒法、祛湿化痰法、软坚散结法等，使"邪去正自安"；"扶正"是针对正气亏虚一面而立，具体包括健脾、补肾、益气、补血、温阳、养阴等方法，重点在于脾肾二脏。需要注意的是，扶正法并不单纯是应用补益强壮的方药，而是应该把调节人体阴阳平衡，气血、脏腑、经络功能的平衡稳定，以及增强机体抗癌能力的方法都包含在内，中医的"补之、调之、和之、益之"等都属于扶正范畴。

综上所述，中医肿瘤学术思想发展经历数千年历史，经历了漫长的发展过程。中医学对肿瘤的认识于先秦时期出现萌芽，魏晋隋唐时期开始日益丰富，宋金元时期逐渐走向成熟，明清时期更加深入，近现代得到进一步创新与发展，遵循着"实践－探索－再实践－升华提高"的过程。无论是从传统病因病机到创新病因学说的提出，还是对中医肿瘤转移理论体系的探索及中医治疗肿瘤模式完善，中医肿瘤理论研究经历了一个继承、探索、创新的变化过程，凝聚了众多先辈和近现代医家学者的心血。

尽管如此，毋庸讳言的是目前中医肿瘤界还没有形成系统的理论，还没有过硬的临床，所以构建一个成熟系统的肿瘤理论非常重要。理论是实践的先导，只有理论上取得突破，才会突破肿瘤治疗的瓶颈，可以推动临床疗效更上一个台阶。其中最为核心的环节，是关于肿瘤病机理论的发展。病机是指疾病发生、发展、变化的机理，包括病性、病位、病势、脏腑气血虚实变化及其预后等；病机学说是研究和探讨疾病发生、发展变化机理的学说。在临床辨证中，病机是理论联系实际的纽带，是通向论治的桥梁。因此，中医肿瘤病机理论的创新最为关键，可以大大提高中医药防治肿瘤的临床疗效。

第二节 "癌毒"学说

一、中医的"毒邪"理论

毒邪是中医学一类重要的病理因素,与多种疾病的发生、演变和恶化均有密切的关系,古今医家皆有许多论述。充分认识"毒"的含义,了解"毒邪"学说、毒邪的致病特点和证候特征,有助于深入研究许多病症尤其是疑难杂病的发生、发展规律。

(一)"毒"的含义

1.本义

"毒"的本义是指害人之草,即有剧烈致病作用的草。东汉·许慎《说文解字》谓:"毒,厚也,害人之草,往往而生,从屮从毒。"这里"毒,厚也",形容作用剧烈;"害人之草",说明是一种致病物质;"往往",茂盛貌;"从屮(象草木初生),从毒(表示祸害)"即为会意字,指有剧烈致病作用的草。

2.病因

从病因学角度而言,毒指病邪。《素问·生气通天论》云:"虽有大风苛毒,弗之能害。"《脉经·卷八》云:"阴毒为病,身重背强……毒气攻心,心下坚强。"传统毒邪是指六淫之甚及六淫之外的一些特殊致病物质,如"风气相搏,变成热毒"及疫疬之毒、蛇毒等。

3.病名、病证

毒作为病名、病证,主要涉及中医外科方面的疾病,如丹毒、痈毒、委中毒、疮毒、毒痢、脏毒等。隋·巢元方《诸病源候论》中首次记载"风毒""热毒""疫毒""水毒""湿毒""痰毒"等多个病名。《金匮要略》有关于阴阳毒病的论述："阳毒之为病，面赤斑斑如锦纹，咽喉痛，唾脓血。""阴毒之为病，面目青，身痛如被杖，咽喉痛。"《温病条辨》则曰："温毒咽痛喉肿，耳前耳后肿，颊肿……普济消毒饮去柴胡、升麻主之。"

4. 病理产物

毒作为病理产物，其来源可分为两个方面：其一，邪之甚者为"毒"。《素问·五常政大论》王冰注："夫毒者，皆五行标盛暴烈之气所为也。"刘完素《伤寒直格·主疗》又云："凡世俗所谓阴毒诸症者，皆阳热亢极之证，但蓄热极深在内，而身表有似阴寒也。"表明毒是由邪气过盛化成，对人体造成危害。其二，邪之蓄积为"毒"。清·尤在泾在《伤寒心典·百合狐惑阴阳毒病脉证治》云："毒者，邪气蕴蓄不解之谓。"《杂病源流犀烛·阴毒阳毒源流》中云："然邪在阳经，久而炽盛则为毒，故有阳毒之病。盖阴毒云者，乃寒邪直中阴经，久而不解，斯成毒也。"其内涵是指由于六淫邪气侵入人体后，不及时解除而产生的毒物。

5. 药物及其偏性

古人曾将治病药物总称为毒药。如《周礼》载："医师掌医之政令，聚毒药以供医事。"《素问·脏气法时论》记载："毒药攻邪，五谷为养，五果为助，五畜为益，五菜为充。"《素问·异法方宜论》云："其病在于内，其治宜毒药。"上述提及的"毒"，均是指治疗的药物。

亦有医家将药物的偏性称作毒。如明·张景岳《类经·疾病类·五脏病气法时》："药以治病，因毒为能。所谓毒者，以气味之有偏也。盖气味之正者，谷食之属是也，所以养人之正气。气味之偏者，药饵之属是也，所以祛人之邪气。"此处阐述的毒，实指药物的偏性。

由此可见，古代"毒"字含义广泛，其中与病因有关之毒常统称为"毒邪"。后人在长期医疗实践的基础上，归纳概括病因之毒，创立了毒邪致病学说，为中医病因学说之一。

（二）"毒邪"学说究源

1. 萌芽于秦汉时期

《黄帝内经》中提出了"寒毒""湿毒""热毒""清毒""燥毒"等概念。这些毒显然指病因，为外邪所演化而来，提示毒不是独立的一种致病因素，而是邪气演变的产物。汉·华佗创造性地把"毒"与"邪"相提并论，首次提出"毒邪"概念，在《华氏中藏经》中指出"五疗者，皆由喜怒忧思，冲寒冒热，恣饮醇酒，多嗜甘肥……蓄其毒邪，浸渍脏腑，久不虑散，始变为疗"。汉·张仲景《金匮要略》提出阳毒、阴毒致病及其证治方药，并根据证候的属性把毒邪分为阳毒和阴毒。这提示了毒邪不仅可由外感而来，也可存在于内伤杂病中。

2. 丰富于晋隋唐时期

晋·王叔和《脉经》中记载了"温毒""寒毒"致病，并提到阳毒、阴毒的症状、预后及治疗方药。晋·葛洪《肘后备急方》首次提出"温毒"一词，它是前人根据某些温病具有肿毒表现的临床特性而提出的病因概念。隋·巢元方《诸病源候论》是成书于隋朝的第一部病因学专著，对毒邪的认识已较为深刻，记载了多个与毒相关的病名，详细论述了各种毒邪病因、病机及证候，唐·王冰在注《素问·五常政大论》时曰："夫毒者，皆五行标盛暴烈之气所为也。"论述了邪气过盛或蕴结日久可化成"毒邪"。

3. 成熟于宋金元时期

宋·陈无择《三因极一病证方论》记载："所谓中伤寒暑风湿、瘟疫时气，皆外所因。"可见，"瘟疫时气"亦指不同于"寒暑风湿"的毒气而言。宋·杨士瀛《仁斋直指附遗方论》云："癌者上高下深，毒根深藏，穿孔透里。"提出癌症是毒邪深藏所致。金元四大家中刘河间倡导"火热论"，张从正倡导"攻邪论"，治疗疾病强调解毒攻邪，为"毒邪"学说的运用奠定了理论基础。李东垣还创制了普济消毒饮一方，用于治疗风热时毒所致的大头瘟，使"所活者甚众"。

4. 发展于明清时期

明·吴又可《温疫论》提出了"疫者，感天地之疠气"。所谓"疠气"，就是指"毒邪之气"，涵盖了六淫之邪和其他一些特殊致病因子。明·喻昌在《寓意草》中指出："内因者，醇酒厚味之热毒，郁怒横逆之火毒也。"明·张景岳在《景岳全书》中提出淋证病机"多由心肾不交，积蕴热毒"。他们均明确把"毒"作为疾病的内因来认识。

至清代，诸多温病学家阐幽发微，使"外毒"之说日臻完善。如清·王孟英《温热经纬》云："今感疫气者，乃天地之毒气。"提倡"疫气即毒"，直言外毒之性。清·吴瑭的《温病条辨》记载："温病者，有风温，有温热，有温疫，有温毒，有暑温，有湿温，有秋燥，有冬温，有温疟。"强调温病为"罹温邪"而为病，发病与四时气候密切相关。

（三）毒邪的致病特点

1. 骤发性

毒邪致病的特点之一是起病急骤，来势凶猛，传变迅速，病情进行性加重。清·陈平伯《外感温病篇》言："风温毒邪，始得之，便身热口渴，目赤咽痛，卧起不安，手足厥冷，泄泻，脉伏者，热毒内壅，络气阻遏。"又谓："风温热毒，深入阳明营分，最为危候……间有生者。"说明毒邪发病，起病急骤，病情重笃。

2. 火热性

毒邪侵入机体，正邪交争，迅即化燥化火，劫伤阴液，热象骤生，表现一派火热之象。局部可出现红、肿、热、痛、斑、疹等症，甚则出现谵语、神昏、惊厥等症。故从毒邪致病的表现来看，其证多属火属热，邪变为毒，多从火化。此外，历代医家多认为温、热（火）、毒只是程度轻重有所不同。热之浅者谓之温，温盛则成热，热极则成毒，形成毒中有热、毒必含热。

3. 内攻性

毒邪致病亦侵犯内脏，损伤正气，耗竭气血，使疾病迅速恶化。如《朱氏集验方》云："已毒即归于脏。"《疡科心得集》曰："外证虽有一定之形，而毒气之流行亦无定位。故毒入心则昏迷，入于肝则痉厥……入于六腑，亦皆各有变象，兼证多端，七恶叠见。"可见，毒邪入内，极易损害脏腑功能，伤人正气，危害较重。

4.顽固性

毒邪致病，毒根深藏，导致病情顽固，时作时止，易于反复，难以根治，胶着难解。毒邪内伏，营卫失和，气血亏损，脏腑败伤，其病多深重难愈，后遗变证峰起，治疗难度较大。

5.多发性

毒邪致病范围较广。一指毒邪致病，临床表现多样，可累及多部位、多脏腑，如系统性红斑狼疮中的"热毒""瘀毒"致病，可导致心、肾、脾等多脏器实质损害；二指毒邪可兼夹其他病邪，侵犯不同的脏腑、经络，导致多种疾病的发生。由于风、热致病常暴戾，痰、瘀为患多顽痼，故毒邪每与风、火、痰、瘀等相兼致病。

（四）毒邪所致的病证

传统毒邪所致病证主要涉及传染性疾病及外科疾病，以疫疠之疾、痈疽疔疮等为代表，随着临床实践的发展及现代病理机制研究结果的启示，近几年内毒在内科病证发生、发展中的作用逐渐得到重视，毒邪与某些内科疾病的相关性研究日渐增多，涉及中风、眩晕、血证、消渴、痴呆、尿毒症等多个病种。

比如中风毒邪学说认为，中风后产生的瘀毒、热毒、痰毒等毒邪损伤脑络是中风病发病和损害的最直接病机。考希良从毒邪角度探讨痛风性关节炎中医病因病机，将急性期病机概括为：脏腑积热，内伏毒邪，遇因触动，毒攻骨节以及热毒煎熬，津液停滞，血凝为瘀，酿生痰瘀；间歇期病机概括为：伏毒内蕴，伺机待发和毒伏日久，伤人正气。王建芳等认为，肝病主要是"毒邪"导致，毒邪是肝病传染性、慢性化、影响预后的重要因素，应该重视毒邪在肝病病因病机中的重要地位。李运伦等提出热毒证是原发性高血压的重要病理类型，认为体质是其形成的内在基础，五志过极、饮食失节是其主要促成因素。近年来也有许多学者认为毒邪是恶性肿瘤的主要病因，并从中医毒邪理论入手，研究其在恶性肿瘤治疗中的应用。随着中医肿瘤理论体系的不断完善和临床实践的深入，"癌毒"作为肿瘤的特殊病机概念被提出，并逐渐得到广泛认同。

二、"癌毒"学说的提出

癌病的发生与毒邪有关，古今医家有类似的认识。早在《诸病源候论》中就认为"恶疮"是因为体虚受"风热夹湿毒之气"所致。《中藏经》也说："夫痈疽疮肿之所作也，皆五脏六腑蓄毒不流则生矣，非独荣卫壅塞而发也。"当代许多医家也认为"热毒内蕴"是癌病的一大病因。但前人所论述的"毒"，常常和一些分泌物臭秽、肿块破溃、脓血淋漓等症状联系在一起，与传统"毒"邪的概念混淆在一起，没有能够明确地把癌病的"毒"作为特异性致病因素提出来专门论述。

国医大师周仲瑛教授在继承前人经验的基础上，将毒邪学说广泛运用于内伤杂病的治疗中，尤其是在恶性肿瘤的辨治中。在几十年的临床实践中体会到，引起癌病的"毒"与中医学传统所说的"毒"邪不尽相同。传统的"毒"邪的概念较为宽泛，凡邪之酷烈、伤人较甚或者疮疡之焮热肿胀、滋水浸淫者，皆可以称之为"毒"，如热毒、湿毒、疮毒等。而引起肿瘤的癌毒，则是一种特异性致病因素，和"疠气是引起温疫的一种特异性致病因素"一样，"癌毒"是致成癌病的一种特异性致病因素。其主要立论依据如下：

1. 邪气猖顽，正气难御

癌邪一旦伤人，则病情常呈进行性发展，虽体质强健者，也难免病情恶化。如肝癌，癌毒内结，气滞血瘀，积于胁下，日渐增大。继之血瘀水停，脾失转输，水聚大腹，发为鼓胀。瘀结水停，日久蕴热，湿热相蒸，外溢肌肤，则为黄疸。内扰营血，迫血妄行，则吐血、衄血、皮肤赤缕隐隐等。

2. 易传损途，伤五脏六腑，耗气血阴阳

癌毒一旦蕴结，不仅阻隔经络气血，且掠夺水谷精微以自养，导致五脏六腑失却气血津液濡润，机能低下或失调。肺虚则短气、咳嗽；脾虚则消瘦、体乏；肝虚则目涩、爪甲不荣、月事不调；心虚则心悸、怔忡；肾虚则水肿、小便不利等。五脏之衰，终致大骨枯槁，大肉下陷，面色萎黄，发枯神惫之恶候。

3. 常规辨治，难以奏效

癌毒蕴结，阻隔经络气血，局部形成有形之结，但一般化痰软坚，散结消肿药却难以奏效，肿块依然日渐增大；且掠夺水谷精微及气血津液以自养，致机体失养，故屡用滋养药无效。究其原因有三：一是癌毒暴戾，药力难疗；二是经络阻隔，气血凝滞，药力难达病所；三是胃气衰败，化源乏竭。

因此，周仲瑛教授在长期辨治恶性肿瘤的过程中，丰富了毒邪的含义，针对肿瘤的特性，创造性地提出了"癌毒"致病的理论。

第三节　癌毒病机理论的构建

近20年来，弟子团队在传承国医大师周仲瑛教授"癌毒"学说的基础之上，进一步开展中医肿瘤癌毒病机理论创建研究，诠释癌毒病机的中医学术内涵，总结以癌毒为核心的肿瘤发生、发展的病机演变规律，系统总结周仲瑛教授从癌毒辨治肿瘤的临床经验及其诊疗方法，初步构建了基于癌毒病机理论的中医肿瘤临床辨治新体系。

一、癌毒病机理论的形成溯源

（一）提出学说

"癌毒"一词，最早出现在1981年出版的《张泽生医案医话集》中，张泽生老在《对肿瘤病证治的点滴体会》一文曾有提出"（宫颈癌、阴道癌）病理上由于癌毒内留，湿热内伏，瘀血凝滞，这是实的一面"，但未具体论述其含义。如前节所述，周仲瑛教授在长期临床实践过程中，观察体会到"癌毒"是导致肿瘤发生、发展的一种特殊的毒邪，并以此指导临床。1998年，其指导弟子赵智强在《新中医》发表了《略论周仲瑛教授的"癌毒"学说及其临床运用》一文，初步总结了以"癌毒"为核心辨治肿瘤的经验，正式提出"癌毒"学说。

（二）理论发展

其后的10余年间，弟子团队在周仲瑛教授的指导下，以"癌毒"理论来指导临床。这一时期，弟子团队发表了逾百篇的研究文章，以临证经验总结和验案报道为主，涉及病种多样，包括肺癌、脑瘤、胃癌、食道癌、肝癌、肾癌、胰腺癌、乳腺癌、血液肿瘤、泌尿系统肿瘤、癌性疼痛等。通过不断的实践来推动"癌毒"理论的发展，丰富该学说的内涵。如 2002 年，叶丽红、顾勤发表了《周仲瑛教授的肿瘤观》一文，2004 年陈四清发表了《周仲瑛教授从癌毒辨治肿瘤经验》一文，2007 年霍介格、顾勤发表了《周仲瑛治疗肿瘤的临证思路探析》一文，2009—2010 年程海波、吴勉华相继发表了《周仲瑛从癌毒辨治恶性肿瘤的经验》《周仲瑛教授"癌毒"学术思想探析》《周仲瑛教授从癌毒辨治恶性肿瘤病机要素分析》等文章，在传承的基础上，不断推进"癌毒"理论的创新和发展。

（三）成熟完善

2014 年，周仲瑛教授带领弟子团队在《南京中医药大学学报》上发表了题为《中医药辨治肿瘤若干理念问题的探讨》一文。文章从 12 个方面提纲挈领地对多年来团队辨治肿瘤的经验进行了总结和探讨，为恶性肿瘤的辨治提供了重要的理论依据，即："癌毒"是癌病的特异性致病因子；病始于无形之气，继成为有形之质；"痰瘀郁毒"是肿瘤的基础病机病证；辨证与辨病理当互补；把握邪正的消长变化；瘤体是整体病变的局部征象；解毒与攻毒要因证因人而异；从肿瘤所在病位，求病理因素的特性；复法大方多环节增效，是治疗肿瘤的基本对策；肿瘤的用药要点；标急从权，对症施治，可缓其所苦；防复发、转移，贵在养正等。

此后，程海波结合周仲瑛教授提倡的"以病机为核心"的辨治新思路，在《中医杂志》上先后发表了《癌毒病机理论探讨》《基于癌毒病机理论的中医肿瘤临床辨治体系探讨》等文章，从癌毒的概念、产生原因、病理属性、致病特性与机制等多个方面对癌毒的内涵进行了深入阐述，同时对基于该理论指导下的肿瘤临床辨治体系进行了初步探讨。

二、癌毒病机理论的学术内涵

（一）癌毒的概念

"癌毒"是导致癌病的一类特异性致病因子。它是在肿瘤发病过程中，体内产生的一种特殊的复合病理因素，是肿瘤发生、发展的关键。癌毒特指可衍生恶性肿瘤的特殊毒邪，其存在是恶性肿瘤形成的先决条件，也是恶性肿瘤不同于其他疾病的根本所在。癌毒是肿瘤所特有的，异于中医基础理论所述的其他病因病机。

1. 癌毒与毒邪

癌毒与毒邪之间既有共性，又有区别。毒邪致病广泛，可以为多种疾病的病因，癌毒仅为恶性肿瘤的特异性病因。作为毒邪的一种，癌毒具有猛烈和顽固之性，作为导致恶性肿瘤发生的特异性毒邪，癌毒又有其独特的致病特点。

2. 癌毒与病邪

癌毒是导致恶性肿瘤的特异性病邪，但并不是能导致恶性肿瘤的病邪都是癌毒。癌毒与痰、瘀、湿、热等病邪当为并列关系，癌毒是独立于痰、瘀、湿等之外的毒邪，但又与痰、瘀、湿等病邪密切相关。癌毒与其他病邪间可互生互化。邪盛生毒，癌毒是在痰、瘀、湿等邪盛的基础上酿生，患者可正虚，也可正不虚，有正虚更易酿毒。癌毒产生以后，进一步损伤脏腑，妨碍气血运行，导致痰、瘀、湿等病邪的产生。毒必附邪，毒因邪而异性，癌毒还可与其他病邪相互胶结，形成痰毒、瘀毒、湿毒互结等复合病机。

3. 癌毒与致癌物质

自然界中存在着很多种物理的、化学的，以及生物的致癌物质，一些学者把这些致癌物质归属于"癌毒"的范畴。我们所提出的癌毒，是体内产生的一种病邪，自然界中的致癌物质长期作用于人体，与人体对抗，可以诱导癌毒的产生，但致癌物质本身并不是癌毒。

4. 癌毒与癌细胞

这是中西医学的两个概念，相互之间很难建立起对等的关系。癌细胞可能为癌毒的一种有形反应，但恶性肿瘤的发生、发展机制复杂，有多个环节与多种因素的参与。在这些环节与因素中，可能有一部分属于"癌毒"的范畴。但是，如果把癌毒简单等同于体内癌细胞，是对癌毒的片面理解，这样抗癌解毒之法就简单地变成了杀死肿瘤细胞，大大缩小了"癌毒"这一概念的内涵，限制了其临床指导价值。

（二）癌毒的产生

关于癌毒的产生，目前亦有外客说、内生说。我们认为，癌毒是导致癌病的一类特异性致病因子，它既是致病因素，也是病理产物。癌毒是在脏腑功能失调、气血郁滞的基础上，受内外多种因素诱导而生成。

常见的病因如下：

1. 外邪侵袭

《灵枢·九针论》曰："四时八风之客于经络之中，为瘤病者也。"《诸病源候论》亦云："积聚者，由阴阳不和，腑脏虚弱，受于风邪，搏于腑脏之气所为也。"外感六淫之邪或时行疫毒之气（包括因工业化而日益加剧的空气污染等）若正气不强，不能及时祛邪于外；或者反复感染，邪气稽留不去，脏腑损伤，气血瘀滞，久而酿生癌毒，致成癌病。

2. 情志失调

《济生方·积聚论治》曰："忧思喜怒，人之所不能无，过则伤乎五脏……留结为积。"《金匮翼·积聚统论》亦云："凡忧思郁怒，久不得解者，多成此疾。"七情分属五脏，故七情太过或不及，如长期持久或突然强烈的情志刺激，必然会影响到五脏功能及气血运行。气郁血滞，内应脏腑，成为癌病发生的重要原因。

3. 饮食不当

《卫生宝鉴》曰："凡人脾胃虚弱，或饮食过常，或生冷过度，不能克化，致成积聚结块。"饥饱失常、饮食不洁、饮食偏嗜，如暴饮暴食，或嗜好膏粱肥甘厚味，或嗜酒，恣食生冷或喜热饮烫食，或食入霉变或有毒之物污染的食物等，均可损伤脾胃，影响其运化功能，中焦失于健运，痰浊湿毒由生，阻于体内，胶结不解，积久而作块。此外，脾胃虚弱，生化乏源，正气亏虚，无力抗邪，日久亦可酿生癌毒。

4. 正气亏虚

《灵枢·百病始生》曰："壮人无积，虚则有之。"《医宗必读·积聚》亦云："积之成也，正气不足，而后邪气踞之。"先天禀赋不足、素体亏虚、久病不愈或长期过度劳累，脏腑功能减退，气血阴阳耗伤，以致正气暗衰于内，正虚无力抗邪，易致外邪入侵，为癌病发生提供了先决条件。痰瘀湿热等病邪易在体内留积，日久可化生癌毒，导致肿瘤的生成。

总之，癌毒的产生是一个漫长渐变的过程。在癌毒产生之前，往往存在着因外邪侵袭、情志失调、饮食不节、正气亏虚等内外因素共同作用，导致脏腑功能的失调、气血阴阳的逆乱、气郁痰瘀等病理因素的蓄积，最终体内平衡状态被打破，诱导癌毒产生。

（三）癌毒的分类

"癌毒"是导致肿瘤发生发展的关键病机，癌毒产生之后，常与痰、瘀、热、湿、风等病邪兼夹，毒因邪而异性，邪因毒而鸱张，共同构成肿瘤的复合病机病证。根据临床实践，按主要兼夹病邪风、火（热）、痰、瘀、湿（浊）、寒的不同，癌毒可进一步分为风毒、火（热）毒、痰毒、瘀毒、湿（浊）毒、寒毒等。癌毒因为这些兼夹的病邪而表现出不同的临床特征，既具有癌毒的基本特性，也在一定程度上保留了原有的致病特性，体现出双重性质和特点。

（四）癌毒的病理属性

1. 阴阳

阳毒者多显露于表，感而即发，以邪气亢盛为特点；阴毒者多深伏体内，蓄久方显，以邪气蕴蓄不解为特点。根据癌毒的临床致病特点，癌毒致病，病势凶猛、邪气亢盛，符合阳毒的特征；但形成肿瘤前又多深伏体内，蕴蓄不解，难以察觉，又符合阴毒的特征。故癌毒的阴阳属性交错难辨。

2. 寒热

癌毒本无寒热之分，与寒热之邪皆可兼夹。就临床实践而言，常用清热解毒法治疗肿瘤，可见癌毒兼夹热邪者为多，即使初兼寒邪后亦多从热化。

3. 虚实

癌毒为毒邪的一种，正虚诱导癌毒内生。癌毒侵袭机体，耗损气血阴阳，导致正气亏虚，即因实致虚。故癌毒属邪实，癌毒致病属正虚邪实。

（五）癌毒的致病特性

癌毒是一种苛厉的邪毒，具有严重而广泛的致病性。其致病有如下特点：

1. 猛烈性

病势凶猛，症情乖异，正邪混处，难拘一格。癌毒一旦伤人，则病情进展迅速，虽体质强健者，也难免病情恶化。癌毒内蕴，易致一些危重证候，如剧痛、出血、神昏、鼓胀、恶液质等。

2. 顽固性

癌毒蕴于体内，深深扎根于脏腑组织之中，一旦成为有形的实质性肿块，根深蒂固，难以祛除。故其为病，缠绵难愈，即使经过治疗后，症状缓解，肿块缩小或消失，但如不加巩固，则很快复发，再度发展。

3. 流窜性

癌毒产生于局部，不仅为祸所在脏腑，且易流窜走注，善变不居，随血脉流窜全身，并在它处附着为患，使得多个脏腑功能受损。这是恶性肿瘤转移播散的根本原因，也是其为病顽固难治的原因之一。转移、复发，走注弥散，传变无常。现代医学研究表明，恶性肿瘤可以通过血道、淋巴道、邻近器官种植等途径转移他脏，中晚期恶性肿瘤患者常常合并淋巴结和其他脏器的转移癌，这与癌毒的流窜性密切相关。

4. 隐匿性

癌毒初生之时，多深伏脏腑经隧，潜藏骨髓血脉，隐而难察。早期患者症状轻微，难以觉察，致使延误了诊断和治疗。一旦显露往往已成膏肓之疾，难以遏制。这也是癌病不易治疗的一个重要原因。从现代医学来看，从正常细胞突变为癌细胞，再到癌细胞增殖为 $1mm^3$ 的肿块，需要几个月至几年的时间。但临床上，很多无症状患者确诊时已是中晚期，或者已经有远处转移，说明其体内的癌性肿块绝非短期内所形成。

5. 损正性

癌毒之性苛酷，消亡正气，既多且速，如不予治疗，常在数月内即出现严重的虚损证候，终至精气耗竭，阴阳离决而死亡。癌毒内生于脏腑，转而破坏其功能，耗损正气以自养。因此，在疾病发展过程中极易耗损气血津液，伤及五脏六腑，导致机体气血津液亏虚，脏腑功能失调，表现出形体消瘦、疲劳乏力、不思饮食等虚损状态。晚期终致五脏皆衰，气血耗竭，甚至阴竭阳亡。

三、癌毒病机及其演变规律

癌病是由外感六淫、内伤七情、饮食劳倦等内外因素长期作用于机体，使脏腑功能失调，气滞血瘀，痰凝湿阻，癌毒内生，正气损伤所产生的疾病。癌毒与诸多病邪互结，错综交织，虚实夹杂，多种病理因素同时存在是其共同的特点。根据病位不同，各个具体脏腑组织器官的肿瘤有各自的特点，症状各异。临床典型表现为脏腑或皮下的肿块坚硬难消，证候多端，症情复杂，进展快，预后差。因此，肿瘤作为一种复杂疾病的代表，病机整体呈现复合的趋势，包括多因复合和多病位复合。

（一）主要病理因素

"癌毒"是肿瘤的特异性致病因子，是一种特殊的毒邪。邪盛生毒，风、火（热）、痰、瘀、郁、湿（浊）、寒等病理因素互相搏结，积渐生变，酿生癌毒，是为肿瘤的第一层也是最基本的病理因素；"邪因毒而鸱张"，癌毒产生后进一步损伤脏腑功能，造成气血运行不畅，继生气滞、痰凝、血瘀等病理因素并相互杂合，是为肿瘤的第二层病理因素。所以，"癌毒"既是病因也是病机。"毒必附邪""毒因邪而异性"，癌毒常常与风、火（热）、痰、瘀、湿（浊）、寒等病理因素相互叠加，形成风毒、火（热）毒、痰毒、瘀毒、湿（浊）毒、寒毒等复合病机证素，癌毒也因为这些"杂合"的病理因素表现出不同的临床特征。

肿瘤的主要病理因素之间相互转化，"因"与"果"并存，因果夹杂。如临床致病常可见痰瘀郁毒、痰瘀互结、痰气郁结、湿热蕴结等复合兼夹，同时又可以相互转化，如血瘀可郁而化热、热郁可化火生风等。

1. 癌毒与气郁

《格致余论》曰："忧怒抑郁，朝夕积累，脾气消阻，肝气积滞，遂成隐核……又名乳岩。"《明医指掌》曰："膈病多起于忧郁，忧郁则气结于胸臆而生痰，久则痰结成块。"从肿瘤的发生、发展过程来看，多是在脏腑气机逆乱，郁而不伸的基础上，气不布津而痰凝，气结血阻而成瘀，与多种病理因素杂合而异性，与癌毒互为郁酿搏结而为病。从功能失调进而病及形质，从无形之毒结为有形之物，即所谓"病始于无形之气，继成为有形之质"。临床实践表明，若能治以理气解郁为基础，"发于机先"，则可起到早期治疗，消灭肿瘤于萌芽状态，达到治其未生、未成的目的。据此，需特别重视气郁在肿瘤发病中的重要地位。

2. 癌毒与痰瘀

在脏腑功能失调、气血郁滞的基础上，痰、瘀、郁、湿、寒、热（火）等内外多种因素皆可诱生癌毒，但病理因素中以痰、瘀为主。癌毒致病必依附痰、瘀而成形，耗精血自养而增生，随体质、病邪、病位而变化，表现证类多端，终致邪毒损正，因病致虚。此外，癌毒亦可以与痰瘀互为搏结而凝聚，在至虚之处留着滋生，与相关脏腑亲和而促进肿瘤的增长、复发与转移。

3. 癌毒与正虚

《内经》云："邪之所凑，其气必虚。"正虚是癌毒形成的先决条件，癌毒是在正虚的基础上受多种因素诱导而生成，正如《医宗必读》所言："积之成者，正气不足，而后邪气踞之。"癌毒内生侵袭人体，耗伤气血阴阳，必然导致正虚。有学者认为，癌毒形成不一定有正虚，殊不知在肿瘤发生初期，虽然有些患者正虚证候并不明显，但其实虚候已在其中。

（二）多病位复合，多脏同病

从整体观的角度，人体是一个有机的整体，五脏六腑在生理病理上互相影响。在肿瘤疾病中尤为突出。肿瘤的临床表现常为多个脏腑及经络并损，即"多脏同病"。具体而言，除了发病部位本身，比如肺癌的主要病位在肺，还可涉及肝、脾胃、肾等多个脏腑。根据五行相生相克的传变规律，表现出不同形式脏腑同病，比如肝肾亏虚、脾虚胃弱、肝胃不和、肝脾两伤等；或是气血津液并损，表现出气阴两伤、津气两伤、气血两虚等。

（三）病理性质

肿瘤的病理性质表现出本虚标实。在初中末不同病期、不同个体主次有别。

肿瘤早期邪实正未虚，癌毒蕴结，气机运行受阻，癌毒与痰瘀搏结，形成肿块；中期邪盛正伤，脏腑经络功能失调，常以各脏腑病变为主要病机特点，如脾失健运、胃失和降或肝胆疏泄不利等；晚期正虚为主，气血化生乏源，气血津液耗伤，机体失养，癌毒流窜，病损广泛，以致步入损途。

（四）核心病机

基于"癌毒"为病，多起于气机郁滞，以致津凝为痰，血结为瘀，郁毒与痰瘀互相搏结成形的病理观，结合临床感悟，我们率先提出"痰瘀郁毒"是肿瘤病的主要核心病机病证，具有辨证的普遍意义。据此，可以针对多种病理因素的因果衍变转化而组方，随其所在脏腑病位的病理特性而配药，邪盛正虚者可视脏腑阴阳气血之虚损而扶正补虚，消中有补，补中有消，主次轻重因人而施。一般而言，肿瘤既成之后，最易伤阴耗气，故多以气阴、气血之虚为主，治疗以益气养阴为多。

（五）病机演变规律

癌毒产生后，常依附于风、寒、热（火）、痰、瘀、湿等相关非特异性病理因素杂合而为病，即毒必附邪。毒因邪而异性，邪因毒而鸱张，以痰瘀为依附而成形，耗精血自养而增生，随体质、病邪、病位而从化，表现证类多端，终至邪毒损正，因病致虚。癌毒与痰瘀互为搏结而凝聚，在至虚之处留着而滋生，与相关脏腑亲和而增长、复发、转移。

1. 癌毒留结为肿瘤发病之基

肿瘤病理过程虽复杂，但总由癌毒留著某处为先。癌毒一旦留结，阻碍气机运行，津液不能正常输布则留结为痰，血液不能正常运行则停留为瘀，癌毒与痰、瘀搏结形成肿块，在至虚之处留着而滋生，故癌毒停留一般为机体虚损之处。

2. 癌毒自养为肿瘤生长之源

癌毒一旦形成，阻滞体内，则病变乖戾，狂夺精微以自养，逐渐形成有形之肿块，致使瘤体迅速生长，机体急速衰弱，诸症叠起。同时，癌毒损伤脏腑功能，妨碍气血津液的正常运行，气血津液等精微物质不断地被转化成痰瘀等病理产物，促使肿瘤不断生长发展。

3. 癌毒流注为肿瘤转移之因

转移是肿瘤的一大特点，导致肿瘤转移的根本原因是癌毒的流窜走注。当肿瘤生长到一定阶段，癌毒随血脉流窜走注，并在他处停积，继续阻碍气机，酿生痰瘀，癌毒与痰、瘀搏结形成新的肿块，与相关脏腑亲和而转移，故肿瘤转移一般有其特定的脏腑。

4. 癌毒残留为肿瘤复发之根

肿瘤经治疗后，可能症状缓解、肿块缩小，甚至达到临床治愈的效果，但肿瘤又常易复发，这是影响治疗效果的关键问题。肿瘤经有效治疗，癌毒之势可能大减，但很难彻底根除。此时仍有少量癌毒伏藏于体内，若不加巩固，癌毒逐渐萌生，又可致肿瘤复发。

5. 癌毒伤正为肿瘤恶化之本

肿瘤形成后，癌毒耗伤气血阴阳，脏腑失于濡养，正气亏虚，更无力制约癌毒，癌毒愈强，又愈耗伤正气，如此反复，则癌毒与日俱增，机体愈益虚弱，终致毒猖正损、难以恢复之恶境。

四、癌毒病机的辨治方法

（一）辨证思路

1. 辨证为本，有机结合辨病

中医学的诊疗体系是建立在辨证论治体系之上的，立法、处方、用药无不以临床证候病机为依据，肿瘤亦不例外。辨证是中医的理论特色、临床优势，个体化治疗的基础，缓解患者主要痛苦的手段。

同时，癌病在早中期，临床证候常较少或者呈一过性，其诊断则依赖于现代医学的诊查手段。因而，癌病的辨证亦须与辨病相结合，即把现代医学检查的结果纳入中医四诊范畴，从而正确认识患者的病情。

应用现代辨病诊断知识，可以测知病情的演变发展转归，但不能指导中医的辨证论治，为此必须辨病辨证双轨并行，特别是对辨病诊断疑似难定，原发病灶遍查难明，不能昧然采用化疗放疗者，更需有赖于辨证治疗。由此可知，辨病与辨证理当互补，主次则当因病、因证、因人而异。

2. 把握邪正的消长变化

肿瘤的发生、发展、预后，始终决定于邪正的消长盛衰、动态变化，这是基于整体观点，"司外揣内"所获得的综合印象，如与微观辨证相结合，更有临床实用价值，可为制定分期治疗规则，提供具有中医特色的思路和依据，并落实到临床应用上。《医宗必读》积聚篇所提初、中、末分治三原则，对肿瘤的分期治疗就具有普遍指导意义。"初者，病邪初起，正气尚强，邪气尚浅，则任受攻；中者，受病渐久，邪气较深，正气较弱，任受且攻且补；末者，病魔经久，邪气侵凌，正气消残，则任受补。"概言之，初期邪不盛，正未虚，当予攻消；中期邪渐盛，正日虚，当消补兼施；末期正虚明显，邪积已深，则当补中寓消、养正除积。

3. 根据病位不同，求病理因素的特性

肿瘤总属癌毒蕴结，正气受损，但不同发病部位脏腑、不同的病变组织及

患者素体的差异，其病证表现也有不同，病理因素的主要特性亦随之而异，为此必须审证定位求机，才能指引临床治疗。如颈以上的头面部病变以风火上攻，热毒壅结所致者多。颅脑肿瘤常以风火痰瘀，上蒙清阳为主；肺部肿瘤则多以痰瘀郁热为先；食道、胃部肿瘤以痰气瘀阻为始；甲状腺病变多属火郁痰瘀；肝胆病变主在湿热瘀毒为患；肠道病变主要为湿浊瘀滞；肾、膀胱病变主在湿热浊瘀等。

在此基础上，再察不同病期的脉症，识其兼夹，从整体辨其气血阴阳的亏虚，进行立法组方。特别在选药问题上，要根据药物的归经理念，同中求异，加强对主病脏腑治疗的针对性，达到进一步的优化。如清热解毒类药山豆根，苦寒入肺胃，长于治喉癌；漏芦苦寒入胃，善治乳癌；泽漆苦寒入肺，主治肺癌、淋巴瘤；天葵子甘微苦寒，入肝肾，可用于肝癌、乳癌、肾癌、膀胱癌；夏枯草苦辛寒入肝，适用于淋巴癌、甲状腺癌等肿瘤。

（二）治疗原则

1. 扶正祛邪，当有主次轻重

癌病是癌毒、痰、瘀、湿、热等多种病理因素相互搏结，正气耗伤，正不胜邪的恶性疾病。因而，癌病的治疗原则为祛邪扶正。治疗上必须坚持以"辨证"为主导，根据患者不同的证候、不同的体质、不同的病位及病理因素，全面分析，综合考虑，衡量邪正虚实的主次轻重，确定个体化的治疗思路进行论治。

长期以来，各个医家有不同的观点，有强调扶正补虚为主的，有坚持祛邪消散为主的。我们认为，还是应以辨证为准，不可偏执。多数患者病之初起，邪气鸱张，正虚尚不严重，当以祛邪为主，这是积极的策略，争取主动，尽一切努力遏制"癌"的发展，邪去则正安。否则，消极扶正，由于癌毒的迅猛攻击，不仅正气难以支持，还失去了祛邪的时机。当然，祛邪的同时，亦应兼顾扶正，既可补益虚损之正气，亦防攻伐之品伤正。而年老体弱，病情深重，正不敌邪者，则当姑以扶正为主，以保护正气，缓解病痛，延长生命为首要任务，在体质允许的范围内，酌情"抗癌"。

（1）祛邪重在抗癌解毒

如前所述，癌毒内蕴是癌病的原始动因，因此抗癌解毒，祛除原有病因，可以缓解病损程度。具体言之，抗癌解毒当求因，辨清癌毒的病理性质，分别采用不同的治法。就是以"癌毒"为核心，根据肿瘤所在脏腑的病理特点，针对痰毒、瘀毒、风毒、热毒、湿毒的病机证素，分别予以化痰解毒、化瘀祛毒、祛风搜毒、清热解毒、祛湿化毒等治疗。

针对癌毒不同类别的病理特性，常用抗癌祛邪药物如下：

风毒：禹白附、蜂房、蛇蜕、地龙、全蝎、蜈蚣、马钱子等。

寒毒：制川乌、制草乌、肉桂、细辛等。

火（热）毒：白花蛇舌草、半枝莲、蜀羊泉、藤梨根、龙葵、石见穿、蚤休、青黛、漏芦、山豆根等。

痰毒：山慈菇、制南星、夏枯草、炙僵蚕、白芥子、葶苈子、桑白皮、杏仁、猫爪草、泽漆、法半夏、旋覆花、昆布、牡蛎等。

瘀毒：莪术、山甲、片姜黄、王不留行、凌霄花、水蛭、刺猬皮、蒲黄、桃仁、仙鹤草、鬼馒头、鳖甲等。

湿（浊）毒：苦参、茯苓、猪苓、生苡仁、土茯苓、墓头回、菝葜、椿根白皮等。

（2）扶正主在补益气血阴阳

肿瘤对人体正气的损伤是明显的，并且是进行性加重的。因此，补益正气是十分必要的。但由于个体差异，不同的患者，正气损伤的侧重面及程度是不同的，所以治疗亦应随其正虚的具体情况而定。

从临床实际来看，"癌毒"伤正，首先耗伤元气及阴津，而表现为气阴两伤，临床表现主要有神疲乏力、口干、舌红、少津、消瘦等。肿瘤的特征就是肿块增殖，侵害脏器，必消耗正气，故多数医家均十分注重补气养元，而阴伤却较易被忽视。阴液是人体生命的物质基础，肺阴、胃阴、肾阴受损易，恢复难，故当时时加以顾护，即使阴伤之象不显，也应预见到对阴津的损害，气阴双补，以抵御癌毒的伤害。若正气受损严重，气血俱伤，则提示病情较重，尤须重视扶助正气，气血双补。临床实践可知：放疗伤正，多伤气阴；化疗伤正，多伤气血。迨气血两败，阴阳俱损，癌毒深入全身，病已深重，唯有补益固护、缓解病痛作为权宜之策，只恐亦难起沉疴。

2. 抗癌解毒应贯穿整个肿瘤治疗的始终

（1）注意癌毒致病的重要性

癌毒是恶性肿瘤的基本致病因子，其形成与饮食、外感、情志等有关，为多种病理因素所酿生，具有特异的致癌毒性。当癌毒伤人发病后，则进而使病邪深重不解。邪毒留结，阻碍经络气机运行，津液不能正常输布则留结为痰，血液不能正常运行则停留为瘀，癌毒与痰瘀搏结，则形成肿块，或软、或硬、或坚硬如岩，附于一处或数处，推之不移，形成癌体；或毒邪壅盛，充斥三焦，流注他处，累及脏腑，耗损正气。正气虚损，更无力制约癌毒，而癌毒愈强，又愈耗伤正气，如此反复，癌毒与日俱增，机体更加虚弱，终致毒盛正损，气阴难复之恶境。故对肿瘤的治疗，抗癌解毒应贯穿整个治疗过程，以祛除原有病因，缓解病损程度。

（2）解毒与攻毒要因证因人而异

当前中医临床应用祛毒类药治癌已为人所共识，客观反证了癌毒学说的实用性，但对解毒与攻毒的认识和应用倾向上还各有侧重。如能因证施治，有主有次，联合互补，将更有利于个体化的治疗。

抗癌解毒一定要辨清毒的病理性质，采用不同的治法。如临床采用清热解毒法者尤多，提示肿瘤的病理特点，以热毒为多，即使起于寒毒，亦多从火化，而解毒药与攻毒类药的合用，可能具有拮抗制约中和等效应。最忌不加辨证，滥用寒凉，不查患者体质，不顾患者脾胃，苦燥易伤阴，用之不当，不仅不能化解癌毒，反致脾胃受损，后天之本无力化生气血，癌毒侵袭与气血乏源同时加害于机体，正气必快速衰败，预后不良，医当慎之！

至于攻毒则是立足于"以毒攻毒"。临证对毒药的使用，应把握其两重性，既不应因噎废食，也不应孟浪太过，要区别是大毒、常毒、小毒，控制在安全用量范围之内，"无使过之，伤其正也"，了解个体对药物的耐受性、敏感性、有无蓄积作用。重视药物的配伍作用，力求既能减毒又能增效。

（三）治疗方法

1. 理气解郁法

肿瘤"病始于无形之气，继成为有形之质"。因此，理气解郁也是治疗的常法之一。此法不仅针对癌肿引起的气机阻滞，而且由于疏理气机的药物能缓解肿瘤所致的疼痛闷胀、纳呆食少等不适症状。

临床运用时，常根据病变部位的不同，结合脏腑的生理病理特点而选择用药。如病在肺者宣降肺气，调畅气机，常用药如杏仁、桔梗、苏子、苏梗、厚朴、沉香、降香、路路通；病在肝者疏肝理气，舒肝解郁，药如柴胡、香附、郁金、青皮、陈皮、香橼、枳壳、八月札、川楝子、绿萼梅、玫瑰花、广郁金；病在中焦胃肠者，理气和胃，消胀除满，药如苏梗、木香、藿香、厚朴、槟榔、枳实、大腹皮、甘松等，因土赖木疏，疏肝理气之品亦每多用之。

2. 化痰散结法

针对恶性肿瘤的有形和无形之痰，运用能化痰软坚、散结消肿的药物来进行治疗的方法。癌肿与痰之间有着密不可分的联系，痰是形成肿瘤的重要病理产物，盖因肿瘤患者基本上都有显见于体表或者深藏于体内的肿块。中医认为，凡人身之肿块，除与瘀有关外，还与痰有密切的关系。尤其是起病缓慢，皮色不变，无声无息之中而日渐增大者，更多责之于痰。如丹溪云："痰之为物，随气升降，无处不到。""凡人上、中、下有块者，多是痰。"可以这么认为，痰是构成肿瘤组织的有形成分之一，其胶着黏腻之性是肿瘤之难以消散的重要原因。"结者散之"，化痰散结也就必然成为恶性肿瘤的最基本治法之一。

常用化痰散结药如法半夏、制南星、苏子、白芥子、莱菔子、葶苈子、瓜蒌、冬瓜仁、杏仁、桔梗、白附子、山慈菇、夏枯草、皂角刺、猪牙皂、牡蛎、海藻、昆布、瓦楞子、海蛤壳、僵蚕、商陆、黑丑、白丑、大戟、芫花等。

3. 活血祛瘀法

活血祛瘀既是中医治疗癥积的传统方法，又是近几十年来研究较为深入的一种治法。在肿瘤治疗中，不仅用之破瘀消癥，而且还通过活血化瘀、疏通经络、祛瘀生新，达到止痛、消肿，恢复气血正常运行的目的，但忌大量峻猛，耗气伤血动血之品。

常用活血祛瘀药如炙水蛭、炮山甲、紫丹参、当归、川芎、赤芍、桃仁、红花、三棱、莪术、乳香、没药、牛膝、鸡血藤、益母草、泽兰、马鞭草、鬼箭羽、刘寄奴、王不留行、土鳖虫、苏木、蒲黄、五灵脂等。近几十年来的研究表明，活血化瘀药物在肿瘤治疗中的作用是多方面的，除了部分活血化瘀药物有直接的抗肿瘤作用外，主要是通过活血化瘀的药理作用来改善患者的一般状态，如减弱血小板的凝聚力，使癌细胞不易在血液中停留聚集、种植，从而减少转移；改善微循环，增加血管通透性，降低门脉压力；在与放、化疗同时运用时，还能改善局部血液循环，提高放化疗的敏感性等。

4. 清火（热）败毒法

火热之毒是肿瘤发生、发展的重要因素之一，这是中医肿瘤界相对公认的一个学说。《医宗金鉴》中记载："痈疽原是火毒生，经络阻塞气血凝。"从临床来看，肿瘤患者常伴有肿块的红肿热痛、口干、便秘或长期低热等热性病症表现。从寒热阴阳属性上来说，癌毒更倾向于热毒、阳毒，临证也常与火热之邪复合为患。这是临床应用清火败毒法治疗肿瘤的指征。

常用药如白花蛇舌草、半枝莲、山慈菇、猫爪草、肿节风、石打穿、漏芦、龙葵、黄连、黄芩、冬凌草、土茯苓、鱼腥草、藤梨根、白毛夏枯草、生地黄、玄参、地骨皮、天花粉、白薇、椿根白皮、苦参、石上柏、鬼馒头、败酱草、半边莲等。很多清热解毒药物同时兼有化痰、祛瘀、利湿等功效。具体应用时，既要根据脏腑病位，也需区别火热之虚实分别选用。

5. 祛湿泄浊法

肿瘤患者在病程中可出现周身困重不适、秽浊不洁的分泌物或排泄物、舌苔厚腻不化等临床表现，尤其是在肝癌、肠癌、宫颈癌、卵巢癌、膀胱癌等肿瘤中，化湿泄浊法运用较多，具体包括芳香化湿、苦温燥湿、淡渗利湿及具有化湿解毒，常用药如藿香、佩兰、砂仁、白豆蔻、苍术、厚朴、草豆蔻、草果、茯苓、猪苓、泽泻、生苡仁、萆薢、蚕砂、车前草（子）、防己、冬瓜皮、赤小豆、玉米须、六月雪、土茯苓、败酱草等。

6. 祛风搜毒法

病位偏上的肿瘤，如颅内肿瘤，临床可见到头痛、头晕、口眼歪斜、肢体麻木、行路不稳等症状，正与传统风邪的致病特征类似，需要特别重视风毒在其中的致病作用。此外，肿瘤易复发、转移的特点也与风善行而数变的特点相似。

轻者祛风通络或息风潜阳，重者搜风剔毒，同时根据"治风先治血，血行风自灭"的提示，配合养血滋阴之法。常用药物如天麻、钩藤、（潼）白蒺藜、豨莶草等祛风，配合鸡血藤、白芍、熟地黄、当归等养血。风入经络，多夹痰为患，故临证多风痰并治，配伍僵蚕、白附子、南星等祛风化痰通络。肝阳化火生风，配伍龙骨、牡蛎、石决明、夏枯草、龙胆草等平肝清肝之品。阴虚动风，配伍鳖甲、龟板、女贞子、旱莲草、桑寄生、生地黄等滋水涵木。此外，虫类药善于搜剔攻毒，其性峻猛，其效可直达病所。可在辨证论治的基础上，选用僵蚕、蜈蚣、全蝎、地龙等药搜风剔毒止痛，提高疗效。

7. 以毒攻毒法

癌毒，致病暴戾，病情顽固，病势险恶，且必与痰、瘀之邪相搏，以避机体正气与药力的搜剔。虫类药或一些具毒性的植物药，因其搜邪破瘀之力强大，具"以毒攻毒"之性，故有独特的治疗作用，特别是虫类药其性剽悍，善于走窜入络，搜剔逐邪，有祛瘀消坚、化痰散结、通络止痛之功，可引药力直达病所以搜毒、剔毒、散毒而增强疗效。临床应用时，每据各药特性，结合归经，有选择性的使用。

常用的有植物药或已经提取为化疗药的喜树碱、长春花碱、红豆杉等，动物药如斑蝥、蟾皮（衣），矿物类药如雄黄、硇砂及砒制剂等，虫类药如全蝎、蜈蚣、僵蚕、土鳖虫、蛴螂虫等。

需要注意的是，有毒药物的使用必须严谨对待，"衰其大半而止"，或间歇性使用，慎防伤肝损肾。对正虚为主，脾胃虚败者慎用，必要时与扶正药配比合用。

8. 扶正培本法

正气不足是癌病发生、发展的内在原因和结果，因此扶正治疗也是复法大方的重要组成部分。肿瘤患者正气不足最多见者为气阴两伤，盖因癌毒耗夺正气自养，首伤气阴，而气滞痰瘀等郁结日久，亦每易化热伤阴。此外，西医之放、化疗也是一种以毒攻毒之法，特别是放疗，实系一种火毒，伤阴尤速，因而扶正法中以益气养阴法运用最为普遍。常用的扶正药物列举如下：

补气药：如人参、党参、太子参、黄芪、白术、山药、甘草、大枣、羊乳等。

补血药：如当归、熟地黄、何首乌、白芍、阿胶、龙眼肉、桑椹子等。

补阴药：如南沙参、北沙参、西洋参、麦冬、天冬、石斛、玉竹、黄精、百合、明党参、杞子、女贞子、墨旱莲、龟板、鳖甲、黑料豆、楮实子、黑芝麻等。

补阳药：如巴戟天、肉苁蓉、锁阳、淫羊藿、胡芦巴、杜仲、续断、补骨脂、山茱萸、菟丝子、沙苑子、狗脊、骨碎补、胡桃仁、仙茅、鹿衔草、灵芝、红景天、鹿角、紫河车、冬虫夏草等。

（四）遣方原则

1. 复法大方多环节增效，是治疗肿瘤的基本对策

恶性肿瘤的发生、发展是由于多种致病因素（外感六淫、内伤七情、劳逸失调、禀赋有异等）长期作用于机体，使气滞血瘀，湿聚痰凝，正气损伤，癌毒内生致成。虽然各个具体脏腑组织器官的肿瘤有各自的特点，症状各异，但邪毒互结、错综交织、虚实夹杂、多种病理因素同时存在是其共同的特点。

在多年临床实践中，周仲瑛教授提出：对恶性肿瘤这种多因素复合致病的复杂疾病，希冀从某一点入手，以常法处方，难免顾此失彼，或者病重药轻，难以逆转病势。因而认为针对恶性肿瘤多因素致病、多证候杂见、多症状并存的特点，效蝼蚁溃堤，如群狼食狮，集数法于一方，熔攻补于一炉，即采用复合多种治法的大方是治疗本病的有效途径，才能对应这种复杂的病情，多环节、多途径增效，达到综合治疗的最佳目的。

2. 复法大方的内涵

复法大方指的是针对疾病的多重复杂病机，组合运用数种治法，处方药味数目超过常规的一种特别的治疗用药方法。复法大方所包含的治法一般在 3 ～ 4 种以上，处方药味数目在 15 味以上，常多达 20 ～ 30 味。

复法大方属七方之一，其学术思想实源自于《内经》。《素问·至真要大论》在论述组方原则时提出"奇之不去则偶之，是谓重方。"即用奇方（相对而言属于小方）治病不效，就应当用偶方（相对而言属于大方）。而复法大方的实践则始于仲景《金匮要略》鳖甲煎丸，全方寒热并用，攻补兼施，行气化瘀，除痰消癥。其后历代均有发展，其中有些仍为目前临床所使用，如防风通圣散（《宣明论方》)、调营饮（《证治准绳》)、大活络丹（《兰台轨范》）等。由于古代病种及社会历史条件与现代的差异，复法大方多常用于急、慢性危重患者的抢救和治疗，并且常常制成丸药、散剂以便于临床运用。近年来，在对疑难病的治疗研究中，在常法不效的情况下，复法大方又重新受到了许多有识之士的重视，如名老中医岳美中、裘沛然、乔保钧均有类似的经验，认为对于病情非常复杂的疾病，要用许多药物组成大方来治疗，效果较一般常规的方法为好，体现了复法大方在治疗疑难病证中的地位。

3. 复法大方的使用要点

复法大方不是多种治法的简单相加和多味药物的罗列堆砌，而是针对某些病理机制复杂的一些特殊疾病而采用的一种变法。其包含的具体治法和方药是根据该疾病病理变化的各个方面有机地组合起来的，它仍然遵循中医治疗思想的基本原则，如治病求本、扶正祛邪、调整阴阳、调理气血等。所以说，复法大方同样是在辨证论治下进行的。在具体运用时，还应当注意使主次分明，组合有序，尽可能一药多用，并注意顾护脾胃。

（1）主次分明，组合有序

复法大方，法多药杂，但复法中有主法、有次法，大方中有主药、有辅药，而主次的确定，系根据每一个患者具体情况、具体病情而决定。如病者癌肿未能切除，或术后复发而体质尚强者，当以攻邪为主。而攻邪之中，又应当根据各个不同脏腑的生理病理特点而有差异，如脑部肿瘤一般多以风痰瘀毒为主，则祛邪之治当以祛风化痰、祛瘀解毒为主。

（2）精选药味，一药多用

由于复法大方中每一治法下所涉及的药物均有多种，因而在药物的遴选上，从传统中医对药物性味功用认识出发，结合现代药理研究的成果选择用药，尽可能一药多用。如鬼馒头既能抗癌，又能滋补；八月札既能疏肝理气，又能解毒抗癌；泽漆既能消痰利水，又善抗癌止咳；生苡仁健脾化湿，又善于抗癌解毒等。

（3）顾护脾胃，以畅化源

脾胃是后天之本，气血生化之源，故古人有言"有胃气则生，无胃气则死"。由于复法大方的药味较多，药性猛烈，故在运用复法大方时必须注意患者胃气的保护。一方面，可于方中配以半夏、陈皮、焦六曲、谷麦芽、西砂仁等和胃之品；另一方面，在遣药组方上，也应注意患者的脾胃运化情况，时刻存"顾护脾胃，畅通化源"之念于心中。如鳖甲为常用的软坚散结之品，又能养阴，临床常用。但对舌苔厚腻，中焦湿重者，则应"忍痛割爱"，以避其壅；干蟾皮解毒抗癌，对多种消化道肿瘤有效，但药后常令人呕吐，宜从小剂量开始运用，观察患者药后的反应。若无呕恶，则渐次加量；若有不适，则弃而不用，以免伤正败胃。

（五）用药原则

1. 选药要点

整体观念，辨证辨病相结合，是优选肿瘤用药的理论基础；辨证求机用药能适应个体的病情，把握其病机特性；辨病用药是采用抗癌通用性药物的依据，并应与辨证用药融为一体；辨症用药有助于缓解主要痛苦；病位归经用药，可以加强其针对性及与脏腑的亲和度；经验用药可以彰显不同学派的特长。

其中，尤其应以辨证求机为主导，针对癌毒不同类别的病理特性选药。与此同时，还需结合病位、主症选药，区别邪正主次，针对阴阳气血之虚，益气、养阴、补血、温阳，扶正以抗癌。

此外，对专方、专药的选用，则应从有毒、无毒、毒性大小，以及中医药理论所主病证加以衡量取舍。

2. 特殊的抗癌中药

如前所述，癌毒当属一种特异性的"邪毒"。此类毒邪有猛烈性、顽固性、流窜性、隐匿性、损正性等特性，危害甚大，非攻不克，非清不解。故在临床实践中，常采用攻毒药与解毒药相合，以攻消、清解毒邪。兹列举一些临床特殊的抗癌中药及功效如下。

全蝎：味辛、咸，性平，有毒。功效祛风止痉，攻毒散结，通络止痛。祛风作用强是特点，脑瘤、骨瘤等常用。

蜈蚣：味辛、咸，性温。功效祛风止痉，攻毒散结，通络止痛。止痛作用强是特点。《本草纲目》云可治"丹毒、秃疮瘰疬、便毒痔漏"，多用于肺、直肠及胸部恶性肿瘤。

僵蚕：《本草纲目》载："散风痰结核、瘰疬、头风、风虫齿痛、皮肤风疮、丹毒作痒……一切金疮、疔肿风痔。"《寒温条辨》载："以清化之品，涤疵疬之气，以解温毒，散肿消郁。"此药广泛用于各种恶性肿瘤。

露蜂房：味甘，性平，有毒。功效攻毒消肿，祛风止痛，杀虫止痒。其攻毒消肿止痛力强。《别录》载："治恶疽附骨痈。"《本草汇言》载："散疔肿恶毒。"常用于咽喉、肺、骨、脑等部位的恶性肿瘤。

炙蟾皮：味辛，性凉，有毒。功效散热解毒，利水消肿，杀虫消积。多用于肝脏、消化道及脑部恶性肿瘤。解毒利水是其特点，但易伤胃，呕恶致吐。

土鳖虫：味咸，性寒，有小毒。功效破血逐瘀，续筋接骨。破血作用强是其特点。

蜣螂虫：味咸，性寒，有毒。功效破瘀，定惊，通便，攻毒。其破瘀之力胜，攻通力强，常用于食道癌、胃窦癌。

马钱子：味苦，性寒，有大毒。功效祛风湿，通经络，消结肿，止疼痛。止痛消肿力强是其特点，但忌过量中毒。《本草纲目》载："伤寒热病，咽喉痹痛，消痞块。"《医学衷中参西录》认为："开通经络，透达关节之力远胜于他药。"多用于脑部恶性肿瘤。

白花蛇舌草：《中药学》认为具有"清热、利湿、解毒、消痈"之功。多用于肝胆、胰腺、鼻咽等部位的恶性肿瘤。

白毛夏枯草:《本草拾遗》载其"煮服断血瘀"。《植物名实图考》载:"捣敷疮毒。"常用于鼻咽、肺、脑、肠道等部位恶性肿瘤。

山慈菇:《本草纲目》载其"主疔肿,攻毒破结,解诸毒"。《本草正义》载:"山慈菇味甘微辛,能散坚消结,化痰解毒。"广泛用于各种恶性肿瘤。

制南星:《开宝本草》载其"主中风,麻痹,除痰下气,攻坚积,消痈肿"。多用于鼻咽、胸部恶性肿瘤。

土茯苓:《本草正义》载其"治一切恶症"。常用于食道、膀胱、肾、骨等部位恶性肿瘤。

漏芦:《本经》载其"主皮肤热毒,恶疮疽痔"。多用于鼻咽、乳腺部位的恶性肿瘤。

(六)辨病治疗

1.脑瘤

脑瘤的主要病理因素为风、痰、瘀、毒、热、虚,其发病以风痰阻窍、瘀毒互结为标,肝肾亏虚为本。常用治法包括息风搜风、化痰散结、活血化瘀、滋补肝肾和益气养阴。息风搜风,常用天麻、潼蒺藜、白蒺藜、石决明、蜈蚣、僵蚕等;化痰散结,常用白附子、南星、牡蛎、山慈菇等;活血化瘀,多用泽兰、失笑散、土鳖虫等;益气养阴,则可选沙参、天冬、麦冬等;滋补肝肾,则多用石斛、枸杞、女贞子、旱莲草等。

2.鼻咽、腮腺、口腔肿瘤

鼻咽、腮腺、口腔肿瘤主要为热毒上壅,痰瘀互结,气阴两伤。因系体表,多可视及或扪及肿块,常有红肿、疼痛、溃破、出血,有异常分泌物,并常伴口干、口苦、尿黄、舌红、苔黄等热象,病理检查可确诊。治以清热解毒为主,兼以化痰祛瘀。常用药有半边莲、半枝莲、白毛夏枯草、白花蛇舌草、蚤休、马勃、山豆根、菝葜、漏芦、龙葵、牛蒡子、草河车、野菊花、黄芩、夏枯草、土茯苓、紫草、大贝母、胆南星、山慈菇等,又因这类肿瘤常采用放疗,故热毒阴伤之象尤为明显,表现为局部红肿、灼热、疼痛、干燥等。治当注重益气养阴生津,药如太子参、南北沙参、天麦冬、天花粉、知母、芦根、玄参、石斛、生地黄等。热毒深入血分者，还可参入赤芍、丹皮、水牛角、紫草等凉血化瘀药。

3. 肺癌

肺为娇脏，最易受外邪侵袭。癌毒阻肺，津液不能输布凝结为痰，血液不可正常运行，留而成瘀。癌毒与痰瘀胶结，又可进一步耗气伤阴。治疗多从益气养阴、化痰祛瘀、抗癌解毒入手，配合宣（清、肃、降）肺止咳、和络止血。益气养阴，常用鳖甲、沙参、天冬、麦冬等；化痰行瘀，多用泽漆、山慈菇、猫爪草、土鳖虫、炮山甲等；抗癌解毒，常用白花蛇舌草、半枝莲、冬凌草、红豆杉等；若肺失宣肃、肺气上逆，配入苏子、杏仁、贝母、半夏等；肺络受损，痰中带血，配入蒲黄、茜草炭、花蕊石等。

4. 肝癌

肝癌的发生与病毒性肝炎的关系比较密切，湿热瘀滞是其病机关键，湿热郁久成毒，化热伤阴。本病的主要病理因素为湿热瘀毒互结，治疗以清化湿热、化瘀解毒为主，兼以散结消癥。常用药物有半枝莲、茵陈、白花蛇舌草、虎杖、垂盆草、鸡骨草、酢浆草、龙葵、蒲公英、柴胡、八月札、制香附、水红花子、苦参、莪术、石打穿、肿节风等，虫类药物可用炮山甲、土鳖虫、炙蟾皮等，但慎勿动血。

5. 食道癌

食管癌以气机郁结，癌毒侵袭为发病基础，痰气瘀结是其主要病机。治疗时特别注意疏理气机。常用治法，包括抗癌解毒、行气和胃、化痰祛瘀和益气养阴。抗癌解毒，多用白花蛇舌草、半枝莲、独角蜣螂、石见穿等；行气和胃，则多用法半夏、陈皮、砂仁、八月札等；化痰祛瘀，则可用威灵仙、急性子、莪术、泽漆、瓦楞子等；益气养阴，常用太子参、沙参、麦冬、天花粉等。

6. 胃癌

癌毒犯胃，痰凝血瘀，胃失和降。由于胃癌以脾气虚弱为本，湿热易由此产生。多以清热解毒、理气和胃、化痰祛瘀为主，配合扶正培本。清热解毒，常用肿节风、白花蛇舌草、半枝莲、蒲公英、黄连、藤梨根、红豆杉等；理气和胃，多用制香附、苏梗、法半夏、代赭石、旋覆花、公丁香等；化痰祛瘀，多用莪术、炮山甲、土鳖虫、九香虫、五灵脂、泽漆、威灵仙、山慈菇等。配合炒六曲、炒谷麦芽、焦山楂、神曲、鸡内金等健脾助运；沙参、麦冬、天花粉、羊乳、玉竹、石斛等养阴生津。从临床实际看，这类患者多兼有湿热内蕴或寒热错杂，故当采用温清并施、苦辛通降之法，半夏泻心汤、左金丸、连理汤、栀子干姜汤等都是临床常用之方，效果明显。

7. 肠癌

肠癌病理因素多见癌毒易与湿、浊、痰、瘀等病邪互结，导致湿浊瘀毒互结、脏腑通降失司。多从祛湿泄浊、清化湿热、逐瘀散结、行气通腑和扶正抗癌入手。祛湿泄浊，常用薏苡仁、苍术、泽泻等；清化湿热，常用大黄、黄柏、地榆、红藤、败酱草、椿根白皮等；逐瘀散结，常用炙刺猬皮、土鳖虫、三棱等；行气通腑，常用枳实、瓜蒌、槟榔、大腹皮等；扶正抗癌，则用潞党参、仙鹤草、红景天等。

8. 膀胱癌、前列腺癌

膀胱癌、前列腺癌主要病理因素为下焦湿热瘀毒。主要临床表现为尿血、尿痛、腰酸胀等，膀胱镜下可见肿块，病理检查可证实。治以清化下焦湿热瘀毒为主。常用药如炒苍术、黄柏、生炒苡仁、苦参、石上柏、草薢、土茯苓、漏芦、半枝莲、龙葵、石韦、大蓟、小蓟、萹蓄、瞿麦、木通、车前草、车前子、海金沙、猪苓、茯苓、泽泻、泽兰、牛膝、制军、赤芍、丹皮、露蜂房、炙蟾皮、蜈蚣、山慈菇、水蛭、僵蚕、海藻、天葵子、鬼馒头、刺猬皮等。

9. 乳腺癌

女子以肝为先天，乳腺癌的发生主要与肝气郁滞相关，进而气血不调，痰瘀凝阻乳络，结而成块。治疗时，应重视肝气的条达，在辨证基础上加用疏肝解郁之品。常用治法包括疏肝解郁、消痰散瘀、抗癌解毒。疏肝解郁，可选用柴胡、枳壳、香附、青皮、陈皮、枸橘李等；消痰散瘀，可选用海藻、昆布、贝母、炮山甲等；抗癌解毒，周仲瑛教授常选用漏芦、王不留行、露蜂房、天葵子、八月札等。

10. 宫颈癌、卵巢癌

宫颈癌、卵巢癌主要病理因素是湿热瘀毒阻滞胞宫。临床除见月经异常、带下恶臭、腹痛、腹坠、腰酸、腰痛外，主要依据妇科体检及病理检查。治疗重在清化湿热瘀毒。常用药有炒苍术、黄柏、石上柏、土茯苓、红藤、败酱草、墓头回、椿根皮、漏芦、白花蛇舌草、刘寄奴、益母草、泽兰、马鞭草、凌霄花、桃仁、红花、山慈菇、僵蚕、海藻、穿山甲、地鳖虫、蜈蚣、露蜂房等。

（七）临证要点

1. 瘤体是整体病变的局部征象

临证可见，有的患者查见某项肿瘤标记物明显增高，且持续异常，或已经出现转移性癌，而遍找原发病灶仍然不明者，据此可以认为瘤体的形成当是整体病变的结果，是整体病变的局部表现。临证应从整体状况来看局部病变，做到有机统一，注意审察患者的个体特异性，衡量治人、治瘤、治证的主次轻重，先后缓急，避免只看瘤体，不顾整体的片面性。这样才能发挥整体观念，辨证论治的优势，凸显中医治瘤的理念特色，走自主探索之路。

2. 时时顾护胃气

在治疗全过程中，要时刻注意顾护脾胃，运脾健胃，调畅腑气，才能确保气血生化有源。切忌过度治疗损正，伤脾败胃，特别对化、放疗后，脾胃功能严重伤害者尤当重视。即使补益扶正，亦应防滋瘤助长，要做到攻不损正，补不助邪，以知为度。

3. 标急从权，对症施治，可缓其所苦

肿瘤后期，邪盛正虚愈益明显，随其病位的不同而变症多端，甚至成为临床突出的痛苦，以致生存质量下降。特别是放化疗后所致的毒副作用，每多难以忍受，耗伤气血，伤脾败胃，尤为严重。而中医药每有缓其所苦的作用。

临证所见，癌性发热、出血、贫血、疼痛、胸水、腹水、泄泻、便秘等，若能在辨证的基础上，针对主要矛盾，有重点的对应施治，每可缓其所急，值得总结经验，逐个探索研究。

4. 防复发、转移，贵在养正

"养正积自除"，不仅是治疗肿瘤的重要理念，提示其防止过度治疗伤正的一面，而且还为预防肿瘤的复发与转移提供了基本对策，重视养正，增强体质，

"先安未受邪之地"，治其未传、未变是中医药的一大特色，是肿瘤后续治疗不可或缺的环节，必须开拓探索的空间。

养正须辨脏腑气血阴阳之所属及其主次关系。一般而言，正虚多以气阴、气血之虚为主，阳虚者少，后期阴伤及阳者有之。因瘤体耗精血以自养，最易伤阴耗气，妄予温阳补火，反致耗气伤阴，不可不慎。除积当视痰瘀之偏胜：血道转移者当消瘀以流畅气血，气血冲和则血不瘀滞，但忌破血、动血，宜凉血、和血以散瘀，活血以生血，降低血液的黏稠性；淋巴转移者当化痰、软坚、散结，使津液归于正化，不致复发再生。

5. 应重视精神状态在治疗中的作用

在多数人的观念中，肿瘤是"不治之症"。迄今为止，不少人仍然"谈癌色变"。恐惧、悲观情绪是多数患者得知病情后的一般反应，而作为医生，不能回避这种精神状态，但如果患者始终消极悲观，免疫力降低，抗病能力下降，无论何种治疗都是十分有害的；反之，能够正视现实，勇敢面对病情，积极进行治疗者，往往具有较好的效果。因此，应当重视精神、情绪对治疗及患者整个身体状况所起的作用。在积极进行治疗的同时，加强对肿瘤防治科普知识的宣传教育，鼓励患者正视病痛，树立信心，勇敢地与病魔抗争。在医学模式已转变为社会－心理－生物医学模式的今天，我们更应重视精神因素在治疗过程中的作用，调动患者自身的积极性无疑是十分重要的。

6. 要注意一些特异性的瘀血表现

在很多肿瘤患者中，血瘀表现十分突出。除局部的肿块外，相当多的患者舌质紫暗，或有明显的瘀点、瘀斑，或舌下青筋粗大，或面色黧黑，或爪甲紫黑，且当治疗取得一定进展时，血瘀之象亦常同步减轻。因此，在诊疗时当特别注意这些瘀血征象，恰当选用活血化瘀药，庶可取得较好的疗效，也为观察病情进退，提供一个直观的参照。但总要以适度为宜，以辨证为依据。

第四节　癌毒病机理论的发展

一、癌毒病机分类及其在肿瘤临床治疗中的应用

癌毒是导致肿瘤发生发展的关键病机，癌毒常与痰、瘀、热、湿、风、寒等病邪兼夹，毒因邪而异性，邪因毒而鸱张，共同构成肿瘤的复合病机病证。为更好地指导临床实践，按癌毒兼夹的病邪将其分为痰毒、瘀毒、热毒、湿毒、风毒、寒毒等，并探讨该分类方法在肿瘤临床辨治中的应用，以期进一步完善癌毒病机理论，提高中医药防治肿瘤的临床疗效。

（一）癌毒分类

毒由邪生，毒必附邪，邪仗毒威，毒依邪势。癌毒具有兼夹性，多不单独致病，其产生后常与痰、瘀、热、湿、风、寒等病理因素兼夹形成复合病邪，共同构成肿瘤的复合病机病证。基于此，我们根据临床实践将癌毒按主要兼夹病邪进一步分为痰毒、瘀毒、热毒、湿毒、风毒、寒毒等。毒邪之义自古持论不一，可归为"邪盛为毒"与"邪蕴为毒"二说，但癌毒病机理论认为，肿瘤之痰毒、瘀毒、热毒、湿毒、风毒、寒毒等分别为癌毒与痰邪、瘀邪、热邪、湿邪、风邪、寒邪的兼夹，体现了癌毒以及兼夹病邪的双重性质与特点。具体来说，首先，以上六种毒邪均具有癌毒的基本特性，其表现于机体的特异性症状与体征为：局部有形之结，长势迅猛，或软，或硬，或坚硬如岩，留于体内；或附着体表，触之有形，推之不移，呈翻花样或蕈样，易出血等。其次，不论何种病邪与癌毒兼夹，均在一定程度上保留了其原有的致病特性。不同类别癌

毒的具体临床表现：

1. 痰毒

颈部、缺盆、腋下、腹股沟等局部肿块，或体内肿块，发无定处，生长缓慢，质地偏软，或未见明显肿块，或行手术后，肠鸣漉漉，恶心呕吐，胸闷喘息，咳嗽咯痰，呕吐痰涎，头痛昏蒙，胃脘痞满，舌质淡红，舌体胖大，舌苔腻，脉濡滑。

2. 瘀毒

局部肿块，或体内查有肿块，长势快，肿块坚硬如石，凹凸不平，痛有定处、刺痛，或未见明显肿块，或行手术后，口唇紫暗，面色晦暗，肌肤甲错，疼痛昼轻夜重，伴有出血，出血色暗或夹有血块，舌质暗，舌上瘀点、瘀斑，脉细弦或涩或细涩。

3. 热毒

局部或体内肿块，长势快，肿块灼热，触碰易出血，或未见明显肿块，或行手术后，发热，热盛，久稽不退，心烦寐差，出血色红、质稠，口干口苦，小便短赤，大便秘结，舌质红，舌苔黄腻或苔黄少津，脉数或细数或弦细数。

4. 湿毒

局部或体内肿块，肿块多见于中下焦，或未见明显肿块，或行手术后，身重肢倦，脘痞，纳呆食少，口腻口黏，便下溏烂或黏冻污秽，泛恶欲吐，肢体浮肿，舌质淡红，苔浊腻或白腻，脉滑。

5. 风毒

局部或体内肿块，病位偏上，或未见明显肿块，或行手术后，头痛，头昏，眩晕，口眼歪斜，舌强不语，肢体麻木，肢体不遂，手足抽搐，行路不稳。

6. 寒毒

局部或体内肿块，生长缓慢，有酸胀隐痛之感，平素畏寒喜暖，口淡不渴，手足不温，痰、涎、涕清稀，或有浮肿，下肢为甚，小便清长，大便溏，舌质淡胖，苔白而润，脉沉迟弱。

（二）癌毒病机分类在肿瘤临床治疗中的应用

1. 在辨证论治中的应用

辨证论治是中医诊断疾病和治疗疾病的基本原则，也是中医治疗肿瘤的优势。癌毒是肿瘤发生发展的关键病机，只要肿瘤形成，体内必然存在癌毒，故癌毒病机理论强调癌毒为肿瘤辨证论治的核心要点。癌毒的临床表现与其兼夹的主要病邪密切相关，在明确恶性肿瘤诊断的基础上，以四诊八纲为主要手段，根据癌毒兼夹的不同病邪特点，进一步分为痰毒证、瘀毒证、热毒证、湿毒证、风毒证、寒毒证六种最基本证型。尽管恶性肿瘤病机纷繁复杂，不同类型癌毒常相兼为病，相互胶结，但往往是上述六种基本证型的复合，临证时可视患者具体症状和舌脉情况进行辨别归类，视病理因素主次不同进行灵活组合，从而起到执简驭繁的作用。

癌毒病机理论提出抗癌解毒、扶正祛邪是肿瘤的基本治疗原则，其中"抗癌解毒"为从癌毒论治肿瘤的核心，当贯穿肿瘤治疗的始终。抗癌解毒的关键在于根据癌毒的兼夹性进行祛邪解毒，一使邪弱毒减，不能助毒，二使毒无所附，易于祛除。无论何种类型的癌毒其治疗均以抗癌解毒为根本大法，再结合兼夹的具体病邪确立相应治法，如化痰解毒、化瘀解毒、清热解毒、化湿解毒、祛风解毒、散寒解毒等。由于不同类型的癌毒往往相兼与复合，形成多证交错，因而抗癌祛毒必定是多法合用，即遵循癌毒病机理论倡导的肿瘤"复法大方"治疗原则。但需注意，不同治法应当主次分明、组合有序，而非简单相加，既不能顾此失彼，又要突出重点，遣药时尽可能能做到精选药味，一药多用。

具体来说，痰毒证治以化痰散结、抗癌解毒，常用二陈汤、消瘰丸加减，常用药如山慈菇、制天南星、夏枯草、炙僵蚕、白芥子、葶苈子、猫爪草、泽漆、半夏、旋覆花、昆布、牡蛎等；瘀毒证治以活血化瘀、抗癌解毒，常用血府逐瘀汤、桃红四物汤加减，常用药如莪术、穿山甲、片姜黄、王不留行、凌霄花、水蛭、刺猬皮、蒲黄、桃仁、仙鹤草、薜荔果、鳖甲等；热毒证治以清热凉血、抗癌解毒，常用黄连解毒汤、犀角地黄汤加减，常用药如白花蛇舌草、半枝莲、蜀羊泉、藤梨根、龙葵、石见穿、重楼、青黛、漏芦、山豆根等；湿毒证治以祛湿泄浊、抗癌解毒，常用胃苓散、四妙丸加减，常用药如苦参、茯苓、猪苓、薏苡仁、土茯苓、菝葜、椿根白皮等；风毒证治以平肝熄风、抗癌解毒，常用天麻钩藤饮、镇肝熄风汤加减，常用药如天麻、潼蒺藜、白蒺藜、石决明、禹白附、露蜂房、蛇蜕、地龙、全蝎、蜈蚣、马钱子等；寒毒证治以温阳散寒、抗癌解毒，常用五积散、阳和汤加减，药如炮附片、桂枝、干姜、山萸肉、杜仲、补骨脂、巴戟天、肉苁蓉、肉桂、细辛等。

2. 在辨病治疗中的应用

不同恶性肿瘤的主要病理因素各有偏盛，具体癌毒的类型各有区别，即使涉及同类癌毒，也可根据不同病位有针对性地选择不同的抗癌祛毒药，以取得更好的疗效。根据不同类型癌毒辨治几种临床常见肿瘤的要点简述如下：

（1）脑瘤：脑瘤多为癌毒与风、痰、瘀邪兼夹，形成风痰瘀毒互结的复合病机病证。又因"高巅之上，唯风可到"，故脑瘤首重风毒为患。熄风解毒常用天麻、潼蒺藜、白蒺藜、石决明、蜈蚣、僵蚕等；化痰解毒常用白附子、天南星、牡蛎、山慈菇等；祛瘀解毒多用川芎、泽兰、失笑散、土鳖虫等。

（2）肺癌：肺癌多见癌毒与痰、热邪兼夹，形成痰热毒互结的复合病机病证。肺癌化痰解毒常用山慈菇、僵蚕、泽漆、猫爪草、天南星、白毛夏枯草等；清热解毒常用白花蛇舌草、半枝莲、漏芦、龙葵、冬凌草、肿节风等。

（3）肝癌：肝癌主要是癌毒与湿、热、瘀邪兼夹，形成湿热瘀毒互结的复合病机病证。肝癌化湿解毒常用茵陈、虎杖、贯众、垂盆草、金钱草、鸡骨草；清热解毒常用白花蛇舌草、半枝莲、仙鹤草、黄芩、天葵子；祛瘀解毒常用桃仁、丹参、三棱、莪术、失笑散、炮山甲、炙鳖甲等。

（4）胃癌：胃癌常见癌毒与痰、瘀、湿、热邪兼夹，形成痰瘀湿热毒互结的复合病机病证。胃癌清热解毒常用白花蛇舌草、半枝莲、蒲公英、黄连、肿节风、薏苡仁、藤梨根、红豆杉；化瘀解毒常用丹参、莪术、蒲黄、水红花子、石打穿、炮山甲、土鳖虫、九香虫、五灵脂等；化痰解毒常用制天南星、生半夏、皂角、泽漆、威灵仙、山慈菇等；化湿解毒常用薏苡仁、黄芩、蒲公英、藿香、佩兰、砂仁等。

（5）肠癌：肠癌常为癌毒与湿、瘀邪兼夹，形成湿瘀毒互结的复合病机病证。由于湿邪在肠癌的 发生发展过程中具有特殊作用，故癌毒致病尤以湿毒为主，治疗尤重祛湿以解毒。临床上祛湿常两法并用，一为化湿泄浊，选用茯苓、猪苓、薏苡仁、苍术、泽泻等；二为清热利湿，选用大黄、黄柏、地榆、红藤、败酱草等。肠癌祛瘀则常用炙刺猬皮、土鳖虫、三棱、莪术等；若素体阳虚，复加损阳之品，则寒从内生，易变生寒毒，温阳常用肉苁蓉、巴戟天、淫羊藿、补骨脂、干姜、桂枝、炮附片等。

（6）乳腺癌：乳腺癌主要由癌毒与痰、瘀、热邪兼夹，形成痰瘀热毒互结的复合病机病证。乳腺癌化痰解毒常用天南星、夏枯草、炙僵蚕、桑白皮、葶苈子、白芥子、法半夏、海藻、昆布等；化瘀解毒常用三棱、莪术、桃仁、红花、王不留行、水蛭、当归、五灵脂等；清热解毒常用天葵子、漏芦、白毛夏枯草、龙葵等。

综上所述，我们按癌毒兼夹的病邪将其进一步细分为痰毒、瘀毒、热毒、湿毒、风毒、寒毒等，形成癌毒致病的六种基本证型，再以此为基础形成复合的病机病证。癌毒是中医肿瘤临床辨治的核心，从癌毒论治肿瘤需始终以抗癌解毒为根本大法，同时既要根据不同癌毒的特点进行辨证论治、多法合用，又要结合不同肿瘤的具体癌毒进行 辨病治疗、特色用药，二者有机结合方可取得良效。

二、癌毒病机理论与"固本清源"理论辨析

"固本清源"理论是中国中医科学院广安门医院林洪生教授在继承余桂清教授等老一辈专家"扶正固本"学术思想的基础上，结合现代医学及中西医结合治疗肿瘤的研究成果，提出了更加契合现代中医药肿瘤治疗的新理论。癌毒病机理论与固本清源理论均是现代中医肿瘤理论的重大创新，是目前中医肿瘤界中具有代表性的学说。

（一）对肿瘤病机认识的比较

自周仲瑛教授于 20 世纪 90 年代率先提出"癌毒"学说以来，"癌毒"作为

肿瘤的特殊病机概念已逐渐得到广泛认同，影响深远。癌毒病机理论则在"癌毒"学说的基础上进一步揭示了癌毒病机的学术内涵，阐明了癌毒的定义、病因、产生、致病特性以及病理属性等内容。对于肿瘤的形成，癌毒病机理论认为癌毒留结为肿瘤发病之基，癌毒多起于气机郁滞，气滞不行则津液、血液运行不畅，痰瘀由此产生，癌毒与痰瘀互结则形成肿瘤。同时指出，正虚是癌毒形成的先决条件，癌毒是在正虚的基础上受多种因素诱导而生成。依据上述病理观，癌毒病机理论提出"痰瘀郁毒，正气亏虚"是肿瘤的主要病机。

固本清源理论认为，肿瘤为病乃禀赋不足、外邪侵袭、七情内伤、饮食劳倦等，导致脏腑阴阳气血失调，正气亏虚，气滞、痰湿、瘀血、热毒等内蕴留滞不去，相互搏结，积久成癌，其病机复杂，变化多端。机体正气不足，脏腑虚弱，致病因素易袭人体，导致气血失调、毒瘀互结而成瘤；癌瘤已成，发展迅速，更伤正气，故正气虚损是肿瘤发生、发展的基础。在正虚的基础上，外邪、气滞、痰浊、湿热等积留日久，结聚成毒，癌瘤成形后或气滞血瘀，或痰湿、热毒阻滞经络气血运行形成瘀血，故而提出"虚""毒""瘀"是肿瘤发生、发展过程中的主要病理因素，正气亏虚、毒瘀互结是其根本病机。

《素问·至真要大论》云："审察病机，无失气宜。""谨守病机，各司其属。"病机是疾病发生、发展变化的机理，是病变本质的反映，准确把握病机是提高中医临床疗效的关键。癌毒病机理论与固本清源理论关于肿瘤基本病机的观点是基本一致的，均认为肿瘤的产生是机体正虚与邪实两个矛盾相作用的结果，病理属性总属本虚标实、虚实夹杂，均支持正气亏虚在肿瘤发病中的基础地位。但在具体病理因素的认识上略有不同，固本清源理论主张"毒""瘀"为主要的病理因素，二者常合而有之或关联存在；癌毒病机理论则强调癌毒是肿瘤发生、发展的病机关键，与痰、瘀共同构成基本病理因素，并且重视无形之邪——气郁在恶性肿瘤形成过程中所扮演的重要角色。相对于固本清源理论而言，癌毒病机理论对肿瘤中"毒"的认识更加深入，其将导致肿瘤发生的毒邪单独命名为"癌毒"，并立多篇文章专门论述，赋予"癌毒"明确的概念，将其与一般毒邪、病邪、致癌物质、癌细胞等概念区别，使中医肿瘤毒邪学说得到进一步丰富与发展。

（二）对肿瘤辨证认识的比较

癌毒病机理论认为，肿瘤辨证要点包括辨正虚、辨气郁、辨癌毒以及辨痰瘀等方面。因癌毒是肿瘤发生、发展的关键，只要肿瘤形成，体内必然存在癌毒，故临床辨证重在辨癌毒的致病特性、病理属性、所在病位、兼夹病邪及邪正消长。由于癌毒阻滞在不同部位可表现为不同的肿瘤，肿瘤也因癌肿大小、患者禀赋素质、病程等因素的不同，表现出复杂的临床证候。故肿瘤的病位不同，病机特点亦不同，辨证特点亦有所异，在癌毒病机理论指导下进行辨证的同时，需注意各种肿瘤证候特点的差异，即从癌毒辨治肿瘤需注意辨证与辨病相结合、辨病位与审证定位求机互参。

固本清源理论认为，中医治疗肿瘤应以辨证准确为前提。具体来说，首先需辨肿瘤根本的病机——正虚邪实，在正虚邪实的病机基础上，下一步辨正气如何失调，即人体阴阳气血脏腑经络中哪些不足或失调，邪气实需辨痰湿、气、瘀、热火毒这些邪气的盛衰。又因肿瘤的特点就是病机复杂，虚实错杂，多脏腑功能失调，几个毒邪混杂等，故须再辨各方面主次先后缓急的关系。除了需辨别肿瘤病邪的性质，还应辨别原发肿瘤不同部位和肿瘤进展情况。只有通过辨别肿瘤病邪的性质、来源、病势，采取有针对性的治疗方法，才能真正达到标本兼治，固本清源，控制肿瘤进展的效果。

辨证论治是中医诊断疾病和治疗疾病的思维方法和基本原则。所谓辨证就是以中医学理论为指导，对四诊收集到的临床资料进行综合分析，辨别为何种证候的思维方法。癌毒病机理论与固本清源理论均认为中医肿瘤诊疗需以辨证论治为核心，以虚实为纲领，辨清具体的正虚与邪实，方能执简驭繁，为临床用药提供理论依据。同时二者均强调衷中参西，辨病与辨证相结合，将现代诊疗手段与传统中医四诊合参相结合，运用现代肿瘤辨病诊断知识预测整个病理演变过程，从整体水平辨别肿瘤病位、病性、病势以及邪正关系，准确掌握肿瘤发生、发展的变化规律。略有不同的是，癌毒病机理论在"审证求机"的原则指导下，强调肿瘤临床辨证当首重癌毒病机，辨证要点以癌毒为核心，此为癌毒病机理论对肿瘤辨证的新认识。固本清源理论关于肿瘤辨病的阐发则更加具体化：一是需辨清不同肿瘤的恶性程度和转移特点；二是需辨清患者目前接受的手术、放化疗等各种西医治疗手段的区别，以及应用不同化疗药物所产生的不良反应，为辨病用药提供指导。

（三）对临证治则治法的比较

癌毒病机理论基于"痰瘀郁毒，正气亏虚"的肿瘤病机，结合临床实践，提出"抗癌祛毒、扶正祛邪"是肿瘤的基本治疗原则。常用治法，包括抗癌祛毒法、化痰散结法、活血化瘀法、理气解郁法、扶正培本法等。具体来说，癌毒始于无形之郁，易与痰瘀搏结而成形，进一步耗气伤阴。因此，抗癌祛毒是治疗核心，化痰消瘀为治疗重点，理气解郁为治疗先导，补虚扶正则为治疗根本。首次提出治疗肿瘤组方时，须以多法合用、复法大方作为基本对策，整体观念、辨证与辨病相结合是肿瘤用药的理论基础，并注重使用抗癌祛毒药物，结合病位，在辨证施治的基础上选用相应归经的解毒和攻毒中药。

固本清源治疗肿瘤具有狭义和广义两种含义。狭义的固本清源中"固本"即"扶正固本"，就是通过对肿瘤患者阴阳气血的扶助补益与调节而改善肿瘤患者的虚证状态，"清源"即"祛邪清源"，源头上控制肿瘤，祛除"毒""瘀"等病理因素，但不单指常规意义清除癌毒的"清热解毒"，清肠利湿法、软坚散结法、搜风通络法、活血化瘀法等均属其列；广义的固本清源区别于扶正祛邪的传统理论，着重强调在肿瘤治疗中固本与清源非单独应用，两者之间存在着相互依存、相互促进、互根互用的辩证关系。即固本以清源，为清源提供更好的条件，清源则本固，从而帮助人体正气的恢复。

概而言之，癌毒病机理论与固本清源理论同根于传统中医理论，在中医整体观念和辨证论治思想的指导下，均以扶正祛邪为肿瘤的基本治则，攻补兼施，以扶正固本法为治疗根本。同时，十分重视祛邪抗癌法在肿瘤这一特殊疾病中发挥的不可或缺的作用。癌毒病机理论与固本清源理论一致认为，扶正与祛邪在肿瘤治疗中具有深刻的辩证关系，祛邪即是扶正，扶正在于祛邪，需根据肿瘤病程中不同阶段的邪正消长关系，分清扶正与祛邪的主次轻重，处理好不同时期的攻补关系。由于两种理论创建和发展的背景不同，故关于肿瘤中扶正祛邪具体运用的阐释重点略有差异。癌毒病机理论认为，癌毒是肿瘤治疗的核心问题，抗癌祛毒应贯穿肿瘤治疗的始终；固本清源理论认为，正虚在肿瘤发病发展中占据主导作用，强调固本培元应贯穿肿瘤治疗的始终。应当注意的是，上述区别主要是文字论述上的差异，实际上二者均认为扶正与祛邪应当贯穿各种肿瘤治疗的始终，不同阶段两法虽有主次之分，但无论何时均不可单用其一，这是两种理论在肿瘤"本虚标实"的病机共识指导下产生的治则共识。

既往由于癌毒病机理论曾提出"祛毒即是扶正""邪不祛，正必伤"，认为抗癌祛邪是积极的、主动的、进攻性的治疗措施；而扶正是防御性姑息疗法，特别对处于肿瘤的初中期患者，虽已伴发气血、津液、阴阳的虚损，过于注重补益，不仅起不到治疗效果，尚有可能助邪，即所谓的"养奸存患"，故其常被误作单纯强调邪实致病的攻邪派，这是对癌毒病机理论片面、错误、望文生义的认识。癌毒病机理论虽一向以"癌毒"冠名和著称，把"癌毒"视作恶性肿瘤这一特殊疾病发生、发展过程中的主要矛盾或矛盾的主要方面，以"癌毒"为认识和治疗恶性肿瘤的主要着眼点，但并不代表其不重视扶正在肿瘤治疗中的重要地位。实际上，癌毒病机理论在阐释癌毒与正虚的关系时，就已经直接提出正虚是癌毒形成的先决条件，癌毒伤正为肿瘤恶化之本，并更正部分学者关于"癌毒形成不一定有正虚"的错误观念，指出在肿瘤发生初期，虽然有些患者正虚证候并不明显，但其实虚候已在其中，并且提出不同的患者正气损伤的侧重面及程度不同，治疗亦应随其正虚的具体情况而定。可见，癌毒病机理论同样把扶正培本法作为重要治则之一，只是批判在肿瘤治疗中过于注重补益为错误之举，其认为单纯补益不但不会"养正积自消"，还会错过治疗的最佳时机，造成姑息养奸之患。

由于固本清源理论是对传统"扶正培本"学术体系的传承和拓展，故其对肿瘤"扶正"的阐释则更加深入和完善。其认为"固本"的本质是固护人体正气，提高机体免疫力，调节机体内环境的平衡，它并不单纯是指应用补益的方药，而是着眼于调节人体阴阳、气血、脏腑、经络功能的平衡稳定，以及增强机体的抗病能力，因此"补之""调之""和之""益之"等都属于"扶正"的范畴。

综上所述，癌毒病机理论与固本清源理论均是现代中医肿瘤学术思想的创新，二者既有联系又有区别，在丰富和完善中医肿瘤理论体系中具有各自创新性的贡献。癌毒病机理论是中医肿瘤病机的创新理论，但并不局限于病机研究。其在传统中医专家对肿瘤病机认识多以"正虚"为主的背景下独树一帜，创新性提出"癌毒"概念，系统全面地论述了癌毒病机的中医学术内涵，阐释了癌毒病机演变规律，确立了癌毒病机辨治方法，几经发展，目前已形成了涵盖中医肿瘤病机、辨证、治法方药等多方面的较为完善的癌毒病机理论体系。固本清源理论是中医肿瘤治法的创新理论，由传统"扶正培本"理论发展而来，既丰富了"扶正培本"的科学内涵，凸显"固本"在肿瘤治疗中的重要地位，又是"扶正培本"理论的外延，提示"清源"是肿瘤治疗的重要特点。

癌毒病机理论与固本清源理论虽从不同途径探索肿瘤的病因病机、诊治方法，但可谓是殊途同归，二者均深刻认识到肿瘤属于全身属虚、局部属实的疾病，谨守肿瘤"正虚邪实"的病机，明确了中医药在肿瘤治疗中的两个发展方向：一是扶正培本，二是祛毒抗癌，两法有机结合，标本兼治，祛毒不忘扶正，扶正以助祛毒，不可偏废其一。总体而言，两种理论的目标方向一致，但又各具特色优势，所谓和而不同，求同存异，共同为中医药防治肿瘤，早日取得突破性的进展而努力。

三、癌毒病机理论在肿瘤防治中的应用

近年来，关于肿瘤的治疗理念发生了改变，逐步转向以预防为主、防治结合的战略上来，世界卫生组织曾宣布："1/3 的癌症可以预防；1/3 的癌症可以通过早期发现、早期诊断、早期治疗而痊愈；1/3 的癌症可以通过有效治疗，减轻患者痛苦，延长其生命"。中医"治未病"思想对于肿瘤的防治具有指导性意义，涉及未病先防、既病防变和愈后防复三个方面，与现代肿瘤病学的三级预防有异曲同工之妙。基于"治未病"思想，可从"未病先防""既病防变"以及"愈后防复"三个方面探讨癌毒病机理论在肿瘤防治中的具体应用。

（一）未病先防

未病先防主要针对肿瘤"癌前病变"而言，就是采取诸多干预措施，抑制甚至逆转癌前病变进一步发展，降低患者发生相应恶性肿瘤的风险。癌毒病机理论认为，癌毒是肿瘤发生、发展的关键，它是在脏腑功能失调、气血郁滞的基础上，受内外多种因素诱导而生成。癌毒是独立于一般病邪的特异性致病因子，但其产生主要与气郁、痰瘀等病理因素密切相关。一般来说，从癌前病变发展成恶性肿瘤是一个漫长渐变的过程，患者处于癌前状态时体内已有少量癌毒留结，若不治癌毒生成之基，灭癌毒萌芽之势，任癌毒源源生成累积，最终形成有形之肿块。患者处于病变之初，正盛邪弱，治疗以祛邪为主，兼以扶正，此阶段基本病机是"气机郁滞，痰瘀互结"，主要治法是"理气解郁，化痰祛瘀"。

1. 理气解郁，遏于无形

癌毒病机理论认为，肿瘤的发生"始于无形之气，继成为有形之质"，是一个从无形到有形的过程，患者处于癌前状态时，癌肿尚未形成，但常有脏腑功能失调的表现，如情志不畅、胸闷、叹息、胁胀、脘痞、嗳气等。此多由机体气机逆乱，郁而不伸所致。治疗当以理气解郁为基础，调整脏腑功能，做到"发于机先"，遏肿瘤于无形之态。临床运用时，常根据病变部位的不同，结合脏腑的生理病理特点而选择用药。如病在肺者宣降肺气，调畅气机，常用药如杏仁、桔梗、苏子、苏梗、厚朴、沉香、降香、苏噜子、路路通；病在肝者疏肝理气，舒肝解郁，药如柴胡、香附、郁金、青皮、陈皮、香橼、枳壳、枳实、八月札、川楝子、绿萼梅、玫瑰花、广郁金；病在中焦胃肠者，理气和胃、消胀除满，药如苏梗、木香、藿香、厚朴、槟榔、枳实、大腹皮、甘松等，因土赖木疏，疏肝理气之品亦每多用之。

2. 化痰祛瘀，消于未成

"邪气留止，积聚乃成。"癌毒病机理论认为，癌毒内生后，与相关非特异性病理因素杂合而为病，即毒必附邪，邪盛生毒，毒因邪而异性，邪因毒而鸱张，以痰瘀为依附而成形。痰、瘀是肿瘤形成的最基本的病理因素，分别是津液与血液运行失常的病理产物，为癌毒滋生提供有利的内环境，癌毒生成后阻滞气机，进一步酿生痰、瘀，癌毒与痰、瘀互为搏结，日以积大，终成有形之肿块。正所谓"善治者，治皮毛"，在患者尚处于癌前状态时，即使表面痰瘀互结征象尚不显著，也应适当使用化痰祛瘀法，以杜癌毒产生之源，消癌毒生长之附，阻断疾病进一步发展。临证用药时，化痰散结可选用山慈菇、制南星、炙僵蚕、白芥子、猫爪草、泽漆、法半夏、牡蛎，活血祛瘀可选用三棱、莪术、山甲、片姜黄、王不留行、凌霄花、水蛭，二者常配伍使用。

（二）既病防变

转移是肿瘤的基本特征，是病情恶化的重要标志，对于肿瘤而言，既病防变的关键就是防止癌细胞扩散、病灶转移。中医学对肿瘤转移最早的记载则始于《灵枢·百病始生》："留而不去，传舍于肠胃之外，募原之间。留著于脉，稽留而不去，息而成积。"将其称为传舍。多数肿瘤患者在局部肿块治疗后、出现转移之前，处于"受病渐久，邪气较深，正气较弱，任受且攻且补"状态，治疗宜攻补兼施。癌毒病机理论认为，肿瘤转移的基本病机为"正气亏虚，癌毒流注"。正气亏虚是肿瘤转移的根本原因，癌毒流注是肿瘤转移的病机关键，"扶正培本、抗癌解毒"是防止肿瘤转移的主要治法。

1. 扶正培本，安未受邪之地

癌毒的传舍趋向是造成转移的决定性内在因素，全身及局部的阴阳气血之虚，是癌瘤转移的必要条件。癌毒病机理论认为，补虚扶正是防止肿瘤恶化和转移的重要治则之一。一方面，此时患者肿瘤已成，耗伤正气，机体处于全身属虚，局部属实的状态，故需使用补益强壮的药物以扶正培本，增强全身正气对癌毒的约束能力，将癌毒束缚在局部病变部位，防其肆意流窜。另一方面，因"至虚之处，便是留邪之地"，故"务必先安未受邪之地"，即应增强局部未病脏腑的抗邪能力。癌毒传舍有一定的规律性，有经络传舍、乘侮传舍、母子传舍等，经络传舍如肠癌的肺转移，乘侮传舍如肺癌的肝转移，母子传舍如肾癌的肺转移。癌毒病机理论认为，临床上可根据癌毒流注的规律，对于未病的脏腑进行针对性的先期干预，提高脏腑防御功能，使癌毒无留结之机。

2. 抗癌解毒，遏未流注之邪

癌毒病机理论认为，癌毒流注是肿瘤转移的病机关键。当癌毒生长到一定阶段，便不受正气所束，随经络、血脉等流窜走注，并在最虚之处停积，阻隔经络气血，导致气滞血瘀，酿生痰瘀，稽留而不去，息而成积也，最终癌毒与痰、瘀搏结形成新的肿块，与相关脏腑亲和，导致肿瘤发生转移，故防治肿瘤转移要始终坚持抗癌解毒贯穿始终。临床上肿瘤应早诊早治，尤其是患者癌毒未盛，正气未衰时，使用西医手术、放化疗手段尽早切除瘤体，协同运用抗癌解毒法祛除体内癌毒，遏未流注之邪，防止病变部位扩大。在癌毒进入气血津液之初，未留着于他处之前，如患者只是脉管内见癌栓，但无转移灶存在时，使用抗癌解毒法及时截断癌毒流注，防其布散传变。抗癌解毒包括解毒与攻毒，解毒当辨清癌毒兼夹病邪，分别采用不同的治法，如清热解毒、化痰解毒、化瘀解毒等，攻毒则应立足于"以毒攻毒"，取毒药以攻邪。

（三）愈后防复

肿瘤患者经过手术、放化疗等治疗后，进入临床缓解期或相对稳定期，但后期仍有可能出现复发。即使是早期胃癌，术后10年仍有30%～40%的复发率，食道癌在接受手术的患者中，即使是早期的患者，仍有近50%的患者在5年内复发。故在肿瘤病愈初期需采取巩固性治疗和预防性措施，防止复发，延长生存期。癌毒病机理论认为"正气未复、癌毒残留"为肿瘤复发的基本病机，"固本培元，祛除残毒"是防止肿瘤复发的主要治法，治疗以扶正为主，祛邪为辅，补中寓消，养正除积。

1. 固本培元，平衡阴阳

肿瘤患者经历手术以及放化疗等对抗性治疗后，元气大伤，机体阴阳失调，为肿瘤细胞存活提供有利环境，故肿瘤缓解期仍需固本培元，匡扶正气。由于癌毒易耗气阴，常致气阴两虚，临床上以益气养阴法使用居多。又由于癌毒易耗竭机体精微，消耗气血津液，脾胃为气血生化之源，"有胃气则生"，故尤重顾护脾胃。但需注意此阶段扶助正气并非是单纯使用补益强壮的药物，重点是调节机体阴阳平衡，通过药物"补之、调之、和之、益之"稳定患者脏腑、经络、气血津液功能，尽可能使机体达到"阴平阳秘"的状态。此外，还可以结合针灸、饮食、情志等方法整体调摄，增强体质，提高机体抗癌能力。

2. 祛除残毒，防癌再生

《瘟疫论·劳复食复自复》云："若无故自发者，以伏邪未尽。"癌毒病机理论认为"癌毒残留"是肿瘤复发的根本，肿瘤患者经进入临床缓解期后，实瘤已去，但体内可能还有肿瘤细胞残存，癌毒病理因素尚未除尽，后期仍有复发的风险，故临床缓解阶段仍然需要使用抗癌解毒法清除体内残留的癌毒，防止癌毒再生。经前期治疗后，虽然患者体内癌毒之势较前不再猛烈，但残毒仍具有顽固、隐匿、流窜之特性，临床上常于扶正药物中配伍一定解毒攻毒药物，持续攻邪抑瘤，并且常使用虫类药物以收搜毒、剔毒、除毒之功。此阶段患者正气未复，抗癌解毒不宜过甚，药量需视患者体质状态而定，避免重伤元气。

综上所述，癌毒病机理论基于中医传统"治未病"思想，从"未病先防""既病防变"以及"愈后防复"三个方面为肿瘤防治提供了具体的思路与方法，对于预防肿瘤发生、防止转移以及复发等具有十分重要的指导意义。总体来说，肿瘤的防治以"扶正祛邪"为基本原则，但不同阶段各有侧重，"未病先防"阶段以祛邪为主，涉及理气解郁、化痰祛瘀等具体治法；"既病防变"阶段攻补兼施，扶正培本以安未受邪之地，抗癌解毒以遏未流注之邪；"愈后防复"阶段则以扶正为主，固本培元，平衡阴阳，辅以祛毒，防癌再生。任何阶段均以先期干预为重，不待"渴而穿井，斗而铸锥"，将"治未病"思想贯彻于肿瘤防治的始终。

四、癌毒病机理论在辨治肿瘤转移中的应用

目前，肿瘤转移的中医病机理论尚不成熟，亦缺乏专家广泛共识。王文萍等认为肿瘤转移是由痰毒流注，络损血瘀所致。李晓丽等认为肿瘤转移的病机为"毒结、血瘀、寒凝"。肖冲等认为肾虚血瘀才是导致肿瘤转移的基本病机。根据癌毒病机理论和长期临床实践，我们提出"癌毒流注"的概念，是对肿瘤转移中医病机理论的创新与发展。提出肿瘤转移的基本病机为"正气亏虚、癌

毒流注"，并首次阐明癌毒流注的通道、载体及规律，确立"扶正培本、抗癌解毒"是肿瘤转移的主要治法。

（一）"正气亏虚、癌毒流注"是肿瘤转移的基本病机

根据癌毒病机理论，正气亏虚是肿瘤转移的根本原因，癌毒流注是肿瘤转移的病机关键。

1. 正气亏虚

肿瘤转移的根本原因是正气亏虚。肿瘤的复发转移与人体脏腑功能减退、气血阴阳失调及机体抗病能力降低等正气亏虚有关。肿瘤早期，人体正气相对旺盛，气血未亏，而此时癌毒未充，尚不能与正气相抗，只能局限于局部脏腑之内，其破坏之力也不甚强。到肿瘤中晚期时，人体正气渐衰，癌毒日盛，最终正不敌邪，癌毒不受正气约束，则肆意流窜走注，侵犯人体亏虚之处，正所谓"最虚之处，便是容邪之所"，癌毒于机体虚损之处停留，最终导致肿瘤发生转移。

2. 癌毒流注

肿瘤转移的病机关键是癌毒流注。癌毒是肿瘤发生、发展的关键，癌毒一旦在人体内产生，就会吸收脏腑精气而逐渐炽盛，狂夺人体精微物质以自我充养。当癌毒生长到一定阶段，便不受正气所束，突破局部，随经络、血脉等流窜走注，并在最虚之处停积，阻隔经络气血，导致气滞血瘀，酿生痰瘀，稽留而不去，息而成积也。最终癌毒与痰、瘀搏结形成新的肿块，与相关脏腑亲和，导致肿瘤发生转移。

（二）"癌毒流注"的内涵

1. 癌毒流注的概念

"流注"一词有三种含义：①病名，即肢体深部组织的化脓性疾病；②指人体气血流动不息，向各处灌注；③针灸取穴的一种学派术语：子午流注。"癌毒流注"中流注是指第二种含义，是指在正气亏虚的基础上，癌毒发展至一定阶段，随人体气血津液经过转移通道流窜走注，并在虚损之处停积，最终导致肿

瘤转移的致病机制。

2. 癌毒流注的通道

现代医学认为，肿瘤的转移分为淋巴结转移、血行转移和种植性转移，而淋巴管、血管本身就是人体正常的通道系统，只有在病理状态下才成为癌细胞的转移通道。中医学对肿瘤转移的记载最早见于《灵枢·百病始生》："是故虚邪之中人也，始于皮肤，皮肤缓则腠理开……则传舍于络脉……留而不去，传舍于经……传舍于输……传舍于伏冲之脉……传舍于肠胃……留而不去，传舍于肠胃之外，募原之间，留著于脉，稽留而不去，息而成积。"上述"虚邪"经由腠理、络脉、经、输、伏冲之脉、肠胃、募原之间、脉，最后形成"积"，而"虚邪"所经由的这些通道，正是人体气血津液通道系统的一部分。经络、气街、四海、三焦、膜原、腠理等这些通道在人体正气亏虚、癌毒流注时，成为肿瘤转移的通道。因此，当肿瘤发展到一定阶段，癌毒炽盛，正气亏虚，无力制邪，癌毒就会通过上述转移通道，随气血津液流窜走注。

3. 癌毒流注的载体

气血津液是构成人体和维持人体生命活动的基本物质，气血津液通过经络、气街、四海、三焦、膜原、腠理等通道在人体内昼夜不停地传输，维持人体正常的生命活动。《杂病源流犀烛·痰饮源流》云："其为物则流动不测，故其为害，上至颠顶，下至涌泉，随气升降，周身内外皆到，五脏六腑具有。"癌毒正是以人体的气血津液为其流注的物质载体，随气血津液的运行在人体生理通道内运输，最终流注布散于人体正气最虚之处，导致肿瘤转移。如以肺癌广泛转移为例，癌毒在肺脏可以广泛转移至全身，是因为肺朝百脉，肺能将富有清气的血液通过百脉输送到全身。癌毒在肺，以肺之气血为载体，流注于肝而为肝转移，流注于脑而为脑转移，流注于骨则为骨转移。

4. 癌毒流注的规律

癌毒流注也遵循着一定的规律，那就是脏腑之间的五行生克制化、相乘相侮、母子相及的规律。《素问·玉机真脏论》所云："五脏受气于其所生，传之于其所胜，气舍于其所生，死于其所不胜。"又云："五脏相通，移皆有次。五脏受病，则各传其所胜。"癌毒流注正是遵循这种规律。例如肝癌患者在中晚期常常会出现纳差乏力、恶心呕吐的表现。《金匮要略》中提到："见肝之病，知肝传脾。"肝为木，脾为土，按照五行相克理论即有木克土之说，若木太过亢盛，则会对其所胜一行过度制约，即木乘土。肝癌患者，癌毒在肝脏蓄积已久，病邪过于强大，此时人体正气本就亏虚，不足以抵抗癌毒，遂癌毒乘袭脾脏，导致脾脏气血生化功能失常，出现纳差乏力、恶心呕吐的症状。所以癌毒虽易流窜，但癌毒流注并不是肆意妄为，而是有法可循的。

（三）"扶正培本、抗癌解毒"是肿瘤转移的主要治法

1. 扶正培本

正气亏虚，脏腑功能紊乱，气血阴阳失调也是导致肿瘤转移的根本原因。气虚则无力约束癌毒，故发生肿瘤转移，所以在防治肿瘤转移时要着重培补人体正气，增强人体免疫功能，以约束散布的癌毒。人体正气以气血为本，以脏腑之气为根，扶正的关键也在于补益人体气血，补益五脏六腑之气。"邪之所凑，其气必虚""养正积自除"，临证时应重视扶正培本，增强患者体质，提高机体免疫力，以达到防治肿瘤转移的目的。当然在扶正时，必须遵循整体观念和辨证论治的原则，在把握整体的同时又能做到有的放矢。

2. 抗癌解毒

癌毒流注是肿瘤转移的病机关键，所以防治肿瘤转移要始终坚持抗癌解毒。当癌毒还局限于一处，正气未虚、未发生流注时，祛除癌毒可以选择攻毒之法。攻毒是在保证用药安全的前提下，选取某些有毒中药如蜈蚣、全蝎、蟾皮、露蜂房等治疗肿瘤，即"以毒攻毒"。一旦癌毒发生流窜走注，说明癌毒相当亢盛，正气已虚，且癌毒流注于人体各个虚损之处，若强用攻毒之法，则会造成癌毒未衰，但正气溃败。所以肿瘤转移后应运用抗癌解毒之法，避免过度使用以毒攻毒，并且抗癌解毒在治疗肿瘤转移时需贯穿始终，以达到带瘤生存的目的。同时注意顾护脾胃，因为肿瘤转移患者必然存在正气亏虚，"得一分胃气，则留一分生机"，故此时治疗时需与扶正药配合使用，健脾运胃，调畅腑气，以确保气血生化有源。

3. 多法联合

肿瘤转移患者的病机复杂，单一的疗法不可能兼顾全面，故多法联合是治疗肿瘤转移的有效手段。治疗肿瘤转移的方法主要包括：抗癌解毒法、化痰散结法、活血化瘀法、化湿泄浊法、清热泻火法、理气解郁法、益气养阴法等。多法联合必须在辨证论治的前提下，分清各种病理因素的主次，抓住关键，以扶正培本、抗癌解毒为主，酌加其他辅助治疗之法。癌毒热盛者，辅以清热解毒之法；痰瘀偏盛者，辅以化痰祛瘀、软坚散结；若因气滞血瘀致癌性疼痛者，则应酌加理气止痛、活血止痛之品；若正气亏虚甚者，出现恶液质的患者，则以扶正培本法为主，采用益气、养血、滋阴、温阳等法。多法联合使用能协同增效，起到防治肿瘤转移作用，在延长患者的生存时间、提高患者的生存质量方面，也能取得最佳效果。

第五节　癌毒病机理论的创新与意义

近年来，中医药防治肿瘤研究取得了显著进展，在干预癌前病变、协同放化疗增效减毒、抑制转移复发、改善生存质量、延长生存期等方面发挥了重要作用。如何进一步提高中医药防治肿瘤的临床疗效，关键就在于理论上的突破，尤其是对于肿瘤病机科学内涵的研究。

本团队传承国医大师周仲瑛教授"癌毒"学术思想，创新发展了中医辨治肿瘤的"理法方药"，首次创建具有中医理论特色、能够指导临床实践、反映中医辨治优势、符合原始创新特点的中医癌毒病机理论体系，其主要创新点如下：

（一）揭示了癌毒病机理论的中医学术内涵

在传承国医大师周仲瑛教授"癌毒"学说的基础上研究提出，癌毒是导致肿瘤发生、发展的一种特异性致病因子，是在脏腑功能失调、气血郁滞的基础上，受内外多种因素诱导而生成。癌毒具有隐匿、凶顽、多变、损正、难消等致病特性。明确了癌毒的概念，提出了癌毒的病因、产生来源、致病特性和病理属性。癌毒产生后，常以痰瘀为依附而成形，耗精血自养而增生，随体质、病邪、病位而从化，表现证类多端，终至邪毒损正，因病致虚，癌毒在至虚之处留着而滋生，与相关脏腑亲和而增长、复发、转移。因此，癌毒留结为肿瘤发病之基，癌毒自养是肿瘤生长之源，癌毒流注乃肿瘤转移之因，癌毒残留为肿瘤复发之根，癌毒伤正是肿瘤恶化之本。

（二）阐释了以癌毒为核心的肿瘤发生、发展的病机演变规律

"痰瘀郁毒"是肿瘤的主要核心病机，具有指导肿瘤辨证的普遍意义。其

中，癌毒是肿瘤的特异性致病因子。"邪盛生毒"，风、火（热）、痰、瘀、郁、湿（浊）、寒等病理因素互相搏结，积渐生变，酿生癌毒，是为肿瘤的第一层也是最基本的病理因素；"邪因毒而鸱张"，癌毒产生后进一步损伤脏腑功能，造成气血运行不畅，继生气滞、痰凝、血瘀等病理因素并相互杂合，是为肿瘤的第二层病理因素。"毒必附邪""毒因邪而异性"，癌毒与风、火（热）、痰、瘀、湿（浊）、寒等病理因素相互杂合，形成风毒、火（热）毒、痰毒、瘀毒、湿（浊）毒、寒毒等复合病机证素并表现出不同的临床特征。

（三）构建了"抗癌解毒、补虚扶正"为基本治法的临床辨治体系

系统总结了周仲瑛教授从癌毒辨治肿瘤的临床经验及其诊疗方法。提出癌毒内生是癌病的原始动因，正气亏虚是肿瘤发生、发展的重要内因。肿瘤的辨证要点在于把握邪正的消长变化，同时根据病位不同而求病理因素的特异性。因此，"扶正祛邪"是肿瘤的基本治疗原则，"抗癌解毒、补虚扶正"为基本治法。祛邪重在辨清癌毒的病理性质、所在病位及兼夹病邪，扶正主在补益气血阴阳。根据具体病情，复合应用化痰散结、活血化瘀、清热败毒、益气养阴等治法于一方，作为治疗肿瘤的基本对策。

理论对于中医发展是最为重要的，中医发展的根本在于理论的不断进步、传承与创新。科学需要发展，传统理论也需要不断进步。理论来源于实践，实践推动理论的发展，而成熟的理论又能反过来指导临床实践。这就是"临床实践—理论探索—再实践—升华提高"的过程。

癌毒病机理论体系是来源于临床实践的中医肿瘤理论与辨治方法，填补了中医肿瘤病机的空白，是中医肿瘤病机新理论，也是中医肿瘤辨治新方法，对丰富完善中医肿瘤理论体系，进一步提高中医药防治肿瘤的临床疗效具有重要的意义。

（程海波、李柳）

临床篇

第一节 脑 瘤

颅内肿瘤是指生长于颅腔内的各种肿瘤，通称为"脑瘤"，包括发生于脑组织、脑膜、脑神经、垂体、血管及胚胎残余组织的原发性肿瘤和由身体其他部位的恶性肿瘤转移至颅内形成的继发性肿瘤。

我国颅内肿瘤的患病率为 32/10 万人，平均年发病率为 4.11/10 万人，占全身肿瘤的 1% ~ 6%，在全身恶性肿瘤引起的死亡中，位居第九位。颅内肿瘤好发生于任何年龄段，其发病原因未明，包括环境因素（物理、化学和感染等）和宿主因素（既往病史、个人史、家族史等）两类。临床症状主要由颅内高压引起，主要包括占位效应、脑水肿及静脉回流受阻等方面，常见头痛、呕吐、视力障碍、头昏与眩晕、癫痫、复视、精神及意识障碍等，颅内高压的急性期可出现血压上升、脉搏减慢及呼吸不规律等。

颅内肿瘤的诊断，主要根据病史和神经系统的检查提示，进一步选择辅助检查的手段，全面分析所获得的临床资料，仔细研究肿瘤的位置、性质、大小、发展趋势及对周围组织的累及程度，做出肿瘤的定位与定性诊断，以 CT 及 MRI 检查为主。颅内肿瘤分为神经上皮组织起源肿瘤、外周神经起源肿瘤、脑膜起源肿瘤、淋巴和造血组织肿瘤、生殖细胞起源肿瘤、鞍区肿瘤和转移性肿瘤七大类，根据细胞和组织等特点，分为 I ~ IV 级（2007 年，WHO 中枢系统肿瘤分类法）。

现代医学对颅内肿瘤一般采取以手术治疗为主，辅以放疗和化疗的综合治疗方案。对症治疗措施包括控制颅内高压，使用激素及抗癫痫类药物，纠正代谢异常，营养支持等。

一、病因

外感多由感受外邪、头部外伤等引起，内伤则多与情志不遂、禀赋不足、体虚劳倦、饮食失调等有关。

1. 先天不足或体虚劳倦

肾主骨生髓，髓上通于脑，脑为髓海，脑髓的充养有赖于肾精的化生。先天禀赋不足，或年老体虚，或房劳太过，导致肾精亏损，精不生髓，髓海空虚，则脑窍失养，影响脑的正常生理功能，或外邪乘虚而入，变生脑瘤。

2. 情志不遂

若忧郁恼怒，情志失调，可致肝失条达，气郁化火，肝火上炎，或肝阴亏虚，阳亢风动；或气滞血瘀，阻滞脑络；或肝疏泄失常，津凝成痰，痰瘀阻滞脑窍发为脑瘤。

3. 饮食不节

暴饮暴食，嗜酒太过，或过食生冷、辛辣及肥甘之品，伤及脾胃，水谷精微运化、输布失常，则气血生化之源不足，营血亏虚，不能上荣脑髓脉络；或脾健运功能失常，痰湿中阻，阻遏清阳，上蒙脑窍，发为肿瘤。

4. 感受外邪

起居不慎，人体感受风、寒、暑、湿、热（火）、燥之邪，气血阴阳失调，清阳不升，浊阴不降；或邪气直接上犯颠顶，清阳失用，气血凝滞，壅阻脑络而发病。头部外伤等也可导致患颅内肿瘤的危险性升高。

5. 癌毒走注

人体气血津液皆与脑相通，身体其他各处的癌毒，每随气血津液而上注脑窍，表现为转移性颅内肿瘤。

二、病机钩要

1. 脑瘤的基本病机是风痰瘀阻，肝肾亏虚，清阳失用

由于患者的禀赋有强弱、年龄有大小、病程有早晚、病情有轻重、病势有缓急、治疗有异同，虚实之间的标本主次常呈动态变化。除基本病机外，尚可见有气阴两伤、络热血瘀、痰瘀上蒙、风痰上扰、肾虚肝旺、内风上扰、气血不足、湿热内蕴、癌毒走注、脾肾两虚、肝胃不和等不同兼夹病机。这些不同兼夹病机，在某些阶段可能成为主要矛盾。

2. 主要病理因素为风、痰、瘀、毒，每多兼夹或复合为患

主要病理因素包括风、痰、瘀、毒等，其间常兼夹或复合为患，亦可涉及风火、风痰、痰瘀、痰热、瘀热、湿热、火郁等。由于"颠顶之上唯风可到"，故脑瘤多见风毒为主，夹痰兼瘀，阻滞脑窍，常以动风、化热、络伤血溢为特征。病理因素常因不同患者、或同一患者不同病程阶段、或受治疗等因素的影响，表现为兼夹复合为患，但主次、轻重各有不同。

3. 病位主要在脑窍，与肝、肾关系密切，涉及心、脾胃、肺

由于肾主骨生髓，脑为髓海，肝肾同源，肝风内动，本病首先与肝、肾密切相关。又由于脾胃为生痰之源，心主神明，肺主气、朝百脉，因此，本病发病日久，可影响到心、脾胃、肺等脏腑。

4. 病理性质多属本虚标实，虚实夹杂

本虚以肝肾亏虚为主，涉及气阴两虚、气血不足、脾肾两虚等；标实以风痰瘀毒为主，可涉及火热、湿热等。一般病变局部为实，整体表现为虚。

5. 病机演变

颅内肿瘤初起多以风痰瘀阻脑窍为标，肝肾阴虚为本，二者皆可引起清阳失用。病程稍久，木郁化火，可出现内风暗动或肾虚肝旺；若为年老体弱，或经手术化疗等药毒所伤，则发展为气阴两虚，甚则脾肾两虚；风痰瘀阻可化火、酿毒，表现为风火上扰、郁热伤阴、瘀热阻窍、风痰瘀毒上蒙清窍等；"风善行而数变"，内风夹痰走窜则无处不到，可见有风痰瘀阻经络等证；风痰瘀阻还可合并水毒瘀滞脑窍；颅脑恶性肿瘤，尚有癌毒走注，可见饮停胸胁、癌毒袭肺等变证；素体阳气虚寒者，则多见气血两虚、肝脾肾三脏不调等变证。

三、辨证要点

1. 详辨病理因素

（1）风邪：颅内肿瘤病机之风当为内风。肝为风木之脏，内风当为肝风，"高颠之上，唯风可到"，故多表现为头痛、头晕、口眼歪斜、癫痫发作、肢麻舌强、手足抽搐等证候。

（2）痰浊：颅内肿瘤病机之痰，包括有形之痰和无形之痰，多与肝脾肾等脏腑功能失调有关。肝主疏泄，肾主藏精又主水液，肝肾同源。如肝失疏泄，肾失气化，肾虚木郁，津凝液聚为痰，痰邪留滞，随风上犯清窍。风木乘土，脾胃虚弱，痰湿由生。痰之表现多为肿块、泛恶痰涎、癫痫、面部或手足麻木不利、舌苔腻，脉弦滑或滑等。

（3）瘀血：颅内肿瘤病机之瘀多在肾虚肝旺、风痰上扰的基础上形成，这与中风之"血之与气并走于上"有类似的致病过程，但相对而言起病更缓，隐而难察，无论肾虚还是肝郁，无论阴虚还是气虚，都必然影响气血运行，血瘀由生。因此，痰瘀二者与气机郁滞、气机逆乱密不可分。瘀之表现多为固定部位的头痛、手足关节不利、刺痛、口唇紫、面色晦暗、舌质暗紫、舌有瘀斑瘀点等。

（4）火热：颅内肿瘤病机之热的形成与其性质有关，脑窍位于人之最高之处，从部位而言属阳，为奇恒之腑，肾虚肝旺之风热最易达于脑窍；且因脑窍部位的特殊性，风痰瘀阻清窍也最易郁而化热，热盛则可化火，火热上冲，热邪常与风痰瘀毒等邪兼夹复合为患。临床多表现为头痛、面赤、口唇干、手足心热、大便干结、小便短赤、舌质红、脉数等症。

（5）癌毒：颅内肿瘤病机之毒，首先表现为风痰瘀热阻滞脑窍等多种病理因素久羁而产生的癌毒之邪；其次，由于颅脑空间结构的特殊性，痰瘀互结形成之肿块在体内其他部位可能还处于隐而未见之际，在脑内则出现严重的类似于毒邪致病的证候表现。毒邪致病，病势较急，进展迅速，多表现为头痛、头胀、癫痫发作频繁、呕吐、大便秘结、意识不清等症，甚则不断浸润扩散，向其他部位转移。

2.辨析脏腑病位

（1）病位在脑窍，主要与肝肾有关：颅内肿瘤的病位主要在脑窍及肝肾。肝为刚脏，其性主升主动，肝肾阴虚，水不涵木，则阳亢于上，风邪夹痰瘀并走于上，上聚颠顶而病；肾主骨生髓，诸髓者属于脑，肾精不足，清阳因之失养，或风痰瘀浊蒙蔽清窍，清阳因之失用。肝肾功能失常，多表现为头痛、头晕、耳鸣、视物模糊、腰膝酸软、夜尿频、行路不稳等症。

（2）涉及多脏同病：脾胃为后天之本，气血之源，脑窍有赖于精微物质的充养，脾胃虚弱化源缺乏，则气血亏虚，导致清阳不升，或脾失健运，痰湿内生，清阳上升受阻，脑窍失养而为病。脾胃虚弱可表现为疲劳乏力、食纳不馨、恶心呕吐等症。

心主血脉，主神明，颅内肿瘤病机多为风痰瘀毒上扰脑窍致病，痰热上扰心神，或痰瘀闭阻心脉，或心肾不交，则心神不安，可表现为心悸、胸闷、烦躁、失眠、胸痛等症。

恶性颅内肿瘤，除风痰瘀阻脑窍外，尚有癌毒走注所致者，可见饮停胸胁、癌毒袭肺等证，表现为咳嗽、咳痰、咯血、胸水、胸痛等症。

3.审察病性虚实

颅内肿瘤的形成与进行性进展过程正是邪正相争的过程，其病性之虚实始终处于消长变化的状态。虚证一般表现为头晕、耳鸣、腰膝酸软、行路不稳、视物模糊、神疲乏力等肝肾亏虚证；一些患者经放化疗等，可表现为气阴两虚，如口干、眼干、神疲乏力、舌红无苔等；甚至表现为如面色少华、神疲乏力、舌质淡等气血两虚证。实证一般为风痰瘀毒阻滞脑窍，表现为头痛、口眼歪斜、言语不利、口角流涎、偏瘫、肢体麻木、肢体抽搐等症。

四、治则治法

颅内肿瘤的基本治疗原则，以祛邪扶正为主，采用复法制方。祛邪法包括祛风、化痰、活血、通络、解毒、散结等法，扶正以滋肾、平肝、健脾等法为主。临证应依据病机证素主次，或病机兼夹、复合情况，伍用凉血散瘀、泄肝和胃、健脾益气、滋肾平肝、益气养阴、活血利水等法。祛邪贯穿始终，但要注意祛邪而不伤正。

五、病机证素条目

1. 风痰瘀阻，肝肾亏虚

主要证候：头痛，头昏，头晕，视物模糊，口干，呕恶，行路不稳，便秘，苔黄腻质黯，脉滑细。

基本治法：祛风化痰，活血散结，抗癌解毒，滋养肝肾。

基本方：牵正散、真方白丸子、五虎追风散加减。

常用药：制白附子、僵蚕、全蝎、制南星、蜈蚣、泽兰、泽泻、泽漆、山慈菇、川芎、白毛夏枯草、露蜂房、葛根、石斛、天冬等。

加减：痰瘀互结，颅内肿块未消者，加炙鳖甲、地鳖虫、炮山甲、牡蛎、海藻等；热毒偏盛者，加半枝莲、白花蛇舌草、漏芦、肿节风、土茯苓、山豆根等；清阳失用者，加石菖蒲、丹参、郁金、半夏等；脾虚胃弱者，加党参、太子参、焦白术、生苡仁、炙甘草、炒神曲、炒谷麦芽、砂仁、苏叶、陈皮等。

2. 肝肾阴伤，痰瘀上蒙

主要证候：多见于脑瘤术后，头晕头昏，视物模糊，口干欲饮，燥热，腰酸肢软，尿频，大便偏干，口唇暗紫，喜冷饮，手麻或胀，苔黄薄腻质红，脉细滑。

基本治法：滋养肝肾，祛痰化瘀解毒。

基本方：六味地黄丸、二至丸合牵正散、真方白丸子加减。

常用药：生地黄、熟地黄、山萸肉、旱莲草、女贞子、僵蚕、全蝎、泽兰、泽泻、露蜂房、黄芪、黄柏、知母、山慈菇。

加减：阴虚内热者，加功劳叶、黄柏、知母、炙龟板、玄参、白薇、牡蛎等；肾虚肝旺者，加醋柴胡、夏枯草、钩藤等；肾气不固、气不化水者，加山萸肉、煨益智、覆盆子、炒桑螵蛸、乌药、金樱子、芡实、炙刺猬皮等；气虚不固，两目畏光怕睁，腿软无力，手臂麻木，大便偏烂者，加生黄芪、潞党参、焦白术、山药、炙甘草等。

3. 风痰上扰，瘀阻清空

主要证候：头晕或痛，目胀畏光，不耐久视，口角牵引，耳鸣，口干，自觉头昏，疲劳乏力，颈强腿软，双目多眵，视力清楚，苔淡黄薄腻质淡红，脉细滑或数。

基本治法：平肝息风，祛痰活血，滋养肝肾。

基本方：天麻钩藤饮合牵正散、真方白丸子加减。

常用药：天麻、钩藤、白蒺藜、牡蛎、葛根、川芎、僵蚕、制南星、全蝎、泽泻、泽兰、泽漆、白毛夏枯草、山慈菇、半夏、石菖蒲。

加减：邪毒正盛，正气尚旺者，加用炙马钱子粉，每次 0.3g，装胶囊服用，每日 2 次，口服。头痛明显者，加川芎、片姜黄，甚者加穿山甲、制川草乌等；肢体麻木，功能障碍为主者，加鸡血藤、片姜黄、怀牛膝等；痰多明显者，加用竹沥水或猴枣散。

4. 气阴两虚，风痰瘀结

主要证候：脑瘤肿块未消，头昏，头痛，泛恶，口干，面色青暗，视物模糊，怕热，面部红赤，怕热，形体瘦弱，手足抖动，行走不稳，苔黄薄腻质红，脉小滑数。

基本治法：滋阴清热，祛风化痰，活血散结解毒。

基本方：参芪生脉饮合牵正散、真方白丸子加减。

常用药：太子参、生地黄、麦冬、半夏、桃仁、石斛、僵蚕、制南星、泽漆、山慈菇、泽泻、泽兰、白毛夏枯草、全蝎、漏芦等。

加减：肝胃不和者，加茯苓、陈皮、黄连、吴茱萸等；呕吐者，加旋覆花、代赭石、橘皮、竹茹等；脾肾阳虚者，加仙灵脾、肉桂、黄芪、制附片、鹿角霜等。

5. 络热血瘀，风痰郁阻

主要证候：头痛，头胀，痛处有热感，面色暗红有烘热感，夜晚口干，视物模糊，手足不利，齿衄，颈部僵硬不适，苔淡黄腻质暗红，脉细数。

基本治法：凉血散瘀，祛风化痰，解毒抗癌。

基本方：犀角地黄汤合牵正散、真方白丸子加减。

常用药：水牛角片、赤芍、丹皮、生地黄、全蝎、僵蚕、泽兰、泽泻、川芎、葛根、制南星、泽漆、山慈菇、石斛、白薇等。

加减：大便秘结者，加大黄、桃仁、水蛭、地鳖虫、白薇、全瓜蒌、鸡血藤；兼有气虚者加黄芪；水热互结者，加牛蒡子、地龙、海藻、商陆根、猪苓苓等。

六、临证备要

1. 标实急于本虚，祛邪先于扶正

针对风痰瘀阻、肝肾阴虚的基本病机，滋养肝肾以培其本固然重要，但息风化痰、祛瘀解毒散结以治其标则更为重要，故辨治脑瘤应以"祛邪先于扶正"为基本治疗原则。

首先，滋养肝肾或益气养阴，能够提高病体免疫力，提高祛邪药物的有效性，减轻其毒副作用。扶正可恢复正气，给抗癌消结带来机会。但较之于扶正，祛邪有利于抑制、缩小、消散有形之瘤体，畅通痹阻之经络，改善头目胀痛、手足不利等主要证候，反过来又给匡扶正气带来一线生机。其次，肿瘤早期的患者正气仍然处于相对充足的阶段，徒扶正气未必能够控制病情的进展；相反，愈是早期祛邪，控制痰瘀互结之瘤体，不至于邪毒对正气的进一步耗损，发展为至虚至实的不良境地。第三，脑瘤临床多以头痛、头胀、头昏、目胀、视物模糊、泛恶、癫痫为主要表现，甚则神昏或手足不利，多以邪气实为主要矛盾，徒补其虚，这些证候反而会逐渐加重。因此，肝肾阴虚为缓，风痰瘀毒郁滞清

窍为急，治疗应首重祛邪，祛风化痰、活血散结、解毒通络以治其标，实为治疗过程中的关键环节。

通常可在辨证论治基础上，结合其病理因素不同，选用相应的抗癌解毒药物，可以提高临床疗效。如以风毒为主者，常选用制白附子、露蜂房、地龙、全蝎、蜈蚣、马钱子等；以痰毒为主者，常选用山慈菇、制南星、白毛夏枯草、炙僵蚕、桑白皮、葶苈子、白芥子、泽漆、法半夏、海藻等；以瘀毒为主者，常选用莪术、炮山甲、王不留行、片姜黄、水蛭、凌霄花、蒲黄、桃仁、鳖甲、仙鹤草等；以火（热）毒为主者，常选用白花蛇舌草、半枝莲、龙葵、青黛、漏芦、石见穿等。此外，还应根据具体病情，如治疗过程中出现胸腔积液、呛咳、气短等饮停胸胁、肺气不利证时，则应临时变法予以泻肺利水为主；如出现食纳不馨、胃嘈、恶心、呕吐、腹胀等肝胃不和、湿热中阻、腑气失调证时，予疏肝理气、化湿和胃之药治疗等。如年老体衰，病情深重，不耐攻伐，则应以扶正为主，采用姑息疗法，以缓解患者痛苦、延长生存期为主要目的。

2.特殊方药

（1）酌情使用马钱子，以毒攻毒。马钱子性味苦寒，有大毒，性峻力猛，有通络止痛、散结消肿之功，用之"以毒攻毒"。《本草纲目》记载马钱子："伤寒热病，咽喉痹痛，消痞块。"《医学衷中参西录》则曰："开通经络，透达关节之力，远胜于他药。"以炙马钱子粉，每次0.3g装胶囊服用，每日2次。服药期间密切观察疗效和药物反应。若有咀嚼肌及颈肌抽动、吞咽困难、舌麻等不良反应时，则应停服。

（2）常用时方牵正散。颅内肿瘤常见头面及周身痉挛、拘急、歪斜、疼痛等症，辨证多属风痰瘀阻病机，《杨氏家传方》中的牵正散（白附子、白僵蚕、全蝎）是最为的对之方。方中白附子辛温燥烈，入阳明经而上走头面，功用祛风化痰，尤擅长治头面之风为君；僵蚕味辛，功用为祛风化痰、散结通络；全蝎味辛性平，性善走窜，功用平肝息风、搜风通络，是治疗痉挛抽搐的常用药。全蝎、僵蚕均有祛风止痉之功，其中全蝎擅长通络，僵蚕又能化痰，合用既助君药祛风化痰之功，又能通络止痉。药虽三味，合而用之，风邪得散，痰浊得化，经络畅通，则口眼歪斜得以复正，是名"牵正"。

（3）针对清阳失用，以石菖蒲为主灵活配伍。现代药理研究证明，石菖蒲对中枢神经系统具有兴奋和抑制的双向调节作用，既具有镇静、抗惊厥、抗癫痫等作用，又具有兴奋、抗痴呆、抗抑郁等作用。石菖蒲气味芳香，可辟秽化浊。颅内肿瘤无论虚实病机都可引起清阳失用。血瘀为主者，配伍丹参；痰浊中阻者，伍用法半夏或广郁金；清阳不升者，配伍葛根；气虚者，合用生黄芪。

（4）合并脑水肿，重用牛蒡子。脑瘤合并脑水肿者，除常用泽兰、泽泻等药活血利水外，可重用牛蒡子。牛蒡子性寒，味辛苦，归肺胃经，有疏散风热、祛痰止咳、解毒透疹、利咽消肿等功效。现代药理学研究也证明牛蒡子有抗炎、抗肿瘤、抗糖尿病、抗病毒等作用。《药性论》谓之："除诸风，去丹毒，主明目，利腰脚，又散诸结节、筋骨烦热毒。"前人多用于外感风热，将其用于颅内肿瘤，是取其祛风化痰利水之功。脑水肿较重者，基本方加用炒牛蒡子25～30g。伴有头痛较重者，可与大黄相配，加强其降泄的作用。

七、病案范例

1. 星型细胞瘤

宋某，女，9岁，浙江省慈溪市人。

初诊（2009-06-03）：当年3月份患者出现两目眼睑下垂，不能自主睁开，03-31至上海伽玛医院行头颅MRS示：左丘脑病变区MRS示Cho峰未见明显增高，病灶内缺血缺氧改变；4月底至上海华山医院拟诊为星型细胞瘤，未行手术等治疗。刻下：头昏头痛，耳鸣，眼睑下垂，上下活动呆滞不灵，大便偏干，舌苔中部黄薄腻质红，脉细滑。病机为风痰瘀阻，清阳失用，肝肾阴虚。

处方：天麻10g，葛根15g，川石斛10g，生黄芪15g，天冬10g，制白附子10g，炙僵蚕10g，炙全蝎5g，广地龙10g，山慈菇10g，制南星10g，夏枯草10g，炙女贞子10g，旱莲草10g，白薇12g，石菖蒲6g，牡蛎25g^先煎，泽兰12g，泽泻12g，生地黄12g，地鳖虫4g。14剂，常法煎服。

二诊（2009-06-17）：近来头昏痛有所减轻，耳鸣未发，大便干结，呈结块状，口不干，舌苔黄薄腻质红，脉细滑。处方：2009-06-03方加熟大黄5g，白毛夏枯草10g，知母10g。21剂，常法煎服。

三诊（2009-07-22）：头昏痛能平，两目可以稍许上抬，斜视，视力尚可（0.6 0.8），口不干，舌苔黄质红有芒刺，脉细滑。处方：2009-06-03方加熟大黄6g，川芎10g，白毛夏枯草10g，知母10g，蝉衣5g，车前子10g^{包煎}。21剂，常法煎服。

四诊（2009-08-26）：患者两眼睑下垂明显好转，可以上视，可以左右斜视，食纳二便正常，余无所苦。守法继续加减治疗1月余，患者眼睑下垂恢复，视物清楚，头不昏痛，二便如常。

继续服用中药善其后，随访患者，症情平稳。

【按】初诊时患者头晕头痛、眼睑下垂明显，标实为急，故用天麻、制白附子、僵蚕、山慈菇、制南星祛风化痰，黄芪、葛根益气升阳，地龙、泽兰、全蝎、地鳖虫活血通络，石菖蒲、泽泻化痰开窍，女贞子、旱莲草、生地黄滋肾养肝。颅内肿瘤与风邪密切相关，"颠顶之上，唯风可到"，风邪与痰、瘀、毒、热诸邪互结，循经上扰清空，结聚于脑内所致。故用祛风化痰散结之药，配伍虫类息风搜剔及升清阳之品，从而引药上行，使药物直达脑部，化痰消肿散结、疏通络脉，再用滋肾平肝配活血化瘀解毒之品，扶正与祛邪兼顾。

2. 脑胶质瘤术后

陆某，男，29岁。

初诊（2010-11-11）：既往有头痛手抖病史，今年7～8月出现幻臭，10月初于脑科医院行MRI检查发现颞叶占位病变，遂入院治疗；10月19日手术，术后病理诊断为右侧颞岛叶弥漫性星形细胞瘤（WHO Ⅱ级），术后曾服用抗癫痫药。刻下：时有头晕头痛，动后汗多，头额多汗，口干欲饮，颈僵不能右歪，二便正常，食纳知味，口角右歪，左鼻唇沟变浅，苔淡黄腻质暗紫，脉细滑。病机为肝肾亏虚，风痰瘀阻。

处方：天麻12g，葛根15g，白蒺藜10g，川芎10g，制白附子12g，炙僵蚕12g，炙全蝎6g，露蜂房10g，炙蜈蚣3条，制南星10g，白薇15g，炮山甲6g^{先煎}，泽兰12g，泽泻12g，白毛夏枯草12g，白花蛇舌草20g，半枝莲20g，泽漆15g，山慈菇12g，生地黄12g，知母12g，生芪15g，天花粉10g，天冬10g，麦冬 10g。14 剂，常法煎服。

二诊（2010-11-25）：近周放疗 1 次，头有刺痛感，时觉头部晕痛，恶心，鼻炎怕闻异味，盗汗减少。曾见腹泻 1 天，稀薄多水，大便 3 次。口干，苔淡黄薄腻，脉细。

处方：2010-11-11 方去知母，加南沙参 10g，北沙参 10g，肿节风 20g，冬凌草 15g，法半夏 10g，陈皮 6g。28 剂，常法煎服。

三诊（2011-04-14）：右侧头部常痛，有时牵引，头痛至颠顶，右侧颜面疼痛，连及眼角，口角右歪，握拳不紧，苔黄薄腻质黯，脉细滑。头颅 MRI 提示：右侧额叶肿瘤术后放疗后改变，左额部蛛网膜囊肿，右侧下鼻甲肥大（南京军区总院 2011-03-29）。病机为肝肾阴虚，风痰上扰，络热血瘀。处方：水牛角 15g[先煎]，赤芍 12g，丹皮 9g，生地黄 15g，玄参 10g，天冬 10g，麦冬 10g，僵蚕 10g，炙全虫 5g，川芎 10g，山慈菇 12g，制南星 10g，泽漆 15g，泽兰 15g，泽泻 15g，白花蛇舌草 20g，冬凌草 15g，法半夏 10g，陈皮 6g，竹茹 6g，白毛夏枯草 12g，天麻 10g，葛根 15g，川芎 10g，片姜黄 10g，28 剂，常法煎服。

四诊（2011-05-12）：自觉精神改善，偶有头疼，不能耐受噪音，右颜面略有麻木感，视物不清，苔黄薄腻质黯，脉细滑。

处方：2011-04-14 方加白薇 15g，女贞子 10g，旱莲草 10g，改制南星 15g，川芎 15g。28 剂，常法煎服。

五诊（2011-10-06）：头额昏胀，两头角稍有胀疼，程度减轻，偶有颜面两边麻木，左侧鼻唇沟浅，口角稍右歪，口干，苔黄中后腻，质红，脉细滑。MRI 复查：右侧颞叶肿瘤术后放疗后改变；右侧下鼻甲肥大。

处方：2011-04-14 方改川芎 15g，制南星 15g，加肿节风 20g，苏梗 10g，制香附 10g，白蒺藜 10g，川石斛 10g，南沙参 10g，北沙参 10g。28 剂，常法煎服。

六诊（2011-12-01）：情况稳定，开始上班，偶有头晕，颈肩后背酸痛，久视目睛酸胀，口干，苔黄薄腻质黯，脉小滑。

处方：2011-04-14 方改泽漆 20g，加肿节风 20g，冬凌草 20g，鱼腥草 20g，半枝莲20g。28剂，常法煎服。

其后继续原方加减治疗，随访至今，患者病情稳定，正常工作。

【按】患者初诊时以头晕头痛、口角歪斜、颈僵为主诉，辨其病机为肝肾亏虚、风痰瘀阻，予天麻、白蒺藜、川芎平肝、息风止痉通络，配伍祛风化痰、活血化瘀、清热解毒、滋养肝肾等药物，主要针对风痰瘀并以风痰为主。三诊时，考虑风痰瘀阻脑窍，由于脑窍的特殊性，最易引起瘀热阻窍，瘀热重于风痰。改用犀角地黄汤凉血化瘀为主，配伍增液汤、牵正散、二陈汤加减以滋阴、祛风、化痰、山慈菇、白毛夏枯草、泽漆、白花蛇舌草、冬凌草清热解毒抗癌，天麻平肝息风止痉，葛根升阳、引药上行，川芎、片姜黄通络止痛。治疗后患者觉精神改善，不适症状明显减轻。

3.颅脑胶质瘤术后复发

贾某，女，30岁。

初诊（2009-07-01）：患者2005年10月出现癫痫样症状，颅脑摄片查为颅脑胶质瘤，2005年11月手术，病理示星型2级胶质瘤，化疗1个月。2008年11月MRI检查病灶复发，以伽马刀治疗，期间因头痛曾用甘露醇，今年6月又见复发，癫痫发作频繁，每1～2天发作1次，发时晕厥不清，手足抽搐，牙关咬紧，口吐黏沫，头痛持续不休，恶心欲吐，口干欲饮，有时两目上视，大便干结，二日一行，纳差。辨证属风痰瘀阻，清阳失用，肝肾阴虚。

处方：制白附子10g，制南星15g，炙僵蚕10g，炙全蝎6g，炙蜈蚣3条，炙广地龙10g，法半夏15g，泽漆15g，炒牛蒡子30g，泽兰15g，泽泻15g，川芎15g，制大黄10g，桃仁10g，炙水蛭3g，猪苓15g，茯苓15g，川石斛10g，生地黄15g，赤芍12g，水牛角片20g，半枝莲20g，白薇10g。7剂，常法煎服。

二诊（2009-07-08）：服上药后头痛、呕吐、癫痫样发作减轻，两目上视情况稍有好转，时有手抖，拘急，视物模糊。右腿时麻，或下肢抖动。大便日二三次，有时偏烂。口干，手心热，舌苔黄薄腻、质红有裂纹，脉细滑。

处方：2009-07-01方加丹皮10g，地骨皮15g，鬼箭羽15g。7剂，常法煎服。

三诊（2009-07-15）：近来癫痫未见大发作，右腿不自主瞤动，但频度较小，头痛部位不定，有时视物模糊，大便成条日行2～6次，尿频，口干，舌苔薄质红多裂纹，脉细。

处方：2009-07-01 方改制大黄 6g，加丹皮 10g，地骨皮 15g，鬼箭羽 15g，天麻 10g，钩藤 15g，白蒺藜 10g，葛根 15g。14 剂，常法煎服。

以上方长期调治，症情稳定。

【按】患者癫痫频作，辨之属风痰瘀阻，清阳失用，肝肾阴虚。治当祛风化痰散瘀为主，兼顾本虚。全方以牵正散、犀角地黄汤为主方化裁。方中僵蚕、白附子、全蝎、蜈蚣、地龙、水蛭等虫类药入络搜风，息风止痉。后期加用天麻、钩藤、白蒺藜平肝疏肝，缓图功效。水牛角、赤芍、丹皮凉血散瘀。川芎、桃仁、鬼箭羽活血化瘀；大黄破痰实、通脏腑、降湿浊、下瘀血，一药多用；泽兰、泽泻、猪苓、茯苓化痰利水；牛蒡子性善降泄，有降低颅内压作用；石斛、生地黄、白薇、地骨皮养肝肾之阴；制南星、半夏化痰散结；泽漆、半枝莲有一定抗癌解毒作用。

（叶放）

第二节　鼻咽癌

鼻咽癌是发生在鼻咽部的一种恶性肿瘤。鼻咽部位于面部中央，鼻腔后面，口腔悬雍垂上方，其上方紧贴头颅的底部，后面紧贴脊柱骨。鼻咽腔是一个立方体，有六个壁。前壁为后鼻孔、鼻中隔后缘；顶壁与后壁不易分开，故称为顶后壁，为蝶窦底、斜坡；底壁为软腭、口咽；两侧壁为咽鼓管隆突，咽鼓管开口。

鼻咽癌的发病率以中国的南方较高，如广东、广西、湖南等省。鼻咽癌的死亡率占全部恶性肿瘤的2.81%，居第8位。其中男性为1.1%，占第7位；女性为2.34%，居第9位。鼻咽癌的发病原因仍不清楚，是多种因素综合作用的结果，包括环境因素和患者本身的因素。最受人们重视的因素有EB病毒感染、遗传因素和化学致癌物等。

鼻咽癌的主要临床表现有回缩性血涕、无痛性颈部淋巴结肿大、一侧性耳鸣、头痛等。鼻咽镜检查是确诊鼻咽癌的主要手段，同时还要进行脑神经的检查及颈部淋巴结的检查。鼻咽癌综合治疗的目的是有效提高鼻咽癌的原发灶和颈部淋巴结转移灶的控制率，减少局部肿瘤的复发率和降低远处转移率，并提高患者的生存质量。围绕这个目的，其综合治疗的原则是以放疗为主，辅以化疗，特别对局部进展期患者，放化疗综合治疗已成为标准治疗模式。

一、病因

鼻为肺之窍，为人体吸入自然界清气之门户；咽为胃之门户，为摄入自然界水谷之气的门户。同时鼻咽也是防御外界的六淫之邪入侵人体的关卡，鼻咽功能正常，可以调动人体正气抗邪于表，使邪气局限，从表而解。

1. 感受外邪

外邪反复侵袭，日久不愈，邪气留止，诱发癌毒产生。风寒之邪侵袭鼻咽，致使肺窍凝滞，不能宣发肃降，化热生痰，风寒与热、痰搏结，日久不愈，诱发癌毒产生。暑热之邪，为阳邪，易化火成毒，火克肺金，鼻咽首当其冲。火毒日盛，肺脏气阴两虚，日久不愈，邪气留止，诱发癌毒产生。燥邪外侵，鼻咽首受，燥邪伤阴，日久不愈，产生癌毒。湿邪外侵，容易伤咽，咽为胃之门户，胃属土，所谓同气相求。湿邪外侵，胃失和降，脾胃相为表里，脾失运化，乃生内湿，内湿外湿合邪，聚湿成痰，上侵肺胃之门户，日久不愈，邪气留止，诱发癌毒产生。故其发病以东南湿热环境居住者为多见。

2. 情志不遂

忧郁恼怒，或者长期处于高压力、高生活节奏的环境，或者所欲不遂，均可致使肝失条达，气郁化火，肝阴失养，肝阳暴张，肝火上炎，化火成毒，上客鼻咽。而肝气郁滞，气滞血瘀久成毒；或肝气郁滞，肝疏泄失常，津凝成痰，日久成毒。热毒、瘀毒、痰毒日久，诱发癌毒生成。

3. 饮食不节

暴饮暴食，嗜酒太过，或过食生冷、辛辣及肥甘之品，伤及脾胃，水谷精微运化、输布失常，则气血生化之源不足，肺胃之气亏虚，抵御外邪乏力，外邪入侵鼻咽易为留止成毒，并进一步诱发癌毒产生；或脾健运功能失常，痰湿中阻，阻遏清阳，上蒙鼻咽，日久化毒，诱发鼻咽癌毒产生。

4. 先天正气不足，后天护养失当

先天不足，肾阴不足，乙癸同源，母病及子，致使肝阴不足，肝阳暴张，肝火上炎，化火成毒，上客鼻咽，日久产生癌毒。先天不足，后天失调，子病及母，肺气虚损，或久病气阴亏虚，不能御邪于外，邪犯鼻咽，易于留止，日久产生癌毒。

二、病机钩要

1. 基本病机为热毒痰瘀蕴结，气阴两伤

不同患者，由于禀赋差异、年龄不同、致病始发因素不同、疾病分期不同、转移病灶不同，治疗方法及过程不同，正邪虚实之常呈动态变化，除基本病机外，尚可见有风痰瘀阻、瘀热动血、湿热痰瘀互结、内风入络、津伤液耗、肝肾阴伤、阴伤火炎、脾胃虚弱、肝郁化火、肺虚脾弱、气血失调、癌毒走注等，这些不同兼夹病机，甚至，在某些阶段这些兼夹病机可能成为主要矛盾。

2. 主要病理因素为火、痰、瘀、毒、风等兼夹或复合为患

常见复合病机包括风火、风痰、痰瘀、痰热、瘀热、湿热、火郁等。由于"风为百病之长"，鼻为肺之窍，咽为胃之门户，故鼻咽癌多见风火毒、痰湿毒为主，兼夹瘀，阻滞鼻咽，常以动风、化火、聚湿、生痰，络伤血溢，浊涕流出为特征。病理因素常因不同患者、或同一患者不同病程阶段、或受治疗等因素的影响，表现为兼夹复合为患，但主次、轻重各有不同。

3. 病位主要在鼻咽，与肺、胃关系密切，涉及肝、肾、脾、心

鼻咽癌的病位主要在鼻咽部。鼻为肺之窍，人体吸入自然界清气之门户；咽为胃之门户，摄入自然界水谷之气的门户。故本病首先与与肺、胃密切相关。《灵枢·经脉》足厥阴肝经"上贯膈，布胸胁，循喉咙之后，上入颃颡"，鼻咽与肝关系密切。同时肝为刚脏，体阴用阳，肝失条达，气郁化火，肝阴失养，肝阳暴张，肝火上炎，化火成毒，而火克肺金，火性炎上，鼻咽为肺胃之门户，易受其害。湿邪外侵，容易伤咽，咽为胃之门户，胃属土，所谓同气相求。湿邪外侵，胃失和降，脾胃相为表里，脾失运化，乃生内湿，"脾为化痰之源，肺为贮痰之器"，内湿外湿合邪，聚湿成痰，上侵肺胃之门户，日久不愈，邪气留止，诱发癌毒产生。同时由于木生火，母病及子，肝火易夹心火，相火易夹君火，最终导致君相火旺，客于鼻咽。

4. 病理性质多属本虚标实，虚实夹杂

鼻咽癌的病理性质为本虚标实。本虚以肝肾阴虚为主，涉及肺脾气虚、气

阴两虚、气血不足，疾病终晚期可见脾肾阳虚的表现等；标实以风火痰湿瘀毒为主。一般病变局部为实，整体表现为虚。

5. 病机演变

鼻咽癌初起多以热毒痰瘀阻滞为标。病程稍久，可出现气阴两虚、肺胃阴虚、肝肾阴虚、肺脾气虚、脾肾阳虚。若为年老体弱，或经手术化疗等药毒所伤，则发展为气阴两虚，热毒内结；风痰湿瘀阻滞可化火、酿毒，表现为风火上扰、郁热伤阴、瘀热阻滞、风痰湿瘀毒阻滞等；鼻咽癌，尚有癌毒走注，可见癌毒袭肺、癌毒袭骨等变证。

三、辨证要点

1. 详辨病理因素

（1）热邪：鼻咽为肺胃的门户，从部位而言属阳，为清窍，火热易炎上，易克金，肾虚肝旺之风热最易达鼻咽。六气皆从火化，同时外感六淫之邪，郁阻清窍也最易郁而化热，热盛则可化火，火热上冲，热邪常与风、痰、湿、瘀、毒等邪兼夹复合为患。临床多表现为咽痛，鼻流黄浊脓涕，面赤，口唇干，咽干，大便干结，小便短赤，舌质红，脉数等。

（2）风邪：鼻咽之风当分为外风和内风。外风为六淫之风邪，其致病时多夹寒、热、湿等邪气。肝为风木之脏，内风当为肝风，肝风内动，其致病多夹火、痰湿、瘀等病理因素。临床多表现为鼻准、颜面麻木等证候。

（3）痰浊：鼻咽癌病机之痰，多与肝、脾、肾等脏腑功能失调有关。肝主疏泄，肾主藏精又主水液，肝肾同源。如肝失疏泄，肾失气化，肾虚木郁，津凝液聚为痰，随风上犯清窍。风木乘土，脾胃虚弱，痰湿由生。痰之表现多为肿块、泛恶痰涎，咽部不适，舌苔腻，脉弦滑或滑等。

（4）瘀血：鼻咽癌病机之瘀多在热毒入血，肝气郁滞，痰湿阻滞的基础上形成；鼻咽癌常出现鼻流血涕，这与热毒入营血，热毒伤络关系密切。同时肝气郁滞，全身气机失调，气为血之帅，气滞则血瘀。痰湿阻滞气机，从而导致血瘀。瘀之表现多为固定部位的局部肿块、刺痛、口唇紫、面色晦暗、舌质暗紫、舌有瘀斑瘀点等症。

（5）癌毒：鼻咽癌病机之毒首先表现为风火痰湿瘀阻滞清窍等多种病理因素久羁而产生的癌毒之邪；毒邪致病，病势较急，进展迅速。临床多表现为咽痛、鼻流脓液、大便秘结等症。

2. 辨析脏腑病位

（1）病位在鼻咽，主要与肺胃有关：鼻咽癌的病位主要在鼻咽及肺胃。肺为娇脏，其性清肃，不耐寒热，六淫之邪从外入侵，客于肺胃之门户，鼻咽首当其冲。胃为水谷之海，气血生化之源，胃主通降，脾胃互为表里，脾不运化，痰湿内生，上犯鼻咽。

（2）涉及多脏：肝为体阴用阳，为刚脏，情志不畅，肝肾亏虚，易肝阴不足，肝阳暴张，化火，上刑肺窍致病。肝阴不足，肝火上亢可表现为腰酸、易怒、急躁、头晕、口苦等症。

肾为水脏，先天不足，肝肾亏虚，易肝阴不足，肝阳暴张，化火，上刑肺窍致病。同时久病及肾，易肾阴虚，甚者出现肾阳虚。表现为腰痛，腰酸，手足心热，甚至出现畏寒、肢冷等。

心主血脉，主神明，鼻咽癌病机多为风、湿、痰、瘀、毒上扰清窍致病。痰热上扰心神，或痰瘀闭阻心脉，或心肾不交，则心神不安，可表现为心悸、胸闷、烦躁、失眠、胸痛等症。

鼻咽癌，除风痰瘀阻滞脑窍外，尚有癌毒走注所致者，可见癌毒袭肺、癌毒走注骨关节等证，表现为咳嗽、咳痰、腰腿疼等症。

3. 审察病性虚实

鼻咽癌的病程为邪正相争的过程，虚实处于消长变化的状态，患者不同则表现形式不同。鼻咽癌的发病部位与肺胃关系密切：实证一般表现为鼻腔壅塞、脓涕恶臭、或带血丝、鼻咽干燥、颈部肿块、质地坚硬、咳嗽黄痰。虚证一般为头晕、耳鸣、腰膝酸软、行路不稳、视物模糊、神疲乏力等肝肾亏虚证；一些患者经放化疗后，可表现为气阴两虚，如口干、口渴、不饥、低热、乏力、眼干、神疲乏力、舌红无苔等症，甚至表现为如面色少华、神疲乏力、舌质淡等气血两虚证。

四、治则治法

针对鼻咽癌热毒痰瘀蕴结、气阴两伤的基本病机，治疗原则为抗癌消毒、祛邪扶正，基本治法为清热解毒、化痰软坚、益气养阴。一般采用复法制方，具体包括清热解毒、化痰祛湿、祛风、凉血散瘀、滋养肝肾、益气养阴、补肺健脾、泄肝和胃、温补脾肾等法。祛邪贯穿始终，但要注意祛邪而不伤正。

五、病机证素条目

1. 热毒壅结，风痰瘀阻
主要证候：鼻准、颜面麻木，鼻腔壅塞，脓涕恶臭，或带血丝，鼻咽干燥，颈部肿块，质地坚硬，咳嗽黄痰，或伴发热头痛。苔黄腻，质红暗，脉滑数。

基本治法：清热解毒，活血散结，祛风化痰。

基本方：普济消毒饮、五味消毒饮合消瘰丸加减。

常用药：制白附子、僵蚕、南星、全蝎、马勃、牛蒡子、玄参、天花粉、野菊花、蒲公英、白花蛇舌草、白毛夏枯草、肿节风、漏芦、泽漆、山豆根、龙葵、僵蚕、山慈菇、露蜂房等。

加减：鼻塞重者，加辛夷花、苍耳草；咽痛者，加射干、玄参；热毒偏盛者，加鱼腥草、狗舌草、紫花地丁、紫背天葵等；阴虚瘀结者，加鳖甲、生地黄、黄柏、知母；咳嗽、咳痰重者，加桑白皮、杏仁、浙贝母等；食欲不佳者，加炒神曲、炒谷麦芽、砂仁、苏叶、陈皮等。

2. 热毒痰瘀，气阴两伤
主要证候：多见鼻咽癌放疗后、化疗后，脓涕恶臭，鼻咽干燥，颈部肿块，咳嗽黄痰，伴见恶心、呕吐、口干、咽痛，声音沙哑，食纳乏味，易汗，心慌气短，苔少或无苔或有裂纹，质红或红绛，脉细或细数。

基本治法：清热解毒，祛痰化瘀，益气养阴。

基本方：沙参麦冬汤、增液汤合普济消毒饮加减。

常用药：太子参、沙参、麦冬、天冬、玄参、天花粉、白毛夏枯草、白花蛇舌草、肿节风、僵蚕、山慈菇、露蜂房、漏芦、泽漆、山豆根、龙葵、马勃等。

加减：络热血溢者，加水牛角片、丹皮、生地黄、赤芍、地锦草、旱莲草；阴虚内热者，加功劳叶、黄柏、知母、龟板；疲劳乏力者，加黄芪、党参、仙鹤草等；便溏者，加煨益智仁、诃子肉等。

3. 肝肾阴伤，热毒瘀郁

主要证候：多见于鼻咽癌放、化疗后，鼻咽干燥，颈部肿块，伴见口干、咽痛，声音沙哑，腰膝酸软，耳鸣，五心烦热，盗汗，失眠多梦，苔少，质红，脉细数。

基本治法：滋养肝肾，益气养阴，清热解毒，祛痰化瘀。

基本方：二至丸、沙参麦冬汤合普济消毒饮加减。

常用药：鳖甲、太子参、沙参、麦冬、天冬、女贞子、旱莲草、玄参、天花粉、石斛、肿节风、白花蛇舌草、漏芦、泽漆、僵蚕、山慈菇、露蜂房、山豆根、龙葵等。

加减：大便秘结者，加用大黄、桃仁、全瓜蒌；肾虚肝旺，头昏不清者，加天麻、钩藤、秦艽等；癌毒流窜入骨者，加土鳖虫、骨碎补、透骨草等。

六、临证备要

1. 因虚而病，因虚致实，全身属虚而局部属实

与大多数恶性肿瘤以手术优先的治疗方案不同，鼻咽癌的现代临床治疗主要以放疗作为首选，因此大部分患者是经过放疗治疗后再来求诊中医。因此，对于鼻咽癌放疗后患者病机的演变，要考虑到因虚而病，因虚致实，属于全身属虚而局部属实的一种状态。鼻咽癌患者在接受多次化疗后，易损伤机体脾肾之阳，耗伤人体气血，而放疗后的火热之邪残留机体，灼烧阴血，日久生痰夹瘀。放疗后患者多表现为火热邪盛，气血亏虚，阴液耗伤，处于夹痰夹瘀的虚实错综状态。

因此，抗癌祛邪之法在临床治疗鼻咽癌患者中占主导作用，该治法属于主动的、进攻性的治疗措施；而扶正则属于积极的、防御性的治疗方法。对于接受放疗治疗的鼻咽癌患者，由于受到放射线的"热邪浸淫"，造成机体气血、津液以及营养的不断虚损。因此，治疗过程中注意兼顾扶正，在补益的同时不忘祛邪，要处理好扶正与气血之间的关系，防止"养奸存患"，这样才能起到较好的治疗效果。

2. 特殊方药

（1）酌情使用山豆根清火解毒，消肿止痛：又名广豆根。味苦，性寒，有毒。归肺、胃经。功效清火解毒，消肿止痛。《开宝本草》记载本品"主解诸药毒，止痛。消疮肿毒，急黄发热咳嗽，杀小虫。"周仲瑛教授指出，山豆根可用于治疗热毒蕴结之癌肿，而鼻咽癌的症情表现以热毒上壅尤为明显。本品大苦大寒，有毒，故用量不宜过大，一般在6g左右，过量服用易引起呕吐、腹泻、胸闷、心悸等副作用，脾胃虚寒者慎用。

（2）重视益气养阴类对药的运用：鼻咽癌患者长期放疗易造成耗气伤阴，损伤人体正气，因此鼻咽癌放疗后患者多表现气阴两伤症状。在临床治疗时，要重视益气养阴类中药对药的运用，使其相得益彰，扬长避短，取得更好的疗效。常见对药：南沙参偏于养阴润肺、益胃生津，北沙参和南沙参功效相似而略有祛痰、补气作用，两者同用气阴并补，同时有化痰之功效。天冬和麦冬均具有滋肺阴、润肺燥、清肺热、养胃阴、清胃热、生津止渴，同时天冬能补肾阴、化痰，而麦冬能补心阴，清心火。两者同用，既能够补肺胃之阴，又能化肺之痰，清心之火，针对鼻咽癌的病因病机治疗。

七、病案范例

1. 低分化鳞形细胞癌

张某，男，66岁。

初诊（2011-10-12）：今年3月发现左颈部淋巴结多个肿大，4月12日在江苏省人民医院病理诊断：鼻咽低分化鳞形细胞癌，伴左颈淋巴结转移，放疗36

次，化疗 2 次，有发热、精神障碍、全身瘙痒等严重反应。目前肢冷背酸，纳差，厌食；大便不爽，一二日一行；尿频，夜尿 7 次；疲劳乏力，欲寐，手麻，口干口黏，咯痰，苔黄薄腻罩灰，质红有裂纹，脉细滑。病机为风痰瘀阻，清阳失用，肝肾阴虚。

处方：天麻 10g，葛根 15g，川石斛 10g，生黄芪 15g，天冬 10g，制白附子 10g，炙僵蚕 10g，炙全蝎 5g，广地龙 10g，山慈菇 10g，制南星 10g，夏枯草 10g，炙女贞子 10g，旱莲草 10g，白薇 12g，石菖蒲 6g，牡蛎 25g^{先煎}，泽兰 12g，泽泻 12g，生地黄 12g，地鳖虫 4g。14 剂，常法煎服。

二诊（2011-10-26）：后背冷，四肢发凉，食少，无饥感，胸闷痛，泛酸明显，痰多，恶心，困倦欲寐，皮肤瘙痒，牙齿松动，咀嚼时牙齿不适，左颈部锁骨上可触及多个淋巴结，近查血常规：白细胞 $3.8×10^9$/L，中性粒细胞 46.6%，淋巴细胞 40.5%，红细胞 $2.95×10^{12}$/L，血红蛋白 112g/L，苔黄腻中部厚，质暗有裂纹，脉细滑。病机：风痰瘀阻，气阴亏虚。

处方：太子参 12g，焦白术 10g，茯苓 10g，炙甘草 3g，南沙参 12g，北沙参 12g，法半夏 10g，仙鹤草 15g，鸡血藤 15g，肿节风 20g，猫爪草 20g，泽漆 15g，炙乌贼骨 20g，山慈菇 10g。7 剂，常法煎服。

三诊（2012-01-04）：自觉左肩臂、手指麻木，右侧肩臂麻感较轻，头痛，咳时牵引疼痛，腰膝手足清冷，尿频尿急尿意不尽，时易泛酸，咽喉吞咽困难，阻塞难下，苔黄薄腻，质暗红有裂纹，脉小滑数。胸部 CT：NP 放化疗后，与前片比较：气管右前低密度影，较前稍增大；其余情况较轻变化不大；扫及骨质未见明显异常破坏影（2011-12-22 江苏省肿瘤医院）：鼻咽 MRI 平扫＋增强：鼻咽病变较前退缩，呈放疗后改变；头长肌、斜坡受侵强化减弱；颈部、声门上区放疗后肿胀改变；左颈淋巴结。病机：热毒痰瘀互结，气阴两伤。

处方：太子参 12g，焦白术 10g，茯苓 10g，炙甘草 3g，生薏苡仁 15g，仙鹤草 15g，南沙参 10g，北沙参 10g，麦冬 10g，猫爪草 20g，山慈菇 12g，漏芦 15g，制乌贼骨 20g，煅瓦楞子 20g^{先煎}，骨碎补 10g，片姜黄 10g，炮山甲 6g^{先煎}，炙全蝎 5g，炙僵蚕 10g，制南星 15g，鬼馒头 25g，菝葜 25g，法半夏 10g，露蜂房 10g，肿节风 20g，威灵仙 15g，夜交藤 20g，生黄芪 15g。7 剂，常法煎服。

四诊（2012-01-12）：鼻咽鳞癌，左颈淋巴结转移；放化疗后，左手食指麻木，肩臂痛甚、右肩稍轻，尿频、尿急、尿不尽，饮食吞咽不畅、泛酸，夜晚小腹隐疼，两足心凉、足趾冷，腰膝小腹亦冷，睡眠多梦，时有咳嗽，多痰，早晨色黄，苔黄中腻罩灰黄、质暗隐紫，脉弦滑。病机：热毒痰瘀互结，气阴两伤。

处方：2012-01-04方加泽漆20g，冬凌草20g，土茯苓25g，灵芝5g。14剂，常法煎服。

五诊（2012-02-01）：左侧肩、颈疼痛麻木减轻，眩晕，全身冰冷，尿频、尿急、尿不尽，饮食时咽喉有哽塞感，皮肤痛痒有水泡，药后泛酸，胸闷，腹部隐痛，寐差多梦，苔黄中部薄腻、质暗红，脉细滑。病机：热毒痰瘀互结，气阴两伤。

处方：太子参12g，焦白术10g，茯苓10g，炙甘草3g，生薏苡仁15g，仙鹤草15g，南沙参10g，北沙参10g，麦冬10g，猫爪草20g，山慈菇12g，漏芦15g，制乌贼骨20g，煅瓦楞子20g^{先煎}，骨碎补10g，片姜黄10g，炮山甲6g^{先煎}，炙全蝎5g，炙僵蚕10g，制南星15g，鬼馒头25g，菝葜25g，法半夏10g，露蜂房10g，肿节风20g，威灵仙15g，生黄芪25g，仙灵脾10g，菟丝子12g，鹿角片10g^{先煎}，泽漆20g，冬凌草20g，灵芝6g，陈皮6g，竹茹6g。14剂，常法煎服。

继续服用中药善其后，随访患者，症情平稳。

【按】该患者基本病机由风痰瘀阻经过放疗、化疗后，出现肝肾阴虚、气阴两虚的机转。治疗上针对基本病机以白附子、炙僵蚕、炙全蝎祛风化痰，广地龙、姜黄、穿山甲活血散结，制南星、土茯苓化痰，肿节风、山慈菇、猫爪草、鬼馒头、漏芦清热解毒抗癌。初诊患者有清阳不展、肝肾阴虚病机，故用葛根升阳，石菖蒲化浊开窍，女贞子、旱莲草乃二至丸，加生地黄补益肝肾。二诊患者出现痰多、恶心、困倦欲寐等气阴两虚病机，运用四君子汤（太子参、焦白术、茯苓、炙甘草）、南沙参、北沙参益气养阴。五诊患者出现全身冰冷、尿频、尿急、尿不尽，给药仙灵脾、菟丝子、鹿角片先煎以温肾壮督。

2. 低分化鳞形细胞癌

徐某，男，32岁。

初诊（2001-03-24）：去年11月左右鼻衄，年初江苏省人民医院检查诊断为鼻咽癌（低分化鳞癌伴见淋巴结转移），放疗全程结束后，时流鼻涕色黄，口干苦，颔部两侧有淋巴结肿大见隆起，苔薄腻，脉小弦。病机：热毒痰瘀互结，久病阴伤。

处方：牡蛎25g^{先煎}，海藻12g，猫爪草20g，泽漆15g，山慈菇15g，炙僵蚕10g，露蜂房10g，白花蛇舌草20g，龙葵20g，漏芦12g，天冬12g，天花粉12g，玄参12g，炙蜈蚣3条，土鳖虫6g，枸杞子12g，仙鹤草15g。5剂，常法煎服。

二诊（2001-04-30）：药后平稳，无不良反应及不适，左耳时有麻感，口干欲饮，右颈部尚有局限性隆起，手触质软不硬，苔薄黄，质黯，脉小滑。病机：热毒痰瘀互结，久病阴伤。

处方：牡蛎25g^{先煎}，海藻12g，猫爪草20g，泽漆15g，山慈菇15g，炙僵蚕10g，露蜂房10g，白花蛇舌草20g，龙葵20g，漏芦12g，天冬12g，天花粉12g，玄参12g，炙蜈蚣3条，土鳖虫6g，枸杞子12g，仙鹤草15g，白毛夏枯草12g，山豆根6g。14剂，常法煎服。

三诊（2001-05-15）：口干，鼻多脓涕，嗅觉不灵，饮水多，最近4天常有呃逆，食纳尚可，大便正常，苔黄，质红，脉小滑．病机：热毒痰郁，阴津暗伤，胃气不和。

处方：南沙参12g，北沙参12g，天冬10g，麦冬10g，川石斛10g，橘皮6g，竹茹6g，太子参10g，法半夏10g，天花粉12g，知母10g，白花蛇舌草25g，旋覆花10g^{包煎}，降香5g，八月札10g，代赭石25g。14剂，常法煎服。

四诊（2001-05-29）：呃逆经治缓解，口燥咽干，鼻涕色黄，嗅觉不灵，频欲饮水，食纳尚可，苔黄薄腻，质稍红，脉小滑数。病机：清热解毒，化痰软坚，益气养阴。

处方：炙鳖甲10g^{先煎}，牡蛎25g^{先煎}，南沙参12g，北沙参12g，天冬12g，麦冬12g，天花粉15g，知母10g，泽漆12g，山慈菇10g，山豆根6g，玄参

10g，白花蛇舌草 20g，露蜂房 10g，蜈蚣 3 条，太子参 10g，漏芦 10g。5 剂，常法煎服。

五诊（2001-06-05）：一度吞咽后上颚疼痛，涕多色黄，口干不苦，苔薄黄略腻，质红偏暗，脉弦滑。病机：热毒痰瘀互结，津气两伤。

处方：炙鳖甲 10g^先煎，牡蛎 25g^先煎，南沙参 12g，北沙参 12g，天冬 12g，麦冬 12g，天花粉 15g，知母 10g，泽漆 12g，山慈菇 10g，山豆根 6g，玄参 10g，白花蛇舌草 20g，露蜂房 10g，蜈蚣 3 条，太子参 10g，漏芦 10g，猫爪草 20g，白毛夏枯草 20g，鱼腥草 15g，蚤休 10g。14 剂，常法煎服。

继续服用中药善其后，随访患者症情平稳。

【按】该患者基本病机风痰瘀阻，经过放疗，出现气阴两虚的机转。治疗上针对基本病机以白附子、炙僵蚕、炙全蝎祛风化痰，以广地龙、姜黄、穿山甲活血散结，以制南星、海藻、牡蛎、土茯苓化痰，以白花蛇舌草、鱼腥草、山慈菇、猫爪草、山豆根、龙葵、漏芦清热解毒抗癌。以南沙参、北沙参、天冬、麦冬、天花粉、知母益气养阴。三诊出现呃逆，给予橘皮、竹茹和胃降逆。

（卢伟）

第三节　肺　癌

原发性支气管肺癌简称"肺癌"，为常见的恶性肿瘤之一，其发病率呈现逐年增高的趋势。肺癌发病年龄多在 40 岁以上，50～60 岁为高发期，男女之比约为 2.5∶1。根据组织病理学特性和临床特点，肺癌分为非小细胞肺癌（NSCLC）和小细胞肺癌（SCLC）两大类。NSCLC 约占肺癌总发病人数的80%，SCLC 约占 20%。吸烟、环境污染、电离辐射、职业因素、营养和饮食、慢性肺部疾病、肿瘤家族史和遗传易感性是主要的肺癌危险因素。

肺癌总体预后不良，早发现、早诊断、早治疗仍然是提高肺癌治疗效果的根本，定期胸部 X 线及痰标本的细胞学检查能在临床症状出现前做出诊断，但尚不能显著降低患者的病死率。常用肺癌诊断方法有细胞学（痰脱落细胞、支气管肺泡灌洗液、胸水涂片）或组织学检查（纤支镜活检、肺针吸活检、胸膜活检、纵隔镜活检、剖胸活检、经皮肺活检或手术切除标本活检等）。各种影像学技术，如 X 线、放射性核素发射计算机辅助断层显像（ECT）、螺旋 CT、正电子发射断层显像（PET），以及血液肿瘤标记物等对肺癌诊断具有临床参考价值。

现代医学中，肺癌治疗以手术、化疗、放疗为主，联合生物治疗、中医药治疗等的综合治疗模式。早期肺癌多采用手术治疗，是获得治愈和远期疗效的可靠手段，但能够根治者不足 1/3，故总体疗效有限。而且由于临床上约八成患者在诊断明确时已经处于晚期，失去了手术机会或者手术无法完全切除，而放、化疗选择性较差，又会产生明显治疗抗性。虽然对部分患者近期有效，但毒副反应大，复发转移率高，其中肝、脑、肾上腺、骨、肾等是最常见的转移部位，放疗和化疗肺癌的总体疗效差，预后不良，不能明显延长生存期，5 年生存率仅 15% ～ 17%。所以对于晚期患者，目前可以利用的治疗方法非常有限，疗效也不尽如人意。近年来，中医药及中西医结合治疗肺癌，已显示其在改善症状、提高生存质量、稳定病灶、延长生存期和提高生存率、抗复发转移等的疗效；配合手术、放化疗可减少毒副反应，提高临床疗效。

一、病因

外感多由感受六淫之邪、邪毒烟毒等引起，内伤则多与七情内伤、饮食劳倦、正气不足等有关。

1. 六淫邪毒

六淫之邪，是指自然界中六种不同的正常气候即风、寒、暑、湿、燥、火，发生异常的变化，加之人体正气不足，成为致病的因素，称为六淫。《素问·至真要大论》说："夫百病之始生也，皆生于风、寒、暑、湿、燥、火，以之化之变也。"《灵枢·九针论》说："四时八风之客于经络之中，为瘤病者也。"

肺为娇脏，除外感六淫化生毒邪之外，易受邪毒侵袭。如工业废气、汽车尾气、矿石粉尘、煤焦烟尘、石棉、放射性物质等，导致肺气失于宣发肃降，肺气郁滞，不能正常输布津液，聚液成痰或血瘀难行，气滞、痰凝、血瘀、毒聚，日久形成癌肿。或长期吸烟，致使肺气郁结，郁久化热，热灼津液，阴液耗伤，致使肺阴不足，气随阴亏，加之烟毒内蕴，羁留肺窍，阻塞气道，导致痰湿瘀血凝结，形成肿块。正如人们目前公认，空气污染、吸烟、电离辐射等与肺癌密切相关。

2. 饮食劳倦

脾为生痰之源，肺为贮痰之器。饮食不节，嗜食生冷、肥甘厚味，易损伤脾胃，脾虚不能运化水湿，水湿痰浊内聚，留于肺脏，肺气宣降失司，痰凝气滞，进而导致血瘀，痰瘀互结，逐渐形成有形之肿块。

过度劳倦会导致人体气血运行不畅，终致痰浊瘀血内生，痰瘀胶结于肺，形成积块。

3. 七情内伤

情志不舒，肝气郁滞，木火刑金，或木不疏土，脾失健运；恐伤肾，肾气亏虚，子盗母气，肺气亦亏；喜伤心，火乘肺金；思伤脾，母病及子，肺受损；悲忧为肺志，过度直接伤肺。因此七情过度均可伤肺，引起肺气郁滞，气机不畅，津聚为痰，血滞为瘀，痰瘀互结，日久形成肿块。在日常生活中，诸如工作情况、居住条件、生活遭遇等过分刺激，都可造成精神紧张、情绪异常。因此，情志因素是导致肺癌形成的重要原因。

4. 正气不足

"正气存内，邪不可干"，正气内虚是罹患肺癌的主要基础。肺气亏虚，御外不固，外邪易侵；年老体弱，劳累过度，慢性肺疾病，致正气耗损，肺气、肺阴、肺阳渐损，气虚不能布津，津聚为痰，运血无力，血行瘀阻，阳虚不能温化水湿，痰浊内生，阴虚内热，虚火灼津，炼液为痰，痰瘀胶结，终成肺癌。

二、病机钩要

1. 基本病机为痰瘀郁毒、气阴两伤

肿瘤的形成以正虚为基础，癌毒侵袭为必要条件。总结肺癌的基本病机为痰瘀郁毒互结，气阴两伤。临床上根据患者自身情况的不同，尚可见有其他相关辨证，如热毒痰瘀、癌毒走注等。这些不同兼夹病机，在某些阶段可能成为疾病的主要方面。

2. 主要病理因素为痰、瘀、郁、毒、虚等兼夹或复合为患

肺癌的病理因素主要有痰、瘀、郁、毒、虚，常可兼夹或复合为患，亦可涉及热毒、癌毒、痰瘀、气郁、气虚、阴虚等。

痰浊、瘀血蕴久可化生癌毒，癌毒亦能生痰、生瘀，从而形成癌毒痰瘀交加的病理状况，因此也增加了疾病的急骤性、缠绵性和疑难性。《丹溪心法》有气、血、痰、湿、热、食之六郁，然六郁之中尤以气郁为首，故有"气血冲和，百病不生。一有怫郁，诸病生焉"之说。肺为娇脏，喜润而恶燥。热为阳邪，火为热之极，性多急暴，易伤阴血及化毒，其性更为酷烈。

年老体弱，或劳累过度，或久患喘咳等慢性肺病，耗损正气，肺气阴两亏，肺之宣发肃降、通调水道功能失司，水液失布，津聚为痰。气能行血，气虚则血液运行不畅，血停为瘀。正虚外邪乘虚而入，留滞难去，气机不畅，终致痰凝血瘀，酿生癌毒，结而成块。

3. 病变主脏在肺，与肝、脾、肾的关系较为密切

肺癌病位主要在肺，但由于肝主疏泄，条达气机；脾为气血生化之源；肾主髓，藏元阴元阳，五行生克制化关系，肺癌的发生、发展可影响及肝、脾、肾。因此，肺癌病位不离于肺，亦不止于肺。

4. 病理性质多属本虚标实，虚实夹杂

肺癌的病理性质总属本虚标实，多是因虚而得病，因虚而致实，是一种全身属虚，局部属实，虚实夹杂的疾病。

5. 病机演变

初期邪盛而正虚不显，故以气滞、血瘀、痰结、湿聚、热毒等实证为主。中晚期由于癌瘤耗伤人体气血津液，故多出现气血亏虚、阴阳两虚等病机转变，由于邪愈盛而正愈虚，本虚标实，病变错综复杂，病势日益深重。若癌毒痰浊瘀血较甚，病灶生长迅速，待临床出现典型症状，则多已有外侵及转移，丧失了根治机会，预后不佳。癌毒掠夺气血以自养，耗气伤阴严重，至出现张口短气、音哑声嘶、咯血、皮肤干枯、脉沉涩或细数无神者，则生机已殆。

三、辨证要点

1. 详辨病理因素

（1）痰浊：痰是体内津液停聚所形成的病理产物，又是导致多种病症的病理因素，生成涉及外感六淫、内伤七情、饮食失当、体虚劳倦等方面，烟毒犯肺，情志内伤，导致肺失宣降，气机不畅，津液输布失常，酿而为痰；或脾胃虚弱，水谷不能运化，而成为痰；或火热灼津为痰。痰浊不化，阻塞经脉气血，可与瘀血为患。痰浊郁久不解，则可化为毒，郁结于脏腑、筋骨、经脉、肌肤、清窍，也可流注不定，阻塞气血津液，人体之肿块与痰有密切关系，如丹溪云：

"痰之为物，随气升降，无处不到。""凡人上、中、下有块者，多是痰。"景岳云："块乃有形之物，痰与食积死血而成。"因此，痰是构成肺癌的重要病理因素之一，在肺癌的病因病机变化中必有痰的影响，其胶着黏滞之性是肺癌之难以消除的重要原因。

（2）瘀血：瘀血是血液凝滞或血脉运行不畅所致的病理产物，又可进而引发各种病症，是一种常见的致病因素。血瘀凝聚不散，日久渐积而成肿块，且与周围组织粘连，故其质地坚硬而触之有形，推之不移。古代医家通过临床实践，已认识到肿瘤的发生与血瘀有关，肺癌属疑难杂症，病程长，往往引起人体脏腑经络气血的瘀滞，与其他病理因素结合，终致肺癌的形成。王清任在《医林改错》中云："肚腹结块，必有形之血。"

（3）气郁：关于肺癌中所说的郁，指的是肺气的郁结，气机的郁结。气是构成人体和维持人体生命活动的最基本物质，《医门法律》说："气聚则形成，气散则形亡。"中医学中是以气的运动变化来阐释人体的生命活动。正常情况下，气升降出入，运行全身，无处不到，气机总以调达顺畅为顺。而外邪入侵、饮食失宜、七情内伤等影响气机的正常运行，造成气的功能失调，形成脏腑的气滞气郁，则会引起一系列病理变化。气滞则痰凝、血瘀，日久结成肿块。因此，气机郁滞与肺癌的发生也密切相关。

（4）热邪：肺为娇脏，喜润而恶燥。热为阳邪，容易伤阴、化毒。肺癌患者多有吸烟史，烟毒极易伤阴，正如清代顾松元云"烟为辛热之魁，极能伤阴"。外感火热之邪，直接侵袭；或素体阴虚，虚火偏盛；或五志过极，气郁化火；或饮食不节，痰湿食积郁而化火等均可导致热毒壅肺，影响肺的宣发肃降功能，津液不能正常输布，热灼津液成痰，阻碍气血运行而致血瘀，热毒痰瘀阻肺，日久形成有形之肿块。临床表现为身热不退，喘息气促，咳嗽胸痛，咳痰黄稠，或痰中带血，面唇青紫等症。《太平圣惠方》云"脏腑生热，热乘于血"，血热内壅，则搏血为瘀；毒热灼津炼液为痰，致使热毒、瘀血、痰浊三者相互交结为患。

（5）癌毒：癌病的主要病理因素为癌毒，由于癌毒蕴结于肺，肺气壅塞，宣肃失司，脉络不通，气血瘀滞，形成瘤块。癌毒袭肺，肺失宣肃，通调失司，脾失运化，湿浊内生，痰湿阻遏，壅塞于肺，久而形成肿块。或癌毒内伤，引起阴阳亏损、脾虚不运、肾气不足等脏腑阴阳失调病变而致肺气失调，气机不舒，血行不畅，滞而成瘤。或正气虚损，邪乘于肺，郁结胸中，肺气闭郁，宣降失司，积聚成痰，瘀阻肺络，久而成块，遂致肺癌。在肺癌的病理演变过程中，癌毒常与痰浊、瘀血、气郁、正虚胶结为患。

2. 辨析脏腑病位

（1）重点在肺：肺位于胸中，上通喉咙，开窍于鼻，肺主气，司呼吸，主宣发肃降，通调水道。肺主一身之气，肺气和顺则气道通畅，呼吸均匀和调。肺为"娇脏"，喜润恶燥。肺癌病位主要在肺，故罹患肺癌后，可出现肺司呼吸及治节功能的失常，表现出咳嗽、气喘、咯痰、咯血、胸痛、发热等肺经症状，并可影响及肝、脾、肾。

（2）涉及多脏：肝为刚脏，体阴用阳，喜条达而恶抑郁，肝肺升降相因。如忧思郁怒，肝失条达，气机郁滞；或日久气郁化火，津凝成痰。因肝脉布胁而上注于肺，故气火循经犯肺，阻于气道，而致肝升太过，肺降不及，肝气侮肺，痰气互结，血瘀成块。"肝为五脏之贼。"金克木，金盛则乘肝木，灼伤肝阴，致肝脏疏泄失常，可引起右胁下肿块疼痛、触之质硬不平及黄疸、腹水等症。

脾为"后天之本""气血生化之源"。"盖肺金之生水，精华四布者，全借胃土津液之富。"（《医门法律》）脾气健运则生化有源，肺气得充。"脾为生痰之源"，因过食肥甘辛辣炙煿，酿湿生痰；或因平素脾运不健，饮食精微不归正化，变生痰浊，脾经痰浊上干；以及病久伤脾，中气虚弱，土不生金，痰湿犯肺，阻碍气机，气郁过久，化热酿毒而成肺癌。土生金，肺病则子盗母气，致脾胃升降无序，运化功能失健，引起饮食不香、便秘或腹泻，饮食量减少，进一步则致气血生化乏源，人体气血不足，故出现疲乏无力、形体消瘦、面黄不华等症。

肾为"先天之本""受五脏六腑之精而藏之"。肾主纳气，呼吸在肺，肺主通调水液，化气行水。金生水，肺癌日久耗伤肺气肺阴，可进一步损伤肾阴肾阳，导致腰膝酸软、耳鸣、头晕目胀、下肢水肿、尿频，气喘气促进一步加重，活动后气喘加重明显。

3. 审察病性虚实

肺癌病理性质以本虚标实、虚实夹杂为特点，或虚多实少，或实多虚少，或虚实俱甚等，应注意辨别。

一般来说，如发现较早，肺癌早期，正气尚盛，正盛邪轻，实多虚少，故常仅见咳嗽、咯痰、咯血等标实之症。至肺癌发展到一定程度，正气受损，邪气亦重，正邪相争，气阴两虚，癌毒痰瘀相互胶结，肺失治节，宣肃失司，故出现咳嗽、气喘、咯痰、咯血、发热、消瘦、疲劳乏力等症。久则癌毒痰瘀郁而化火，火热灼津，阴液亏耗，气虚严重，病机由标实转为本虚为主。病至晚期，气虚阳微，甚则阴阳并损，肺癌至此生机已殆。

肺癌本虚之证以气阴两虚为主，但有主次之别。气虚为主者，则疲惫乏力严重、动则汗出、言语低微无力；阴虚为主者，则舌质光红少苔、口干、便秘、脉细数、咯痰质黏量少。肺癌晚期，亦可见面色㿠白、形寒气短、面浮足肿之症，乃气虚阳微，阴阳并损，精气亏虚之证。

四、治则治法

由于个人体质、病理类型、临床分期、治疗措施等不同，患者的临床表现多样，辨证论治是中医药治疗肺癌的核心。

根据肺癌的病因、病机、病理变化确立祛邪抗癌解毒，调和脏腑气血，扶正培本的总原则，以"抗癌解毒"为基本大法。初期合以化痰软坚，消瘀散结；中期配伍调理脏腑功能之品；晚期正虚明显者，以补益为主，兼顾抗癌解毒、化痰软坚、散瘀消肿。用药上，主要由三大类构成：一是抗癌解毒类；二是化痰散瘀，软坚散结类；三是整体辨证用药类。分清阴阳、气血、虚实和病变脏腑，以扶正祛邪为其治疗原则，根据其疾病不同的阶段，确立扶正祛邪的主次。

肺癌早期正盛邪轻，宜速攻祛邪，以攻为主或大攻小补，或先攻后补，邪去则正安，用药以抗癌解毒药为主，此时祛邪即可扶正，误用补益反有姑息养奸之弊。中期邪盛正伤，虚实夹杂，正邪相争，宜攻补兼施，用药以抗癌解毒与扶助正气兼施。晚期机体气血耗伤严重，正虚已成为矛盾主要方面，正虚邪盛，不扶正则无以祛邪，此时倘若一味应用药性峻烈的药物祛邪，不但不能缓解病情，反而更伤人体正气，宜补而不忘攻，以补为主或大补小攻，或先补后攻，以益气养阴，扶助正气为主，兼以抗癌解毒；必要时在正气尚可时，间用峻攻之法，如结合放、化疗等，祛邪以扶正。通过调补气血阴阳，调治脏腑，以增强患者体质，提高抗癌能力。整个治疗过程中，不忘癌毒存在，因为癌毒是导致肺癌发生、发展及加重的根本，抗癌解毒贯穿始终，同时注意祛邪而不伤正，并处理好邪气与正气、局部与全身、机能失调与不足的关系。

五、病机证素条目

1. 痰瘀郁肺，阴伤气耗

主要证候：咳嗽，气急，胸闷，痰多，痰色或白或黄或灰黑，质或清稀如水，或黏稠浊腻，痰中夹血，胸痛，倦怠乏力，口干喜饮，舌质红、有瘀点或瘀斑，舌下脉络瘀阻，舌苔腻或黄或白或干黄，脉细数、沉涩或沉实或滑数或小数等。

基本治法：益气养阴，化痰祛瘀，解毒散结。

基本方：鳖甲煎丸、化积丸合沙参麦冬汤加减。

常用药：鳖甲、沙参、麦冬、太子参、仙鹤草、制南星、山慈菇、猫爪草、泽漆、僵蚕、白毛夏枯草、白花蛇舌草、半枝莲、肿节风等。

加减：肺络损伤，咳嗽咯血，痰中带血者，加白及、茜草；痰浊壅盛，咳嗽痰多，胸闷气短者，加法半夏、杏仁；肺火偏旺，热毒内结者，加桑白皮、冬凌草、鱼腥草。

2. 热毒蕴结，肺阴亏虚

主要证候：身热，午后发热，或低热盗汗，五心烦热，气促，咳嗽，咯痰黄稠或血痰，或干咳，无痰或少痰而黏，胸闷胸痛，口苦，口渴欲饮，咽燥声嘶，寐差，便秘，小便短赤，舌质红或黯红，苔黄或花剥或光而无苔，脉大而数或细略数。

基本治法：解毒散结，养阴清热。

基本方：清痰降火汤、千金苇茎汤合沙参麦冬汤加减。

常用药：黄芩、瓜蒌、栀子、半夏、陈皮、茯苓、沙参、玉竹、麦冬、桑叶、天花粉、桃仁、薏苡仁、山慈菇、泽漆、猫爪草、僵蚕、白花蛇舌草、肿节风等。

加减：若见咯血不止者，可选加白及、仙鹤草、茜草根、三七；低热盗汗者，加地骨皮、白薇、五味子；大便干结者，加全瓜蒌、火麻仁。

3.脾气虚弱，痰湿内阻

主要证候：咳嗽，痰多稠粘，不易咳出，胸闷，甚至喘息不能平卧，胸痛，食欲不振，倦怠乏力，肢体浮肿，面色萎黄，脘腹胀满，便溏，舌质淡胖边有齿痕，苔白腻或白厚，脉滑或濡细。

基本治法：健脾燥湿，行气祛痰。

基本方：二陈汤合瓜蒌薤白半夏汤加减。

常用药：陈皮、法半夏、太子参、茯苓、生薏苡仁、瓜蒌、薤白、紫菀、款冬花、山慈菇、泽漆、仙鹤草、猫爪草、僵蚕、白花蛇舌草、肿节风等。

加减：胸脘胀闷，喘咳较甚者，加用葶苈大枣泻肺汤；痰郁化热，痰黄稠黏难出者，加海蛤壳、鱼腥草、金荞麦根、黄芩、栀子；胸痛甚，瘀象明显者，加川芎、郁金、延胡索；神疲纳呆者，加党参、白术、鸡内金；痰湿重，痰多黏稠，舌苔黏腻者，可合三子养亲汤。

4.气滞络瘀，痹阻于肺

主要证候：咳嗽不畅，咳痰，痰血黯红，咯血，气急，胸胁胀满，不能平卧，或咳吐引痛，痛有定处，如锥如刺，大便干结，口干，唇黯，颈部及前胸呈青筋暴露，舌质紫暗或有瘀斑，苔薄黄，脉弦细或细涩。

基本治法：行气活血，散瘀消结。

基本方：血府逐瘀汤加减。

常用药：桃仁、红花、川芎、赤芍、牛膝、当归、熟地黄、柴胡、枳壳、泽漆、僵蚕、山慈菇、猫爪草、白花蛇舌草、肿节风等。

加减：胸痛明显者，可配伍香附、延胡索、郁金等；若反复咯血，血色暗红者，可去桃仁、红花，加蒲黄、三七、藕节、仙鹤草、茜草根；瘀滞化热，耗伤气津见口干舌燥者，加沙参、天花粉、生地黄、玄参、知母等；食少、乏力、气短者，加黄芪、党参、白术。

5. 癌毒侵袭，气虚阴伤

主要证候：咳嗽少痰，咳声低微，气短不足以吸，痰中带血，胸痛，气促，神疲乏力，自汗畏风或盗汗，口干不多饮，消瘦，舌质淡红或红，苔薄，脉细弱。

基本治法：益气养阴，抗癌解毒。

基本方：生脉散合百合固金汤加减。

常用药：沙参、麦冬、五味子、生地黄、熟地黄、玄参、当归、芍药、百合、麦冬、桔梗、泽漆、僵蚕、白花蛇舌草、肿节风、山慈菇、猫爪草等。

加减：气虚症状明显者，加生黄芪、太子参、白术等；咯痰不利，痰少而黏者，加贝母、百部、杏仁；若肺肾同病，阴损及阳，出现以阳气虚衰为突出临床表现时，可选用右归丸。

六、临证备要

1. 涤痰祛瘀灵活变通

由于痰瘀互结是肺癌发病的主要病机，故涤痰祛瘀是肺癌的主要治疗方法。临床上根据肺癌的早中晚期进行灵活辨证施治：早期多为早期肺癌或术后患者，有时可无明显症状，可以除痰湿为主，少佐活血化瘀。中期的临床症状比较典型，多见咳痰黄稠，胸痛固定，咯血或痰血，舌暗红或瘀点瘀斑，苔白浊或黄腻，脉滑。痰瘀表现比较明显，治疗可以涤痰祛瘀并重。晚期患者多有远处器官转移，证候错综复杂，恶病质，正气亏虚，且痰瘀证候明显，病情严重，治疗应侧重扶正祛邪，在涤痰祛瘀的同时，不忘扶养正气，孰重孰轻，当视具体证候综合分析，灵活变通。

2. 热多寒少慎用温补

肺癌病灶，其性坚硬，难腐难溃，似中医学阴疽之类，属于阴证。但肺为娇脏，喜润恶燥，以宣降为顺，肺气旺于秋，肺之气机阻滞，易于郁而化热，灼伤肺阴，故以热证、阴虚证候为多见，鲜有肺阳虚证候。癌毒阻肺，盘踞不散，生长成块，与痰浊瘀血胶结，日久必然郁而化热，进而伤阴耗津，产生阴虚内热的病理变化。因此，周仲瑛教授认为肺癌病证热多寒少，须慎用温补之药，以防灼伤阴津。即使应用一些温性的化痰、软坚、活血、攻毒药物，也应在大剂养阴、清热基础上，少量配合应用。《杂病广要·积聚》中说："盖阳虚有积易治，阴虚难以峻攻。"肺癌患者热多寒少，不适合施用温补药物，可能也是其难以治疗、预后不良的原因之一。

3.特殊方药

（1）配合使用中成药

①西黄丸（《外科证治全生集》）：由牛黄、麝香、制乳香、制没药组成。功用解毒散结，活血祛瘀，消肿止痛。适用于肺癌疼痛明显者。现代药理研究表明，本品可有效抑制小鼠梭形细胞瘤和肉瘤的生长，有明显的抗肿瘤作用；能增强对单核吞噬细胞系统的激活作用。每次3g，每日1～2次，口服。气血两虚者慎用，孕妇忌服。

②梅花点舌丹（《外科证治全生集》）：由珍珠、牛黄、雄黄、麝香、熊胆、蟾酥、血竭、沉香、乳香、没药、冰片、硼酸、葶苈子、朱砂等组成。功用清热解毒，消肿止痛。适用于肺癌早、中期患者。现代药理研究表明，本品既能抑制白血病细胞对机体主要脏器的浸润和损害，有抗肿瘤作用；又能增强机体的免疫功能。每次2粒，每日3次，口服。孕妇忌服。

（2）拓展泽漆的临床功效：又名猫儿眼睛草。味辛、苦，性微寒，有毒。归肺、大肠、小肠经。《神农本草经》中云有利水消肿、化痰止咳、散结之功。《金匮》有泽漆汤，主治水饮内停，上迫于肺之"咳而脉沉者"。《本草汇言》："主治功力与大戟同，较之大戟，泽漆稍和缓而不甚伤元气也。"说明泽漆是一味泻肺降气行水药。但后世运用泽漆的效方及记载不多，泽漆有小毒，医者用之亦少。周仲瑛教授运用泽漆多年，有较为丰富的经验和体会，认为泽漆有较强的化痰、散结、止咳、杀虫、行水之功，不仅可以用于慢性咳喘、肺痨，而且对癌肿也有一定的疗效，对于肺癌用之尤多。药理研究发现，泽漆对肿瘤有一定抑制作用。

（3）攻补两宜之羊乳：又名山海螺。因为其茎蔓折之有白色乳汁流出，状如羊之乳汁，故以名之。味甘辛，性平。归脾、肺经。功用益气养阴，滋补强壮，解毒消肿，祛痰排脓，通乳。本品虽然古代本草就有论述，如《别录》云其"主治头眩痛，益气，长肌肉"，《本草纲目拾遗》谓其"治肿毒瘰疬"，但实际临床运用不多，多为产地民间作为草药用于治疗病后体虚、乳汁不行、肺痈、阴虚咳嗽等。近代在中草药抗癌研究中，有试用于癌肿的报告，并且羊乳能增加红细胞及血红蛋白的含量，有抗疲劳作用。周仲瑛教授根据多年临床经验，认为羊乳药性平和，益气养阴，解毒消肿，攻补两宜，是治疗肺癌的一味良药，临证每多用之，常用量 15 ～ 20g。

七、病案范例

1. 右肺癌（癌性发热）

杨某，男，61 岁。

初诊（2003-10-23）：患者于 7 月出现胸闷气急，伴发热，在当地医院 CT 查为：右肺癌（浆细胞肺癌抗原正常），左侧肺门转移。9 月活检穿刺引发气胸，对症处理后好转，服复方斑蝥胶囊治疗。CEA：11.20ng/mL，LDH：647IU/L。目前胸闷气急，气道有声，咳痰不多，腹胀纳差，身热持续不退，低热，背痛，二便正常，无咯血，苔黄腻质暗紫，脉细滑数。病机为痰热瘀毒蕴肺，阴伤气耗。

处方：功劳叶 10g，白薇 15g，地骨皮 15g，银柴胡 10g，胡黄连 3g，前胡 10g，乌梅肉 6g，葎草 20g，南沙参 12g，北沙参 12g，天冬 10g，麦冬 10g，知母 10g，太子参 12g，天花粉 10g，漏芦 15g，猫爪草 20g，泽漆 15g，露蜂房 10g，山慈菇 15g，陈胆星 10g，白毛夏枯草 10g，白花蛇舌草 20g，蜀羊泉 10g，狗舌草 20g，红豆杉 20g，法半夏 10g，陈皮 6g，炙鸡金 10g，炒六曲 10g，砂仁 3g^{后下}。21 剂，常法煎服。

二诊（2003-11-17）：服药后体温正常，停药后又上升到 38℃，纳差，后背隐有酸痛，咳嗽不显，咳吐痰沫，质粘，厌油腻，大便正常。11月8日复查，X片示肺部肿瘤较前增大一倍。右锁骨上触及肿块，大如核桃，小如白果，苔腻罩黄质暗紫，脉小弦滑数。

处方：2003-10-23方加炙僵蚕10g，炙蜈蚣3条，山豆根6g。21剂，常法煎服。

【按】周仲瑛教授根据其病史，结合脉症，认为其发热每与癌毒肆虐、痰热内扰、瘀毒蕴肺、耗气伤阴、虚热内生等因素有关。方取柴前连梅汤之意及功劳叶、白薇、地骨皮、葎草、知母、天花粉清热透邪；南北沙参、天麦冬、太子参补益气阴；漏芦、猫爪草、泽漆、露蜂房、山慈菇、陈胆星、白毛夏枯草、白花蛇舌草、蜀羊泉、狗舌草、红豆杉、法夏、陈皮化痰散结，抗癌解毒；炙鸡金、炒六曲、砂仁健脾和胃。本案退热与治癌兼顾，祛邪与扶正并进，由于治疗得法，药后患者癌热控制，其后针对本病继续治疗。

（2）右上肺癌（癌性疼痛）

杨某，男，60岁。

初诊（2008-05-21）：代诉：4个月前右侧胸肺疼痛，从乳房外周连及肩臂下部，痛及胁肋，目前痛移左背、胁肋、前胸，痛时气窜不定，体位变动加重，近来卧床难起，近周服中药7帖，挂水消炎疼痛可以忍受，起床略事活动，仍苦背胀，大椎脊柱胀痛，痛时咳嗽，咯痰不多，无血，食量正常，二便亦调，口稍干，右肩臂抬举受限。自诊苔黄质红，脉细弦。胸部CT：右上肺癌，大小约49mm×63mm，周围肋骨及椎体骨质破坏改变，右下肺纤维化，左下肺炎症，纵隔内及右肺门淋巴结肿大，部分融合（05-13高淳县人医）。病机为痰瘀郁毒，肺络不和，气阴两伤。

处方：醋柴胡5g，赤芍10g，制香附10g，片姜黄10g，旋覆花5g^{包煎}，茜草根10g，九香虫5g，八月札12g，制南星12g，炙僵蚕10g，露蜂房10g，山慈菇15g，猫爪草20g，桃仁10g，土鳖虫5g，泽漆15g，炙蜈蚣3条，白花蛇舌草20g，半枝莲20g，肿节风20g，白毛夏枯草10g，太子参12g，天冬10g，麦冬10g，生苡仁15g，仙鹤草15g。28剂，常法煎服。

二诊（2008-06-18）：代诉：右侧胸背疼痛减轻，但颈椎、肩背后酸疼，精神好转，可以下床活动，食纳增加，夜晚稍有咳嗽，痰不多，色白，早晨腋下疼痛，时间不长，便下色黑，不成形，口干不显，夜寐四五小时。

处方：2008-05-21 方改制南星 15g，加生蒲黄 10g^{包煎}，骨碎补 10g，鸡血藤 15g。14 剂，常法煎服。

三诊（2008-07-02）：代诉：胸背疼痛基本缓解，但颈下、两肩尚有疼痛，食纳知味，大便成形。

处方：2008-05-21 方改制南星 15g，加葛根 15g，生蒲黄 10g^{包煎}，骨碎补 10g，鸡血藤 15g。14 剂，常法煎服。

四诊（2008-07-16）：今日患者亲自来诊，最近大椎穴以下 5、6 寸处疼痛减轻，两侧胁肋胀痛不适，胸有胀感，稍有咳嗽，有痰、色白、量不多，食纳正常，大便偏烂，日 2 次，小便正常，有汗不多。苔黄腻质暗紫，舌中部大块剥脱，脉细滑。

处方：2008-05-21 方改制南星 15g，加冬凌草 15g，鱼腥草 20g，生蒲黄 10g^{包煎}，炙鳖甲 12g^{先煎}，天花粉 10g，鸡血藤 15g。14 剂，常法煎服。

【按】肺癌早期，通常可有不同程度的胸痛。多因癌毒痰浊瘀血胶结阻肺，气阴两伤，络气不和，气为血帅，气行则血行，气滞则血瘀，不通则痛而致。本案患者突出"胸肺疼痛"为主症，治疗以"通"为大法，行气散结，活血止痛。药用醋柴胡、旋覆花、制香附疏理气机；茜草根、九香虫、桃仁、土鳖虫、泽漆、生蒲黄活血化瘀止痛；制南星、炙僵蚕、露蜂房、山慈菇、炙蜈蚣化痰软坚散结止痛；太子参、天麦冬、生苡仁、仙鹤草、炙鳖甲、天花粉益气养阴。其中片姜黄、鸡血藤对于肩臂痛效佳；再辅以其他清热解毒抗癌之药。诸药合用，故胸痛、背痛得以较快缓解。

（金路）

第四节　食管癌

食管癌是原发于食管黏膜上皮或者腺体的恶性肿瘤，部位是指下咽部到食管与胃结合部之间的肿瘤。

我国是世界上食管癌发病率和死亡率最高的国家。2011 年我国食管癌的年发病率为 21.62/10 万，居恶性肿瘤第六位；年死亡率为 12.5/10 万，居第四位。食管癌的发病因素、发病原因迄今未明确，目前认为化学因素中亚硝胺是我国食管癌的主要因素。生物因素中包括真菌、乳头状瘤病毒，食物因素包括缺乏维生素 A、维生素 B、维生素 C 及微量元素钼、锌、铁、氟等不足，饮酒、吸烟以及情绪忧郁等。此外，食管癌的发病具有明显的地区性，高发区域和低发区域的发病率可相差 60 倍。食管癌虽不属遗传性疾病，但具有较明显的家族聚集现象。

食管癌临床症状主要有进行性吞咽困难，胸骨后疼痛，胸背部疼痛，胸闷，呕吐黏痰，进行性消瘦；后期出现恶病质的表现，如极度消瘦、贫血、乏力等。食管内镜检查是诊断食管癌的比较可靠的方法；食管钡餐造影有利于显示黏膜结构和发现隆起或者凹陷的微小病变，有助于食管癌早期诊断。因早期症状隐匿，不少食管癌患者在就诊时已属于疾病中晚期，无根治性手术机会。针对局部晚期食管癌，目前以辅助放化疗联合手术的综合治疗是主要治疗手段，但最佳的新辅助放化疗方案及最适合的综合治疗模式仍存在争议。近几年来，随着对分子生物学和肿瘤免疫逃逸机制的深入研究，利用新的分子靶点药物和免疫检查点抑制剂治疗食管癌也开始成为研究的热点。

一、病因

食管癌多与情志所伤、饮食失调、劳倦、久病所伤、禀赋不足等有关。

1. 情志不遂

《素问·通评虚实论》有"隔塞闭绝""暴忧之病"的描述，明确指出噎膈与情志因素的关系。肝为刚脏，若忧郁恼怒，或者长期处于高压力、高生活节奏的环境，或者所欲不遂，均可致使肝失条达，肝气郁滞，气滞血瘀或者气滞津凝成痰，日久成毒。同时肝郁克土，木郁土壅，脾胃运化失司，脾失升清，胃失和降，痰湿内生，上犯食管，与郁滞之气搏结，痰气交阻，日久诱发癌毒。

2. 饮食不节

《济生方·噎膈》："倘或寒温失宜，饮食乖度，七情伤感……则成五噎。"其中不仅指出了导致噎膈产生的情志因素，也指出了饮食错乱的因素。"饮食乖度"包括喜食过热、过硬之物，过食辛香燥烈之品，饮酒无度，甚或常食霉变不洁之物，凡此种种均可使食管损伤；或损伤脾胃，变生痰湿诸邪，上犯食管。

3. 年老久病

年老或久病之人伤及后天之本，脾胃运化失司，脾失升清，胃失和降，痰湿内生，上犯食管；同时土壅木郁，肝气郁滞，气机停滞，痰气交阻化热成毒，最终诱发癌毒产生。张景岳曾谓："少年少见此症，而惟中年耗伤者多有之。"脾胃运化失司，气血生化乏源，食管缺乏胃阴濡润，食道干涩，也是食管癌重要病因。久病伤及先天之本，肾阴亏虚，肾精亏虚，精血渐耗，津液枯涸，食管不能濡润，导致噎膈产生。

4. 禀赋不足

先天不足，先天之本之肾阴亏虚、肾精亏虚，母病及子，肝肾阴虚，精血渐耗，津液枯涸，食管失于濡润，导致噎膈产生。

二、病机钩要

1. 食管癌的基本病机为痰气瘀阻，气阴两伤，胃失和降

由于发病病因、年龄、基础疾病和其他治疗手段的影响，在不同病程阶段，除基本病机外，尚可见有湿热瘀阻、痰瘀郁毒、肝胃不和、脾虚湿阻、肺胃同病、湿热内蕴、热毒痰瘀互结、气滞热郁、寒热互结、津气两伤、脾虚胃弱、脾胃虚败、脾肾两虚、热毒瘀郁不尽等兼夹病机。这些不同兼夹病机，在某些阶段可能成为主要矛盾。

2. 主要病理因素为气郁、痰、湿、热、瘀、癌毒兼夹或复合为患

食管癌病理因素主要有气、痰、湿、热、瘀、癌毒，常可兼夹或复合为患，如可涉及风火、风痰、痰瘀、湿热、瘀热、气痰、火郁等。

由于食管属于上焦，胃脘属中焦，五行属土，"上焦如雾""中焦如沤"，食管主运输食物，胃脘主受纳腐熟水谷，食管与脾胃关系密切，食管的通降是以胃的通降为前提。脾胃运化功能失常，生湿聚痰，而痰湿郁久会化热，痰湿易阻滞气机，气滞则血瘀，最终形成湿、热、气、痰、瘀等各种病理因素搏结成毒，这些毒会诱发癌毒的产生，而癌毒具有很强的依附性，故与湿、痰、瘀病理因素搏结，常因不同患者，或同一患者不同病程阶段，或治疗等因素的影响，表现为兼夹复合为患，但主次、轻重各有不同。

3. 病位主要在食管，与肝、胃关系密切，涉及脾、肺、肾

食管与胃的解剖部位不同，但在脏腑属性上属于胃。脾升胃降，乃中焦枢纽，脾胃失和则水谷不生，清浊不分，津液亦失于输布而凝聚为痰，痰阻于络，血液妨于运行则生瘀，痰瘀互结，癌毒更与之搏结而成有形之实邪，阻于食管则发为食管癌。"肝为起病之源，胃为传病之所。"情志不畅，肝气郁滞，疏泄不能而横逆犯胃，则胃失和降，饮食难下。若气机郁滞日久，则有郁而化热，肝胃郁热，热灼津液易成痰，且易灼伤胃络成瘀，痰瘀日久化毒，诱发癌毒产生。同时郁热不除，耗伤肝胃之阴，食道失于濡养，也易于导致癌毒产生。肺和食管同属上焦，肺主宣发肃降，胃主通降，胃失和降，食道失于运输，会影响肺的肃降及通调水道；反过来说，肺的肃降和通调水道功能失常，水液痰浊内生，常常会引起胃失和降，食道失于运输，且水液痰浊日久化毒，易于诱发癌毒的产生。食管癌毒日久，伤及脾胃，脾胃运化失常，气血生化匮乏，久病及肾，会引起肾精亏虚、肾阴亏虚，甚至肾阳亏虚，而肾精亏虚、肾阴亏虚、肾阳亏虚会使食管干涩，失于濡润，加重癌毒的进展。

4. 病理性质多属本虚标实，虚实夹杂

食道癌的病理性质为本虚标实。本虚以脾肺肾肝亏虚为主，涉及脾气虚、脾阳虚、脾阴虚，肺气虚、肺阴虚，肾阴虚、肾阳虚、肾精虚，肝阴虚、肝阳虚。疾病终末期有见肝肾阴虚、脾肾阳虚的表现等；标实以湿热气痰瘀为主。一般病变局部为实，整体表现为虚。

5. 病机演变

食道癌初起多以气痰湿热瘀毒阻滞为标。病程稍久，可出现气阴两虚、肺胃阴虚、肝肾阴虚、肺脾气虚、脾肾阳虚。若为年老体弱，或经手术化疗等药毒所伤，则发展为肺脾气阴两虚、肺胃阴虚、肝肾阴虚、脾肾阳虚。

三、辨证要点

1. 详辨病理因素

（1）痰浊：痰的产生多与肝脾肺肾等脏腑功能失调有关。肝主疏泄，肾主藏精又主水液，肝肾同源。如肝失疏泄，肝气郁滞，肾失气化，肾虚木郁，津凝液聚为痰，肺失通调水道，水液停聚化痰，湿痰留滞。风木乘土，脾胃虚弱，痰湿由生。湿痰久停食管成毒，诱发食道癌毒产生，痰之表现多为泛恶痰涎、胸闷、胸部不适、舌苔腻、脉弦滑等症。

（2）热邪：形成多与进食辛辣炙煿之物有关。气有余便是火，气机郁滞亦会出现火，痰湿久郁也会化热，日久酿生热毒。表现为口渴、口苦、胸骨后烧灼疼痛、舌红苔黄腻、脉弦滑数等症。

（3）瘀血：肝气郁滞，全身气机失调，气为血之帅，气滞则血瘀。饮食不当，痰湿阻滞，阻滞气机，从而导致血瘀。进食过硬食物，进食过快，损伤食

道，日久成瘀。瘀之表现多为固定部位的局部肿块、刺痛、口唇紫、面色晦暗、舌质暗紫、舌有瘀斑瘀点等症。

（4）癌毒：癌毒是导致癌病发生的特异性致病因子，是在内外多种因素作用下，人体脏腑功能失调基础上所产生的一种对人体明显伤害性的病邪，具有隐匿、顽固、多变、难消、损正的特点。癌毒具有很强的依附性，食道癌中常与痰、热、瘀等多种病理因素相互杂合为病。

2. 辨析脏腑病位

（1）病位在食管，主要与肝、胃有关：食管为水谷摄入体内的通道，食管功能的正常，与胃的和降和肝气疏泄关系密切。各种原因引起胃失和降，都会引起食管输运功能失常而出现恶心、呕吐。情志失调引起肝气不畅，肝失调达，肝胃不和，会引起食管输运功能失常而出现恶心、呕吐。肝胃功能失和，会引起气滞，痰湿停聚，日久成毒，诱发食管癌毒产生。

（2）涉及多脏：脾胃相为表里，脾失运化功能失常，影响胃的和降，从而影响食道通降功能。肺气主降，肺胃升降功能密切相关，各种外感六淫之邪和脏腑功能影响到肺的宣发肃降功能，都会影响胃的通降功能，进而影响到食管的输运功能，引起痰湿内停，化毒，诱发食管癌产生。

肝为体阴用阳，为刚脏，情志不畅，肝气郁滞，肝郁克脾，脾失运化，痰湿内生，胃失和降，进而影响食道输运，日久气滞、痰湿搏结食管而诱使癌毒产生。

肾为水脏，先天不足可见肾阴不足，食道失于润养、干涩而诱使癌毒产生。肾阳虚，导致脾阳虚，脾失运化，痰湿内生，胃失和降，影响食管输运，日久气滞、痰湿搏结食管而诱使癌毒产生。

食管癌除湿热气痰瘀阻滞食道外，尚有癌毒走注所致者，可见癌毒袭肺、癌毒走注肝、走注骨等证，表现为咳嗽、咳痰、腹胀、腰腿疼等表现。

3. 审察病性虚实

食管癌的病程为邪正相争的过程，虚实处于消长变化的状态，患者不同则表现形式不同。实证一般表现为吞咽困难，胸膈痞满，胸骨后疼痛，恶心呕吐。虚证一般为口干咽燥，吞咽梗痛，形体消瘦，五心烦热，潮热盗汗，便干尿黄，神疲乏力，舌红无苔等气阴亏虚证；甚至表现为面色少华，神疲乏力，畏寒，呕吐清水，舌质淡，脉沉弱等脾肾阳虚证等。

四、治则治法

针对食道癌的基本病机，基本治则是祛邪先于扶正。一般采用祛邪扶正的复法制方，祛邪包括理气、化痰、活血、解毒、散结、清热化湿、攻毒抗癌等，扶正包括疏肝、健脾、和胃降逆、温肾、益气养阴、滋养肺胃、滋补肝肾等法。临证应依据病机证素主次，或病机兼夹、复合情况，伍用各法。祛邪始终贯穿始终，但要注意祛邪而不伤正。

针对食道癌，抗癌解毒药主要包括泽漆、山慈菇、制南星、肿节风、石见穿、白花蛇舌草、蜣螂、失笑散、桃仁、莪术、急性子、半夏和威灵仙等。疏肝理气，常用八月札、延胡索、旋覆花、代赭石、丁香等；阴虚常用麦冬、南沙参、北沙参等，气虚加党参、白术、黄芪、太子参。

五、病机证素条目

1. 痰气瘀阻，胃失和降

主要证候：吞咽困难，胸膈痞满，呕吐痰涎，面色晦暗，肌肤甲错，胸骨后疼痛。舌苔白腻，质红暗，脉沉弦或细涩。

基本治法：开郁化痰，活血散结，抗癌解毒。

基本方：旋覆代赭汤、二陈汤合化积丸加减。

常用药：旋覆花、代赭石、太子参、法半夏、陈皮、枳壳、香附、三棱、莪术、仙鹤草、石打穿、泽漆、山慈菇、肿节风、瓦楞子、白花蛇舌草、威灵仙等。

加减：食欲不佳者，加神曲、炒谷麦芽、砂仁等；胸膈疼痛、泛酸者，加制乌贼骨、失笑散、九香虫、刺猬皮；舌苔厚腻者，加藿苏叶、佩兰；口苦有异味者，加黄芩、蒲公英；咽喉疼痛者，加金果榄、牛蒡子、射干、玄参；热毒偏盛者，加半边莲、漏芦、藤梨根等；咳嗽、咳痰重者，加桑白皮、杏仁、浙贝母等；便秘结者，加用大黄、桃仁。

2. 湿热瘀阻，阴津耗伤

主要证候：多见于放化疗后，吞咽困难，胸膈痞满，呕吐痰涎，面色晦暗，肌肤甲错，胸骨后疼痛，口干咽痛，声音沙哑，食纳乏味，易汗，心慌气短，苔黄燥或黄腻，质红少津或有裂纹，脉细弦数。

基本治法：清热祛痰化湿，活血解毒散结，益气养阴。

基本方：黄连温胆汤、沙参麦冬汤合增液汤加减。

常用药：太子参、沙参、麦冬、黄连、竹茹、半夏、陈皮、茯苓、黄芩、天花粉、鳖甲、石打穿、泽漆、山慈菇、肿节风、瓦楞子、白花蛇舌草。

加减：阴虚内热者，加功劳叶、黄柏、知母、龟板等；肾虚肝旺者，加天麻、钩藤、白蒺藜等；便溏者，加煨益智仁、诃子肉等。

3. 脾虚胃弱，津气两伤

主要证候：形体瘦弱，面黄不华，进食困难，食纳无味量少，口干，泛吐痰涎，脘腹胀满，大便量少难行或溏烂不爽。舌苔薄腻，质淡白胖有齿痕，脉细而无力。

基本治法：健脾和胃，益气养阴，扶正抗癌。

基本方：香砂六君子汤、补中益气汤合增液汤加减。

常用药：黄芪、党参、白术、法半夏、陈皮、太子参、沙参、麦冬、玉竹、香附、八月札、石打穿、白花蛇舌草、仙鹤草、山慈菇、肿节风、泽漆等。

加减：肝胃不和者，加青皮、黄连、吴茱萸等；呕吐者，加砂仁、代赭石、竹茹等；纳差者，加神曲、鸡内金、炒谷麦芽等；畏寒者，加制附子、干姜等。

4. 脾肾阳虚，瘀毒阻滞

主要证候：多见于放化疗后。病程日久而出现形寒气短，胸背疼痛，吞咽困难，呕吐清涎，饮食难下，形体消瘦，头昏心慌，面色晦暗，苔薄白腻，质淡，脉沉细无力。

基本治法：温运脾肾，活血散结，解毒抗癌。

基本方：附子理中丸、肾气丸合化积丸加减。

常用药：制附片、干姜、党参、茯苓、白术、鹿角霜、仙灵脾、肉桂、黄芪、法半夏、陈皮、枳实、瓜蒌、石打穿、泽漆、山慈菇、肿节风、瓦楞子、白花蛇舌草等。

加减：肝胃不和者，加黄连、吴茱萸等；呕吐者，加旋覆花、代赭石、橘皮、竹茹等；腹泻加便溏者，加煨益智仁、诃子肉、焦白术等。

六、临证备要

1. 扶正祛邪

食道癌用药始终以扶正祛邪为原则，祛邪重在化痰理气、活血化瘀、清热解毒等相互配伍，扶正以健脾和胃、益气养阴为主。针对病情分期、病机演变以调整扶正与祛邪的主次，选药性多平和，注意顾护脾胃后天之气。脾胃虚弱、气阴不足，常选四君子汤、香砂六君子汤、沙参麦冬汤为主，补气与行气之品同用，共奏通补兼施之效；肝胃不和、湿热中阻，常选旋覆代赭、二陈汤、左金丸、半夏厚朴汤等疏肝和胃、清化湿热。癌毒蕴结或癌毒走注者，周仲瑛教授一般选用解毒、化毒之品，而非攻毒之品，这有别于治疗颅内等其他肿瘤。热毒常常配伍白花蛇舌草、山慈菇、半枝莲；湿毒常用土茯苓、菝葜、石上柏、半边莲；痰毒常用法半夏、露蜂房、白毛夏枯草；瘀毒常用炙僵蚕、地龙、鬼箭羽、凌霄花等祛瘀解毒。

2. 特殊方药

（1）肝胃不和，常合旋覆代赭汤、左金丸：食管癌常见吞咽困难、胸膈痞满、呕吐痰涎等症状。食管癌的发病与情志密切相关，肝郁则克脾犯胃，脾胃气虚，肝胃不和，食管不能通降。《伤寒论》中的记载有旋覆代赭汤（旋覆花、人参、生姜、代赭石、甘草、半夏、大枣），原方主治"伤寒发汗，若吐若下，解后，心下痞硬，噫气不除"。方中旋覆花消痰降逆，代赭石重镇降逆，生姜和胃降逆，半夏祛痰降逆，人参、大枣、甘草补中益气、扶正祛邪。全方补降合用，以降为主，具有降逆化痰、益气和胃之功效。正与食管癌肝胃不和，气滞不能通降之病机相吻合。因此，对于包括食管癌在内的多种肿瘤，若因肝胃不和出现呕吐、嗳气、呃逆等消化道反应，可相合使用。

左金丸出自《丹溪心法》，黄连与吴茱萸两味药组成。原方主治肝火犯胃，嘈杂吞酸，呕吐胁痛，筋疝痞结，霍乱转筋。中焦病变当注意升降气机，脾主升，胃主降，临证用药，常用辛开苦降之法。若证属肝郁化火，横逆犯胃，出现呕吐、胁痛、泛酸等症，可用黄连与吴茱萸清泻肝火、降逆止呕。

（2）瓜蒌薤白半夏汤降逆化痰：本方出自《金匮要略》，由瓜蒌、薤白、半夏、白酒组成，原用于治疗"胸痹不得卧，心痛彻背者"。食管癌的发病部位在胸中，而人身诸阳受气于胸而转行于背，故胸被谓之"阳位"。食管癌患者多数年老体衰，易致胸中阳气不振，继而津液难以输布，停而为饮，聚而为痰，进而或阻遏阳气，或障碍血行，阳遏血瘀，久则生变。治疗中可视病情以通阳散结、祛痰宽胸，而瓜蒌薤白半夏汤正具此功。临床与实验证实均具有一定抗癌作用。

七、病案范例

1. 食道鳞癌

步某，男，66岁，江苏南京人。

初诊（2008-03-28）：2006年11月行食道中段鳞癌根治术，术前饮食梗阻20天，不能进干食，晨起咳嗽，痰中带血块，术中发现贲门淋巴结1/5转移，化疗6个疗程。2007年年底，住市一院查见：肺淋巴结转移，化疗已2个疗程，共8次。现患者精神疲劳，无力，饮食梗塞不下，食道疼痛，嘈心，苔淡黄，质暗紫，脉小滑。病机为湿热瘀阻，胃失和降，腑气不利。

处方：生大黄6g^{后下}，炒枳实20g，全瓜蒌20g，炒莱菔子20g，黄连4g，吴茱萸3g，法半夏12g，独角蜣螂2只，泽漆15g，山慈菇15g，莪术12g，石打穿20g，公丁香3g，太子参12g，麦冬10g，制乌贼骨20g，九香虫5g。7剂，常法煎服。

二诊（2008-04-04）：进食仍觉厌食梗阻不舒，锁骨上淋巴结肿痛质硬，后背较显，痰多色黄，大便日行，呕吐呃逆，面黄，苔薄黄腻，质暗紫，脉细滑。

病机为湿痰瘀阻，胃失和降，腑气不利。

处方：2008-03-28方加旋覆花5g^{包煎}，代赭石25g^{先煎}。14剂，常法煎服。

三诊（2008-04-18）：进食觉厌食梗阻减轻，咳嗽，咯吐清痰，胃无痛感，右锁骨上有压迫感疼痛不舒，呕吐呃逆减轻，苔黄薄腻，质暗红，脉细滑。病机：湿热气瘀阻滞，气阴亏虚。

处方：炒枳实20g，全瓜蒌20g，炒莱菔子20g，黄连4g，吴茱萸3g，法半夏12g，独角蜣螂2只，泽漆15g，山慈菇15g，莪术12g，旋覆花5g^{包煎}，代赭石25g^{先煎}，石打穿20g，公丁香3g，太子参12g，麦冬10g，制乌贼骨20g，九香虫5g，露蜂房12g，猫爪草20g，急性子10g，守宫3g，制南星15g。19剂，常法煎服。

四诊（2008-05-07）：近来不能平睡，睡后有反流作呕，右侧锁骨上肿块僵硬，肩臂疼痛、酸楚不适，苔黄腻，质暗紫，脉小滑。病机：湿浊瘀阻，胃失和降，气阴两伤。

处方：旋覆花6g^{包煎}，代赭石25g^{先煎}，公丁香5g，黄连4g，吴茱萸3g，竹茹6g，刀豆子10g，麦冬10g，太子参10g，熟大黄5g，炒莱菔子15g，砂仁3g，蔻仁3g，泽漆15g，山慈菇15g，制南星12g，柿蒂3个，炙蜈蚣3条，炙僵蚕10g，法半夏15g，陈皮6g。1剂，常法煎服。

五诊（2008-11-04）：近来睡后的反流作呕明显减轻，右侧锁骨上肿块僵硬肩臂疼痛减轻，酸楚不适，苔黄腻，质暗紫，脉小滑。病机：湿浊瘀阻，胃失和降，气阴两伤。药用：炒枳实20g，全瓜蒌20g，炒莱菔子20g，黄连4g，吴茱萸3g，法半夏12g，独角蜣螂2只，泽漆15g，山慈菇15g，莪术12g，旋覆花5g^{包煎}，代赭石25g^{先煎}，石打穿20g，太子参12g，麦冬10g，制乌贼骨20g，九香虫5g，露蜂房12g，猫爪草20g，急性子10g，守宫3g，制南星15g，公丁香5g。14剂，常法煎服。

继续服用中药善其后，随访患者症情平稳。

【按】食道癌基本病机为痰气瘀阻，气阴两伤，胃失和降。基本治疗原则是扶正祛邪。治疗方法以开郁化痰，活血散结，解毒抗癌为主。治疗上针对基本病机以炒枳实、全瓜蒌、炒莱菔子、法半夏开郁化痰；大黄、黄连、吴茱萸清热燥湿，通腑镇逆降胃气；泽漆、独角蜣螂、石打穿、山慈菇、莪术解毒抗癌。初诊患者有气阴两虚之病机，故用太子参、麦冬益气养阴。二诊患者出现呕吐呃逆，故加旋覆花、代赭石降肝和胃止呃。四诊、五诊睡眠后出现反流症状，加丁香、竹茹、刀豆子、柿蒂加强降逆止呃之力，随症治之。

2. 食道腺鳞癌

仇某，女，57 岁。

初诊（2007-11-05）：2007 年 10 月 5 日手术根治，食管有一 5cm×4cm×3cm 大小的肿块，食管旁胃左淋巴结肿大，已予清扫。术后病理诊断：食道腺鳞癌重度分化。术前咽部吞咽困难 2 月，既往有高血压史。目前食管无梗阻，精神疲倦，乏力，食欲差，恶心，咽干，口渴，可食入稀饭烂面条，舌质淡红少苔，脉细。病机：痰瘀热毒互结，气阴耗伤，脾胃不健。

处方：潞党参 10g，茯苓 10g，炙甘草 3g，法半夏 10g，生薏苡仁 15g，泽漆 12g，肿节风 15g，焦白术 10g，北沙参 10g，麦冬 10g，仙鹤草 15g，山慈菇 10g，炙刺猬皮 12g，煅瓦楞子 10g^{先煎}，石打穿 20g，桃仁 10g，炒神曲 10g。21 剂，常法煎服。

二诊（2007-11-26）：服药 4 剂，腹泻腹痛，日泄六七次，呕吐，不能进食。停药 4 天，大便减为 2 次、仍稀，进食稀饭，餐后活动容易吐出或泛酸水，嗳气，口干，舌质淡红少苔，脉细。病机：脾虚胃弱，津气两伤，痰气瘀阻，湿热瘀郁，胃失和降。

处方：旋覆花 5g^{包煎}，代赭石 20g^{先煎}，法半夏 10g，藿香 10g，苏叶 10g，黄连 3g，吴茱萸 3g，陈皮 6g，竹茹 6g，煅瓦楞子 20g^{先煎}，太子参 10g，麦冬 10g，潞党参 10g，枳实 12g，生薏苡仁 15g，炒神曲 10g，砂仁 3g，蔻仁 3g，焦白术 10g，茯苓 10g，仙鹤草 15g，肿节风 20g。14 剂，常法煎服。

三诊（2007-12-10）：口干，鼻多脓涕，嗅觉不灵，饮水多，最近 4 天常有呃逆，食纳尚可，大便正常，苔黄质红，脉小滑。病机：热毒痰郁，阴津暗伤，胃气不和。

处方：南沙参 12g，北沙参 12g，天冬 10g，麦冬 10g，川石斛 10g，橘皮 6g，竹茹 6g，太子参 10g，法半夏 10g，天花粉 12g，知母 10g，白花蛇舌草

25g，旋覆花 10g^{包煎}，降香 5g，八月札 10g，代赭石 25g^{先煎}。14 剂，常法煎服。

四诊（2007-12-24）：患者精神欠振，面色不华，胃中有鸣响感，大便日一二次、质糊，苔淡黄底白质黏，脉细滑。病机：脾胃虚败，健运失司。

处方：潞党参 10g，太子参 10g，焦白术 10g，茯苓 10g，炙甘草 3g，法半夏 10g，陈皮 6g，生薏苡仁 20g，藿香 10g，苏叶 10g，黄连 3g，吴茱萸 3g，制乌贼骨 15g，仙鹤草 15g，煨木香 5g，砂仁 3g^{后下}，炒神曲 10g，鸡血藤 15g，肿节风 15g，红景天 10g，藤梨根 15g。14 剂，常法煎服。

五诊（2008-01-10）：患者最近尚可，胃中无不适感，食少，大便正常，多食荤菜即便溏，舌质淡红，苔薄，脉细滑。病机：气阴两虚，湿热气痰瘀阻滞。

处方：2007-12-24 方加炙鸡内金 10g，石打穿 20g，莪术 6g，泽漆 12g，红豆杉 10g，炙刺猬皮 12g，煅瓦楞子 20g^{先煎}，蔻仁 3g^{后下}。14 剂，常法煎服。

继续服用中药善其后，随访患者症情平稳。

【按】此患者基本病机为气阴两虚，湿热气痰瘀阻滞。基本治疗方法健脾益肺，益气养阴；佐以开郁化痰，活血散结，解毒抗癌。治疗上针对基本病机以党参、茯苓、炙甘草、太子参、麦冬益气养阴；炒枳实、苡仁、法半夏开郁化痰；泽漆、石打穿、莪术、藤梨根解毒；红豆杉抗癌。三诊患者出现呕吐呃逆，故加旋覆代赭汤降肝和胃止呃。四诊出现脾阳亏虚之病机，加木香、砂仁、蔻仁、吴茱萸温肝温脾。整个治疗，以抓住主要病机及病理要素，根据病情发展，病机及病理要素的转变，调整治疗方法，或温或清，或攻消，或扶正，看似杂乱无章，实则有条不紊，治疗不离病机变化。

（卢伟）

第五节 胃 癌

胃癌是源自胃黏膜上皮的恶性肿瘤，是世界范围内常见的恶性肿瘤之一，位居全球癌症死因的第2位。胃癌按病理分型分早期胃癌和进展期胃癌，按组织学分类分普通类型、特殊类型和Lauren's分型。普通类型包括乳头状腺癌、管状腺癌、低分化腺癌、黏液腺癌、印戒细胞癌，特殊类型包括腺鳞癌、鳞癌、类癌、未分化癌、胃溃疡癌变，Lauren's分型分肠型、弥漫型两型。

胃癌的发病原因尚未肯定，可能与亚硝胺、含有多环芳烃化合物的食物、幽门螺杆菌感染、慢性胃炎等相关。研究显示：胃癌高发区与一般区域在饮用水及食物中所含亚硝酸盐、硝酸盐的比重方面存在显著性差异；HP感染与消化性溃疡复发、慢性萎缩性胃炎的发病有相关性，胃息肉、胃溃疡、胃黏膜肠上皮化生也与胃癌发生相关性。此外，还有研究表明：有长期吸烟史的人群发生胃癌机率明显增加，长期饮酒有可能和其他致胃癌因素发挥协同致癌作用。

胃癌起病隐匿，早期常无特殊的症状及体征，部分患者仅表现消化不良，多根据胃镜早期诊断，早期胃癌病变仅限于黏膜层和黏膜下层。中晚期胃癌临床症状常见上腹饱胀、嗳气、食欲减退、上腹疼痛加重、并向腰背部放射、乏力、消瘦、下咽困难、呕血和黑便，可出现腹部肿块、锁骨上淋巴结肿大、腹水及肝肺等其他脏器转移。

胃癌根治术适用于Ⅰb-Ⅲ期的患者。发生转移的晚期胃癌一般失去手术完全切除病灶的机会，临床上应进行综合治疗。目前治疗除手术以外，还有化疗、放疗、中医和中西医结合治疗、靶向治疗、腹腔灌注化疗及对症支持治疗等。

一、病因

1. 情志不畅

《内经》首先指出本病的发生与精神因素相关，《素问·通评虚实论》论述："隔塞闭绝，上下不通，则暴忧之病也。"《三因极一病证方论·五积证治》曰："怒则伤肝，肝以所胜传脾，遇冬肾旺，传克不行，故成脾积，名曰痞气者。"《医醇賸义·关格》云："尝见患此症者，多起于忧愁怒郁，即富贵之家，亦多有隐痛难言之处。"现代研究提示，胃癌患者多发生在长期抑郁和家庭不和睦、失望、孤独和其他懊丧等严重精神压力时期。

2. 饮食失宜

过食辛辣、烧烤、腌制之品与胃癌发生相关。《医方考·翻胃门第二十五》："翻胃者，胃不能安谷，食下即出之名也。嗜酒燥暴之人，多有此疾。胃脘有死血者，醇酒渍胃，久积瘀热之所致也。"《景岳全书·噎膈》认为"与酒色过度"有关。《济生方·噎膈》中指出："寒温失宜……饮食乖度。"《金匮要略》："趺阳脉浮而涩，浮则为虚，涩则为伤脾。脾伤则不磨，朝食暮吐，暮食朝吐，宿食不化，名曰反胃。"

3. 先天不足或体虚劳倦

禀赋不足，正气内虚，脏腑阴阳气血失调或生活失于调摄，劳累过度，气阴耗伤，或久病体衰，正气亏虚，气虚血瘀毒邪每易乘虚而入，客邪留滞不去，气机不畅，终致血行瘀滞，结而成块。《外证医案汇编》曰："正气虚则成岩。"

二、病机钩要

1. 胃癌的基本病机为湿热浊瘀，脾虚胃弱，气阴两伤

胃为水谷之海，多气多血之腑，在病理状态下，多表现为湿热蕴结中焦，脾失健运，肝失疏泄，和降失司，癌毒内生，痰瘀浊毒郁结于胃，而成有形之癥积。除基本病机外，尚可涉及湿热中阻、痰气郁结、痰瘀互结、痰瘀郁热、

瘀毒互结、正虚毒瘀、肝脾两伤、肝胃失和、气阴两伤、胃失和降、胃损络伤、心胃同病、心脾两虚、胃弱气滞、肝肾亏虚、肺胃同病、肠腑燥热、脾胃虚败等病机。

2. 主要病理因素为癌毒，与湿、热、痰、浊、瘀等兼夹或复合为患

湿、热、痰、浊、瘀等邪盛则生毒，毒必夹邪，毒因邪而异性，邪因毒而鸱张，耗精血而增生。不同病邪的主次、轻重，随病情、病程变化而相互转化兼夹，后期湿热浊瘀伤津耗气，或手术脾胃气虚，放化疗耗伤气阴，癌毒残留或流注他脏，虚实错杂，脾胃虚败，气血津液耗伤，预后不良。

3. 病位主要在胃，与肝、脾、肾、肠关系密切

胃癌病位主要在胃，与肝、脾、肾、肠关系密切。脾胃属中焦，乃"后天之本""气血生化之源"，水液津微物质运化、代谢、输布与肝、脾、肾、肠关系密切，胃癌的发生、发展会影响多脏腑，应重视脏腑相关的整体性。

4. 病理性质多属本虚标实

胃癌临床多见脾胃不健，气血津液运化失司，水液痰饮内生，久则蕴热化痰，湿浊蕴结，痰瘀阻络，癌毒留结，故多属本虚标实之证。

5. 病机演变

脾胃乃多气多血之腑，脾胃虚弱，则脾运失健，胃失和降，气血运化失常，津液失于正常输布，必然导致水液在体内的停滞，而产生湿、痰、饮等病理产物，久则湿浊内蕴，蕴而化热，痰瘀阻络，癌毒内生。脾胃虚弱，也易外受邪毒侵犯，痰瘀阻络，癌毒内生。癌毒产生以后，进一步损伤脏腑，妨碍气血运行，导致痰、瘀、湿等病邪的再生，相互胶结，形成痰毒、瘀毒、湿毒互结等复合病机。胃癌则以癌毒与湿、热、痰、瘀互结多见。

三、辨证要点

1. 详辨病理因素

（1）湿：湿属阴邪，湿性重浊，黏滞，留滞于脏腑经络，常阻遏气机，损伤阳气，妨碍脾的运化，湿气湿浊内阻肠胃，郁积日久成毒。常见倦怠不舒，胃脘或腹部痞闷，纳呆，小便不利，大便溏泄，口黏，舌苔厚白或腻，脉缓等。

（2）热：脾胃为中焦，火热病邪郁结成毒，热毒郁蒸可致血瘀，湿热瘀毒互结，肠腑失调。症见口干口苦，烦躁，口舌生疮，大便秘结，尿黄，舌苔黄腻，脉数。

（3）痰浊：《景岳全书·痰饮》曰："盖痰即水也，其本在肾，其标在脾。在肾者，以水不归原，水泛为痰也。在脾胃，以饮食不化，土不制水也。"痰浊乃脾虚运化失司，津液输布异常，停积于体内的病理产物，痰浊久留，郁结成毒，可表现为泛吐痰涎、腹部肿块、舌苔白腻、脉滑。

（4）瘀：《说文解字》曰"瘀，积血也"，积指血液凝积，为血瘀的病理产物。王清任《医林改错》曰"诸病之因，皆由血瘀"。脏腑功能失调，气不行血，痰瘀互结，瘀毒内生。可见便血、呕血、舌质暗红，有紫气，或有瘀斑，舌底静脉迂曲，脉弦。

2. 辨析脏腑病位

（1）病位在脾胃：胃癌的临床表现有脘腹胀闷隐痛、恶心呕吐、食少纳呆、吞咽困难、大便溏而不爽、呕血、黑便等症，腹部可触及包块。从病位看，主要在胃。脾胃属中焦，乃"后天之本""气血生化之源"。胃主受纳，脾主运化，脾主升，胃主降，相反相成。《临证指南医案》说："脾宜升则健，胃宜降则和。"脾胃虚弱，则脾运失健，胃失和降，气血运化失常，津液失于正常输布，水液停滞，湿、痰、浊等病理产物逐步生成，久则湿浊内蕴，蕴而化热，痰瘀阻络，癌毒内生。

（2）涉及多脏腑：胃癌病位以脾胃为主，可涉及多脏腑。胃与肝的病理关系主要表现为肝胃不和。叶天士认为在病理上，肝为起病之源，胃为传病之所。"肝风鸱张，胃气必虚"，而"阳明素弱，厥阴来乘"。"三阳结谓之膈"，病在胃肠，"手阳明大肠，手太阳小肠皆属足阳明胃"。古又有"小肠谓赤肠……胃者谓黄肠"之称，部位虽异，色泽有别，但化物则一，所以"肾者，胃之关也"，"肾主二便"实际上也与胃相关。

四、治法治则

胃癌的治疗原则是消补兼施，以通为补，以降为和。注重"六腑以通降为顺"理念，围绕核心病机"湿热浊瘀"，根据湿、热、浊、瘀等病理因素兼夹主次情况，攻补兼施，结合邪正虚实、标本缓急，或侧重攻毒祛邪，或以补虚扶正为主，灵活应用解毒、祛湿、化痰、化瘀，补虚注重健运脾胃、益气养阴。抗癌解毒常选用白花蛇舌草、山慈菇、肿节风、石见穿、泽漆、红豆杉、漏芦、蜈蚣、龙葵、猫爪草、制南星、莪术、失笑散、蜣螂、水红花子、桃仁、土鳖虫等药，晚期癌毒走注兼有脏腑功能失调，脾胃衰败，或损伤气阴，可适当酌情辨治。

五、病机证素条目

1. 湿热浊瘀，脾虚胃弱

主要证候：胃脘疼痛，胸膈满闷，纳差乏力，嘈心泛酸，恶心呕吐，便溏不爽，肢体困重，苔薄腻，质暗红或紫暗，脉细滑或弦涩。

基本治法：健脾和胃，清热祛湿，化痰祛瘀。

基本方：清中汤、膈下逐瘀汤合六君子汤加减。

常用药：太子参、麦冬、党参、白术、仙鹤草、法半夏、陈皮、茯苓、生薏苡仁、黄连、八月札、延胡索、瓦楞子、香附、枳壳、石打穿、白花蛇舌草、半枝莲、山慈菇、刺猬皮、肿节风、藤梨根等。

加减：吞咽困难、恶心呕吐、脘腹胀满、呃逆者，加旋覆花、代赭石、丁香、沉香、竹茹、生姜等；痰多者，加制南星、天竺黄、黛蛤散；气血亏虚，中气不足者，加黄芪、当归、葛根；胃痛明显者，加川芎、丹参、九香虫；泛酸偏多者，加浙贝母、海螵蛸；肿块不消，腹胀疼痛，癌毒偏重者，加制大黄、炒枳实、厚朴、炒莱菔子、晚蚕砂、沉香、乌药、泽漆、牡蛎、红豆杉等。

2.津气两伤，湿热瘀滞

主要证候：胃脘疼痛，饮食后加重，纳差或饥不欲食，神疲乏力，口干，舌质红或淡红，无苔或少苔或有裂纹，脉细或细数。

基本治法：益气养阴，清热祛湿，祛瘀解毒。

基本方：一贯煎、益胃汤、竹叶石膏汤加减。

常用药：沙参、麦冬、生地黄、玉竹、党参、白术、茯苓、仙鹤草、法半夏、陈皮、神曲、石打穿、白花蛇舌草、肿节风、威灵仙、九香虫、路路通、甘草等。

加减：口苦口黏者，加藿香、佩兰、黄芩、醋柴胡；便秘不畅、腹胀者，重用生白术、炒枳实，加生黄芪、黑芝麻、炒莱菔子、槟榔、全瓜蒌、桃仁、威灵仙；腰酸、口干、视糊者，加桑寄生、女贞子、旱莲草、枸杞子、白菊花。

3.肝胃不和，湿热中阻

主要证候：脘腹胀满，食少胃嘈，恶心欲吐，嗳气，口干口苦，大便秘结或黏滞不爽，矢气，舌质暗红，苔薄黄腻，脉弦滑。

基本治法：疏肝和胃，清热祛湿。

基本方：左金丸、半夏泻心汤合旋覆代赭汤加减。

常用药：黄连、吴萸、黄芩、大黄、制乌贼骨、砂仁、八月札、旋覆花、太子参、麦冬、白术、茯苓、甘草、生薏苡仁、石打穿、瓦楞子、白花蛇舌草、山慈菇、制南星等。

加减：肝区疼痛不适，伴有肝转移者，加赤芍、柴胡、莪术、延胡索等；瘀热相搏者，加水牛角、生地黄、丹皮等；胃痛明显者，加刺猬皮、九香虫、路路通等；兼腹水者，加大腹皮、水红花子、陈葫芦瓢等。

4.脾胃衰败，化源不足

主要证候：形体消瘦，神疲乏力，纳差，不思饮食，头晕气短，面色无华，苔少，或有裂纹，质暗光红，脉细无力。

基本治法：健脾和胃，补气养血。

基本方：八珍汤、当归补血汤或十全大补汤加减。

常用药：太子参、白术、茯苓、黄芪、当归、白芍、仙鹤草、生薏苡仁、鳖甲、灵芝、法半夏、陈皮、石打穿、白花蛇舌草、肿节风、鸡血藤、山慈菇、炙鸡金、神曲等。

加减：胃弱气滞，见腹胀、嗳气者，加八月札、沉香、旋覆花、佛手等；阴虚有热者，加黄连、知母、石斛等。

5. 脾虚胃弱，痰饮内停

主要证候：多见于胃癌晚期，周身浮肿，胸脘满闷，不思饮食，呕吐清水痰涎，心悸短气，肠鸣便溏，苔白腻，边有齿痕，质淡，脉沉细。

基本治法：温中健脾，祛痰化饮。

基本方：理中汤、五苓散合己椒苈黄丸加减。

常用药：党参、白术、茯苓、生薏苡仁、生黄芪、汉防己、川椒目、葶苈子、泽泻、泽兰、桂枝、猪苓、桑白皮、大腹皮、陈皮、水红花子、石打穿、白花蛇舌草等。

加减：咯吐痰涎者，加三子养亲汤；脾肾阳虚、大便秘结者，加制大黄、制附片、肉苁蓉、仙灵脾等；痰瘀阻络者，加水蛭、蜈蚣等虫类药。

六、临证备要

1. 结合辨病期论治

胃癌从临症表现、结合现代理化检查，胃癌辨证分期可分为初、中、末期。又有胃癌术后患者（包括术后转移和术后未转移者）、晚期不宜手术或难以耐受手术患者放疗、化疗前后患者等不同病程阶段。可在仅仅围绕胃癌核心病机"湿热浊瘀、脾胃虚弱"治疗的基础上，根据不同分期正虚邪实关系的转化，权衡扶正补虚的轻重缓急。

胃癌初期：临床多无症状或仅有轻微症状，他脏及淋巴结无转移，胃癌术后无需进行化疗，属病情初期。随着病情发展，胃的功能和周身状况逐渐发生改变，这些症状常无特异性，可时隐时现，可长期存在，如上腹胀痛、钝痛、隐痛，恶心，食欲不振，嗳气和消瘦等；少数溃疡型早期胃癌也可有溃疡症状，呈节律性疼痛，反酸，内科治疗可缓解等。有的胃癌患者与某些良性病变共存或在某些良性病变的基础上发生癌变。舌质淡黄薄腻，质暗红，脉细弦。中医辨证以湿热浊瘀为主，兼脾胃气虚。治疗以清热解毒抗癌为主。

胃癌中期：见淋巴结转移、无他脏转移，或兼化疗后。临床可见胃脘不适痞满，食欲不振，消瘦，腹痛，恶心呕吐，便溏，呕血、便血，舌苔中后部黄腻，舌质暗红，脉细濡。辨证正虚邪实，癌毒炽盛，湿浊内蕴，痰瘀阻络，和降失司。治疗当扶正祛邪兼顾，抗癌解毒，化湿祛瘀，健脾助运。

胃癌晚期：多脏器转移者，属病情晚期。临床常见形瘦，面黄无华，腹痛腹胀，吞咽不顺，口干，纳差，恶心呕吐，便溏，呕血，黑便，苔淡黄薄腻，舌质暗隐紫有齿印，脉细滑。病机乃癌毒走注，气阴两伤，脾胃虚败，预后不良。治疗原则扶正补虚为主，即益气养阴为主兼清热解毒，要顾护脾胃后天之气，不可一味攻毒。

胃癌术后：总属本虚标实，以脾胃虚弱为本，以气滞、血瘀、湿浊、癌毒等邪实为标，病变多虚实夹杂。在不同的病期，邪正消长转化不同。正气亏虚、余毒未尽、痰浊流注经络脏腑，多种因素胶结是胃癌术后复发转移的主要原因。虽然手术已将局部之癌灶及最易转移侵蚀的淋巴结一并去除，但癌毒具有流注性、顽固性、易复发性，故治疗上务必清除余邪，扶助正气，使邪去正安。

2. 调整起居，药食同源

李东垣在《脾胃论》中指出"内伤脾胃，百病由生"，说明脾胃在机体发病中的重要作用。脾胃为后天之本，气血生化之源。古训云："得水谷者昌，失水谷者亡。""胃气一败，百药难治。"因此，胃癌的治疗中必须时刻牢记顾护脾胃。具体而言要注意四点：其一，慎味厚腻滋补而碍胃，胃癌患者，尤其在晚期往往表现出不同程度的阴阳气血不足之象，若因此而投入大量大补之品，有可能妨碍胃气，适得其反。其二，抓住胃以通为用、以降为和的生理特征，在治疗中无论攻邪或扶正，不忘配伍适量理气和胃之品，如陈皮、枳壳、佛手、木香、砂仁、半夏等，可选择一二味配伍运用。其三，用药要做到少而精，尽可能地选用味单效兼、双功俱备的药物，以达药味少、剂量轻、胃腑得以容纳而不失其效之目的；反之，药伍庞杂，胃腑不耐，便无取效可言。其四，还要提醒患者日常生活注意保护脾胃功能，避免过度疲劳，适量运动，生活起居有规律。嘱咐患者饮食清淡、新鲜、易消化之品，忌辛辣刺激、坚硬粗糙、油腻之品。

3. 特殊用药

（1）白花蛇舌草、半枝莲配伍清热解毒：白花蛇舌草性甘寒，微苦，具有清热解毒、消痈散结、抗癌除湿等功效。因其抗癌活性而被广泛用于治疗各种肿瘤，尤其用于食道癌、胃癌、肝癌、直肠癌等消化系统肿瘤。白花蛇舌草常与半枝莲治肿瘤药配伍。半枝莲性寒味辛，含多种维生素、微量元素及氨基酸等成分，具有清热解毒、活血祛瘀、止痛抗癌等功效。白花蛇舌草与半枝莲两者配伍，共奏清热解毒抗癌的作用。

（2）煅瓦楞子、炙刺猬皮配伍散结消癥：煅瓦楞子味甘，咸，性平，入血分，具有消痰化瘀、软坚散结、制酸止痛功效。炙刺猬皮味苦、涩，性平，苦泄性降，降逆和胃，本品主要含角蛋白、胶原、弹性硬蛋白、脂肪等，具有散瘀止痛、止血、涩精等功效，用酒制或醋制可加强其行瘀作用，常用于气滞血瘀、胃痛日久之证。现代药理研究显示，炙刺猬皮有缓解胃脘疼痛、促进平滑肌蠕动及溃疡修复功效。两者合用，以增强行气活血，散结消癥之功。

（3）石打穿功擅化瘀软坚：现与石见穿混称混用，味辛苦，性微寒，归肝、脾经，功效活血化瘀、清热利湿、散结消肿。《冷庐医话》中转《药镜·拾遗赋》曰石打穿："味苦辛平入肺脏，穿肠穿胃能攻坚……噎膈饮之痰立化，津咽平复功最先。"周仲瑛教授在食道癌、胃癌、肝癌等消化道肿瘤中，经常用石打穿来加强化瘀软坚之功，常用剂量 10 ～ 25g。

七、病案范例

1. 胃贲门癌术后

陈某，女，74 岁。

初诊（2006-05-04）：患者 2 月胃痛泛酸嗳气，查见胃贲门癌，病理黏液腺癌，今年 3 月手术，淋巴结转移 2/9。刻诊：饮食快时梗塞不顺，稍有胸闷，嗳气泛酸，大便偏干。面色欠华，疲劳乏力。苔薄白腻，质淡红，脉细滑。病机：

湿热瘀毒，肝脾两伤，气阴亏耗，腑气不调。处方：太子参12g，潞党参10g，仙鹤草15g，生苡仁15g，焦白术10g，法半夏10g，炒枳壳10g，炙刺猬皮15g，鸡血藤15g，煅瓦楞子20g，山慈菇12g，石打穿20g，白花蛇舌草20g，肿节风20g，红豆杉12g，公丁香3g，威灵仙12g，失笑散10g^{包煎}，泽漆12g，灵芝5g，炒六曲10g。28剂，常法煎服。

二诊（2006-06-02）：胃癌术后2个月复查，CT左肾上腺转移可能，肝内胆管转移扩张。药后饮食吞咽基本顺畅，快时稍有不舒，不嗳气，泛酸，大便日行，口黏，腰痛，苔淡黄薄腻，质黯淡，脉细滑。2006-05-04方继续服用。14剂，常法煎服。

三诊（2006-08-04）：饮食吞咽顺利，无堵塞感，餐后有时反食，平卧时或有反胃，嗳饱，泛酸不多。日来大便偏烂，日三四次。苔黄，质暗红，脉小弦滑。

处方：2006-05-04方加北沙参10g，黄连4g，吴茱萸3g，麦冬10g，陈皮6g，竹茹6g，砂仁3g^{后下}，蔻仁3g^{后下}。21剂，常法煎服。

四诊（2006-08-25）：饮食吞咽尚顺，未见呕吐，有时泛吐白色黏液，噫气不多，餐后胃胀，排便为舒，苔淡黄，质淡红，脉小滑。

处方：2006-05-04方加制乌贼骨20g，黄连4g，吴萸3g，砂仁3g^{后下}，蔻仁3g^{后下}，公丁香5g。14剂，常法煎服。

【按】胃贲门癌术后淋巴结转移、肝内胆管转移。以饮食吞咽时有窒塞不顺，嗳气泛酸，疲劳乏力为主症，苔薄白腻或苔黄，质淡红，脉细滑。病机：湿热瘀毒，肝脾两伤，气阴亏耗，腑气不调。周仲瑛教授抓住病机核心是中焦湿热浊瘀，兼有气阴不足，治当消补兼施。拟清热解毒、化浊祛瘀为主，兼益气养阴。煅瓦楞子和炙刺猬皮两者合用，可增强行气活血、散结消癥之功。用肿节风与泽漆以清热解毒、化痰散结，两者性平，不易伤正，也无苦寒败胃之弊。现代药理研究表明，两者均具有抗肿瘤作用。此外，太子参、潞党参同用，以增强补气养阴之力。焦白术与炒枳壳消补兼施，生苡仁与法半夏化湿、燥湿，黄连与吴茱萸清热抑酸。在补气健脾基础上，选用大队清热解毒化痰药，如山慈菇、石打穿、白花蛇舌草、红豆杉，可增强抗癌攻毒作用。患者药后饮食吞咽顺利，无堵塞感，取得良效，说明了周仲瑛教授辨证用药的准确性。

2.胃黏液腺癌手术化疗后

滕某，男，44岁。

初诊（2010-11-17）：今年5月空腹胃痛，5月15日去苏北人民医院上消化道造影查见胃体胃角病变，后上海长海医院拟诊为胃癌，5月21日在该院行胃癌根治术，化疗6个疗程。病理示：胃黏液腺癌，部分印戒细胞癌，增殖活动中度，食纳尚可，大便多呈糊状。苔黄薄腻质黯红，脉小滑数。

处方：潞党参12g，太子参10g，北沙参10g，麦冬10g，焦白术10g，茯苓10g，炙甘草3g，生苡仁20g，仙鹤草15g，煅瓦楞子20g，藤梨根20g，生黄芪15g，山慈菇12g，泽漆15g，制南星10g，炙僵蚕10g，白花蛇舌草20g，石打穿20g，莪术6g，炙刺猬皮10g。21剂，常法煎服。

二诊（2010-12-08）：胃癌术后，化疗6个疗程已结束，近来大便趋向成形，但不稳定，有不消化物或呈糊状。胃部挛痛，疲劳乏力，食纳尚好，苔黄薄腻，质暗红隐紫有瘀斑，脉细滑。

处方：2010-11-17方加鸡血藤15g，红景天12g，赤芍12g，稽豆衣10g。27剂，常法煎服。

三诊（2011-01-05）：最近复查肿瘤标记物：CEA：3.75μg/L，CA199：14.05U/mL，CA50：2.58μg/L（2010-12-10），均在正常范围。12月下旬曾经一周中出现肠梗阻2次，平时肠鸣矢气多，近旬大便基本正常成形，临晚疲劳乏力。苔薄黄腻，质暗红，脉小滑。病机：胃弱气滞，腑气不调，津气两伤。

处方：潞党参10g，焦白术10g，茯苓10g，炙甘草3g，炒白芍12g，乌药10g，地枯萝15g，沉香3g后下，大腹皮10g，炒枳壳10g，九香虫5g，鸡血藤15g，生黄芪15g，桃仁10g，莪术10g，泽漆15g，白花蛇舌草20g。14剂，常法煎服。

四诊（2011-03-09）：最近查肿瘤标记物在正常范围，饮食知味，餐后不运，大便有不消化物，有时腹泻，矢气较多，体重逐渐下降，疲劳乏力，夜晚口干，最近手术部位未见粘连梗阻。舌苔中部薄黄腻，质暗红，脉细滑。

处方：潞党参10g，太子参12g，焦白术10g，茯苓10g，炙甘草3g，炒白芍 10g，生苡仁 10g，炙鸡金 10g，砂仁 4g^{后下}，麦冬 10g，丹参 15g，生黄芪 15g，莪术 6g，焦山楂 10g，焦建曲 10g，怀山药 12g，白花蛇舌草 20g，煅瓦楞子 20g，北沙参 10g，仙鹤草 15g，鸡血藤 15g，灵芝 5g，鬼馒头 20g，肿节风 20g，藤梨根 20g。14 剂，常法煎服。

胃癌术后 2 年随访，自觉症状不多，多食后稍胀。复查：CA199：8.9U/mL，CA50：0.21μg/L，CEA：1.91μg/L，均正常；血常规正常；彩超：双肾、输尿管、膀胱未见明显异常，肝回声稍增强；CT 提示：胃癌术后改变，右肾小囊肿。

【按】本病例以扶正抗癌，消补兼施为治疗大法，四君子汤、沙参麦冬汤加减益气养阴，并加入仙鹤草养血补血，生苡仁化湿泄浊，藤梨根、泽漆、炙僵蚕、白花蛇舌草、石打穿清热解毒、化痰散结之品。煅瓦楞子和炙刺猬皮行气活血，散结消癥。生黄芪和莪术，一补一泻。山慈菇和制南星，一化痰散结，一辛开苦降、温燥化痰，两者合用可增强解毒抗癌、软坚散结作用。药后大便趋向成形。服药后曾一周中出现肠梗阻 2 次，肠鸣矢气多，舌苔薄黄腻，舌质暗红，脉小滑。中医辨证胃弱气滞，腑气不调，津气两伤。转从益气健脾、通调腑气为主，兼清热解毒。四君子汤、四磨汤加减，酌加莪术、泽漆、白花蛇舌草清热解毒，九香虫、鸡血藤、桃仁活血通络。药后消化功能改善，但腹部切口部位常有粘连、梗阻现象，上腹部痛胀，气不能出，故继守原法，加红藤、败酱草消肿排脓解毒，苡仁利湿排脓，冬瓜子消痈，老鹳草活血通络。待患者腑气通调，转从益气健脾为主，归芍六君汤加减。当脾虚逐渐恢复，再转以消补兼施，加用煅瓦楞子、鬼馒头、肿节风、藤梨根清热解毒散结，仙鹤草、鸡血藤养血活血。胃癌术后 1 年半、2 年随访，血肿瘤标志物均正常，自觉无明显不适。

（董筠）

第六节 肝 癌

肝癌是指原发于肝细胞和肝内胆管细胞的恶性肿瘤，以及由身体其他部位的恶性肿瘤转移至肝脏所形成的继发性肿瘤。

肝癌是病死率很高的常见肿瘤，我国肝癌发病人数约占全球的 55%，发病率居我国恶性肿瘤第 2 位，病死率在消化系统恶性肿瘤中列第 3 位，中位生存期仅 3 ～ 6 个月。我国每年新增恶性肿瘤病例中肝癌约占 4.1%，并有 11 万人死于肝癌。发病中位年龄朝年轻化方向转换，以 40 ～ 50 岁多发。流行病学调查结果显示饮用水污染、黄曲霉素、病毒性肝炎（乙肝、丙肝）、农药、亚硝胺、遗传因素等都与肝癌的发生有关。原发性肝癌主要包括肝细胞癌、肝内胆管细胞癌和肝细胞-胆管细胞癌混合型等不同病理类型，并根据原发肿瘤大小及转移情况，分为 I～IV 期。

原发性肝癌早期多无典型症状，至中晚期大多数患者可出现肝区疼痛、食欲减退、消瘦乏力、黄疸、腹水等症状体征。病理组织学和（或）细胞学检查为诊断原发性肝癌的金标准。临床一般可依据肝病病史，结合肿瘤标志物 AFP 及肝脏 CT、MRI 等辅助检查即可确立诊断。对于原发性肝癌的治疗，目前西医主要有手术切除、肝移植、经皮局部消融、动脉化疗栓塞、放疗和分子靶向治疗等。中医中药作为恶性肿瘤综合治疗措施中的一个重要组成部分，在预防肝癌的发生、减少恶性复发转移、减轻痛苦、提高生存质量、延长生存期等方面有一定的特色疗效优势。

一、病因

1. 宿有旧疾

如素有湿热疫毒或痰湿等病邪久羁肝胆，邪正交争，脏腑气血失调，正气耗伤，癌毒内生，肝胆湿热瘀毒内伏，结而成块。

2. 情志失调

如平素情志郁怒，忧思郁闷，气机郁结，津血瘀滞，久则湿痰瘀结，形成肿块；或气郁日久，化火伤阴，酿生癌毒，留滞于肝，发为肝癌。正如《类证治裁·郁证》所说："七情内起之郁，郁而伤气，继必及血。"

3. 饮食失节

如嗜食烟酒，或辛辣烧烤、发霉食物或腌菜；或不洁饮水，或饥饱失常，或嗜食肥甘厚味等多因相合，伤及脾胃，湿热内蕴，痰湿内生，气血不和，肝络瘀滞，渐成癥积。

4. 癌毒走注

肝主疏泄、藏血，为多气多血之脏，原发性肝脏癌毒容易走注而转移，身体其他各处的癌毒，也容易随血液流经肝脏，留滞于肝脏，表现为转移性肝癌。

二、病机钩要

1. 基本病机为湿热瘀毒互结

肝癌的发生、发展及变化与致病邪气的性质、人体正气的强弱有密切的关系。除基本病机外，尚可涉及痰瘀郁毒互结、湿浊毒瘀内蕴、瘀热相搏、正虚瘀滞、脾虚肝郁、肝肾阴亏、气阴两伤、肝胃失和、气滞血瘀水停、正气虚败、腑气传导失司等病机，常兼夹为患。

2. 主要病理因素

以癌毒为核心，并与湿热、痰浊、气滞、血瘀等病理因素胶结和合为患，以复合病机为致病特点，各种病理因素或多或少，或显或隐，因人而异，或因治疗及病程阶段而异。

3. 病位在肝胆，涉及脾胃与肾

肝胆与脾胃同居中焦，脾胃的运化功能有赖肝胆疏泄，故肝胆之病易于传变至脾。肝肾乙癸同源，肾为先天之本，脾为后天之本。肝癌癌毒伤正，肝脾不调，肝阴暗伤，穷必及肾，终致肝肾两亏。

4. 病理性质邪实正虚，本虚标实

肝癌多表现为全身属虚，局部属实。因虚致病，因邪致实，因实致虚，虚实夹杂。本虚以肝肾亏虚为主，涉及气血亏虚、脾胃虚弱、气阴两虚等；标实多以癌毒内盛为主，并与气滞、血瘀、湿热、痰浊、寒湿等复合为患。

5. 病机演变

本病早期每多隐而难察，病机以湿热瘀毒内伏为主，正虚不显，多以实证为主；一旦发现肝癌，每多已属中晚期，由于癌毒暗耗气血日久，故多为本虚标实，虚多以肝肾阴虚、气血两虚、脾肾亏虚为主，实则以湿热、瘀热、癌毒、气滞等并见，甚则络热血溢而见出血，瘀热水结而成鼓胀，瘀热阻窍而致神昏。如经手术或放化疗，元气更伤，正气不支，癌毒走注，致使邪愈盛而正愈虚，病变错综复杂，病势日益深重，危在旦夕。

三、辨证要点

1. 详辨病理因素

（1）气滞血瘀：情志不舒，正气衰弱，肝主疏泄，性喜条达。内伤七情、外感六淫、饮食不节、肝病久延、正气亏虚等诸多因素作用下，肝气郁结，肝失疏泄，气机失调，气血运行不畅，气滞血瘀日久凝积成瘤、成块。《医林改错》曾言："肚腹结块者，必有形之血。"肝癌病程中常出现腹内胁肋结块、胁肋部胀痛不适、刺痛、舌质暗或舌质红有瘀斑、脉涩等症，说明气滞血瘀是肝癌发生的基本病理因素，常贯穿于肝癌的始终，是形成癌毒的关键病理因素。

（2）湿聚痰凝：内伤七情，肝气横逆克土；饮食所伤，脾胃虚弱，脾失健运，水谷不能正常转输，使水湿停聚，或湿聚成痰，若痰瘀互结，结于胁下，

则胁肋癥块，疼痛不适；若湿浊日久郁而化热，或湿蕴成毒，熏蒸肝胆，胆汁不循常道可致黄疸。《奇效良方》论"积"之成因曰："气上逆，则六腑不通，但气不行，凝血蕴里不散，津液凝涩不去而成积矣。"既言气滞血瘀，亦特别强调津液代谢异常，痰湿内聚对癥积形成的作用。《丹溪心法》提出肿块与痰的关系时说："凡人身上中下，有块物者，多属痰证。"肝癌病见胁下结块，常伴胸腹闷胀、纳差等痰、湿之象；又见目黄、尿黄、肤黄皆为湿热、湿毒之象。因此，湿聚痰凝在形成肝癌癌毒中的危害不容忽视。

（3）热毒结聚：饮食不节导致热毒入侵，如嗜食烈酒厚味之品，损伤脾胃肝脏，或气滞、湿浊久留不去，郁而化热，热毒结聚于肝脏，血遇热则凝，津液遇火则灼液为痰，热毒及气血痰浊壅阻经络、滞于脏腑，内生癌毒，聚结成块，遂成肿瘤。热毒煎灼肝阴，而肾为全身阴阳之根本，肝肾精血同源，病久终致肝肾阴虚，表现为胁下积块隐痛、头晕目眩、耳鸣健忘、腰酸腿软、舌红苔少、脉弦细；或热毒入血，灼伤血络或血热迫血妄行，可见齿、鼻等部位出血；或热毒循经入脑，可见高热、神昏谵语等症。

2.辨析脏腑病位

（1）病位在肝胆：若因感受湿热疫毒，湿热内蕴，癌毒内伏肝胆，则肝胆疏泄失司，可出现胁痛、口苦、口干、目睛黄染、肤黄、尿黄等症；情志内伤，肝失疏泄，气血运行不畅，气滞血瘀则情绪急躁易怒；或忧郁难解，出现胁肋胀满、刺痛诸症；热毒炽盛，引动肝风，动血耗阴，则可发生肢体颤动、抽搐痉挛、鼻衄、吐血等症；多因相杂，表现气滞、血瘀、水停互结于腹中，腹部膨满胀大，鼓胀乃生。肝体阴用阳，肝癌之癌毒最易从阳化热，络热血溢，可见出血。癌毒久羁，死血、顽痰、邪毒在肝胆暗结"恶肉"，腹部积块乃生，肝癌即成。

（2）与脾胃肾相关：脾胃共司运化水谷精微，为后天之本。如饮食不当，劳倦伤脾、情志失调，或外感湿浊、湿热毒邪，均可致脾胃失和、健运失司。脾运失健，常见食纳欠馨、纳食减少、厌食油腻、脘腹胀满、腹泻便溏等症；如胃失和降，多见恶心欲吐、呕吐食物、胃脘不舒。脾主四肢，如邪气困遏，脾运不健，湿邪流注；或久病脾虚，不能化生精微，肌肉肢体失养，虚实两证，均可导致机体乏力、困重不适。肝胆与脾胃同居中焦，脾胃的运化功能有赖肝胆疏泄，故肝胆之病易于传变至脾。若肝郁犯脾，脾失升清则泄泻，浊气不降则腹胀；若肝旺脾虚，运化失职则纳少便溏、倦怠乏力；若肝气横逆犯胃，胃失和降则恶心、呕吐、呃逆、嗳气。肝主藏血，脾主摄血，肝脾共司血的调节和运行，肝脾同病，常有吐血、便血、齿衄等出血表现。故肝癌在病程中的不同阶段，会不同程度地出现肝脾失调、肝胃不和、脾胃虚弱之症状。

肝肾乙癸同源，肾为先天之本，脾为后天之本。肝癌癌毒伤正，肝脾不调，肝阴暗伤，穷必及肾。此外，许多中晚期肝癌患者经手术、放疗、化疗后，正气不支，元气大伤，气阴两耗，气血两虚。因此，肝癌患者常出现气短乏力、倦怠不支、纳少、便溏、形体羸瘦、面色晦暗无华、潮热盗汗、鼻衄、头晕耳鸣、舌红少津、苔花剥或光亮无苔、脉弦细数等气阴不足，气血亏虚，脾胃亏虚，肝肾不足之象。

3. 审查病性虚实

肝癌病属邪实正虚，虚实夹杂。从肝癌患者的症状表现来看，既有邪实、病邪乖张的一面，如胁部肿块、局部疼痛、胸腹闷胀、目睛尿黄染、发热、烦躁不安等皆属湿热瘀毒互结之证；亦有正虚而正气不能抗邪的一面，如倦怠乏力、少气懒言、形体消瘦、自汗盗汗等表现为肝脾两伤，肝肾亏虚，气阴两伤等证候。

总体而言，邪实正虚，本虚标实，因虚致病，因邪致实，因实致虚，虚实夹杂是肝癌病理性质的总概括。一般而言，早期以实为主，中、晚期以虚实并重为主。从个体肝癌患者正虚邪实究竟孰轻孰重，邪实何轻何重，则取决于多种因素的影响，诸如致病原因的种类、癌毒偏于何种病理因素及其性质为何、素体阴阳的偏盛、病程的早晚和治疗手段的干预等。

四、治则治法

肝癌治疗原则是扶正祛邪。早期以祛邪为主，清化湿热瘀毒以抗癌法为主，酌加疏肝健脾、滋养肝肾或益气养阴之品；中、晚期肝癌以正气虚弱为主，应加强扶助正气，同时予清化湿热、祛痰软坚散结抗癌。扶正包括疏肝柔肝、滋养肝肾、健脾益肾、益气养血滋阴等法。其中，尤其重视调理脾胃，中州得运则气血可生，水湿可运，痰无所生，气机得畅，此乃"有胃气则生也"。

针对肝癌湿热瘀毒互结病机，抗癌解毒、活血化瘀、清热祛湿是主要的祛邪之法。抗癌解毒常选用白花蛇舌草、半枝莲、山慈菇、漏芦、肿节风、泽漆、石见穿、龙葵、蜈蚣等药。清热祛湿常选用生苡仁、黄连、茵陈、鸡骨草等。活血化瘀常选用失笑散、莪术、土鳖虫、桃仁、穿山甲、姜黄等。疏肝常用柴胡、青皮、八月札、元胡等，用枸杞、女贞子、石斛等养阴柔肝；阴虚瘀结者，常用鳖甲、女贞子、旱莲草等。脾虚胃弱者，常在四君子汤基础上加用六曲、鸡内金、山楂、半夏、砂仁、沉香等。晚期见有腹水者，则加猪苓、泽泻、路路通等利水消肿；肝癌发热者，多加白薇、地骨皮、天花粉、生地黄、葎草等。

五、病机证素条目

1. 湿热瘀毒，气阴两伤

主要证候：胁肋胀痛，脘腹胀闷，或有窜痛，胁下积块坚硬、凸凹不平，恶心纳差，口干，嗳气，或目黄、身黄或尿黄，大便不爽或便秘，舌苔薄黄腻，质暗红或有瘀斑，脉弦滑偏细。

基本治法：活血化痰，解毒散结，佐以益气养阴。

基本方：鳖甲煎丸、龙胆泻肝汤合增液汤加减。

常用药：鳖甲、牡蛎、土鳖虫、莪术、桃仁、山慈菇、制南星、石打穿、白花蛇舌草、半枝莲、僵蚕、柴胡、当归、龙胆草、仙鹤草、太子参、麦冬、生地黄、赤芍等。

加减：有出血倾向者，加水牛角片、丹皮、赤芍、生地黄、旱莲草、茜草、炒蒲黄等；黄疸者，加茵陈、山栀、虎杖、金钱草、田基黄等凉血清利退黄；肝区疼痛明显，加炒延胡索、川楝子理气止痛；肝功能转氨酶升高者，加垂盆草、五味子、连翘、鸡骨草等。

2. 肝郁脾虚，湿热瘀毒

主要证候：面色虚黄，形瘦无力，情绪忧郁不畅，肝区胀满，纳呆腹胀，恶心泛酸，便溏，头身困重，神疲乏力，舌苔薄白或厚腻，质黯，脉弦细无力。

基本治法：疏肝健脾，清化湿热瘀毒。

基本方：柴胡疏肝散、四君子汤合鳖甲煎丸加减。

常用药：柴胡、黄芩、赤芍、鳖甲、太子参、白术、黄芪、茯苓、甘草、生苡仁、仙鹤草、鸡血藤、茵陈、白花蛇舌草、半枝莲、石打穿、莪术、砂仁、八月札、鸡内金等。

加减：食少、苔厚腐腻者，加晚蚕沙、煨草果燥湿，神曲、山楂、槟榔消食导滞；嗳气泛酸、上腹胀痛者，加九香虫、煅瓦楞子、黄连、吴茱萸、枳实、延胡索等；头身困重、肢体浮肿、小便短少者，合茵陈五苓散加车前子、冬瓜皮等淡渗利湿；口干欲饮者，加沙参、玄参、麦冬、五味子、川石斛；癌毒偏重，正气尚能支持者，酌加红豆杉、蟾皮攻毒消癥。

3. 湿热瘀阻，肝胃失和

主要证候：神倦乏力，面色不华，恶心泛吐，嗳气或呃逆，胁腹胀满，大便溏烂，小便量少，舌苔薄黄腻，舌质淡偏暗，脉弱或细滑。

基本治法：益气养血，扶正散结。

基本方：香砂六君子汤、左金丸合旋覆代赭汤加减。

常用药：太子参、麦冬、白术、茯苓、黄连、吴茱萸、香附、砂仁、半夏、陈皮、竹茹、乌贼骨、八月札、枳实、莪术、山慈菇、石打穿、白花蛇舌草、半枝莲、仙鹤草、旋覆花、代赭石等。

加减：纳食不香，加焦山楂、鸡内金、炒谷麦芽和胃消食；畏寒怕冷，腰酸肢软，加补骨脂、金毛狗脊、川续断温补肾阳。

4. 肝肾阴虚，湿热瘀毒

主要证候：头晕目眩，耳鸣健忘，失眠多梦，口燥咽干，胁痛，腰膝酸软，五心烦热，颧红盗汗，舌红少苔，脉细数。

基本治法：滋养肝肾，扶正散结。

基本方：六味地黄丸、一贯煎加减。

常用药：地黄、沙参、天冬、麦冬、枸杞子、川石斛、山药、茯苓、山茱萸、丹皮、丹参、白花蛇舌草、半枝莲、鳖甲、牡蛎、石打穿、莪术、山慈菇、仙鹤草等。

加减：肝区疼痛者，加延胡索、郁金、三七疏肝活血止痛；腹水者，加猪苓、车前草、生薏苡仁渗湿利水。

六、临证备要

1. 滋水涵木以柔肝

脏腑失调，正气虚弱是癌毒致病的病理基础，而脏腑失调又以肝肾阴虚最为根本。肝体阴而用阳，阳易亢而阴易损。除了年老起病的患者多见肝阴虚外，湿热之邪或气郁化热均可耗损肝阴。此外，手术、放疗及长期口服利湿类中药也能伤及肝之阴血。肝阴虚日久必将耗伤肾阴。基于"乙癸同源"和"虚则补其母"理论，治疗上多通过滋肾阴以养肝阴，即"滋水涵木"法来柔肝。药物上选酸甘阴柔之品，常用枸杞子、白芍、女贞子、旱莲草三味组合。若偏于气阴两虚，配合黄精、五味子气阴双补；若偏于阴血亏虚，则配合当归、桑葚滋阴养血。

宋代《圣济总录》云："积气在腹中，久不差，牢固推之不移者……按之其状如杯盘牢结，久不已，令人身瘦而腹大，至死不消。"其所描述的症状与肝癌近似，对肝癌不易早期诊断、临床进展迅速、晚期的恶病质及伴发症、预后较差等都做了较为细致的观察。肝癌中晚期可伴有黄疸、鼓胀等症状。若伴发黄疸，则可见巩膜、皮肤发黄，小便黄，治以清热利湿，临床常用茵陈蒿汤加减；若伴发鼓胀，则可见腹胀如鼓、皮色苍黄、脉络暴露，治以健脾利水，临床常以柴胡舒肝散加减。肝癌晚期，病变复杂，病势深重，合理有效地选方施药尤为重要。

2. 见肝之病，知肝传脾，当先实脾

脾胃受损是肝癌病机的重要环节。湿邪的发生、发展与脾胃功能密切相关，且肝癌患者常出现消化功能失常的症状。肝癌的主要病位在肝，《难经·五十四

难》曰："脏病所以难治者，传其所胜也。"《金匮要略》云："见肝之病，知肝传脾，当先实脾。"因此，从脾胃论治对肝癌的治疗尤为重要。从脾胃论治贵在"调脾胃"，通过调理，使脾胃恢复正常功能。因此，"调"并非一个具体治法，而是一种包含多种治法的思路或目标。"调脾胃"的手段有：益气健脾、消食开胃、理气和胃、运脾化湿、涩肠比泻、降逆止呕等，当然也包括节饮食、戒烟酒等日常调护。

周仲瑛教授提出，肝癌的不同阶段均存在脾胃功能失调，"调脾胃"应贯穿肝癌治疗的始终，具体治法因人而异，可结合病期辨证施治。肝癌早期，脾胃病变以实证多见，常为木郁土壅、湿阻中焦。临床表现有胁腹胀闷，甚至疼痛，伴呕恶、纳呆、厌油等。治疗当理气化湿、开胃消食，常用药如香橼、佛手、枳壳、扁豆、刀豆壳、炙鸡内金、焦三仙等。若疼痛明显，可加延胡索、川楝子、赤芍等行气止痛。肝癌中期，脾胃病变多属虚实夹杂，常为脾虚湿蕴。临床表现有乏力、纳差、困倦、中满、便溏等。治疗当健脾化湿，开胃消食，常用药如党参、山药、薏苡仁、炒白术、茯苓、扁豆、炙鸡内金、焦三仙等。若便溏显著，加芡实、诃子涩肠止泻。

3. 化瘀切勿耗血动血

活血化瘀对改善肝癌患者的瘀血症状发挥着显著作用，但肝癌的病机中，热毒内蕴易迫血妄行，脾气虚弱又易失统血。现代医学也证明，肝癌患者多合并有凝血功能低下。因此，在使用活血化瘀类药物时，应避免出血的发生。周仲瑛教授在临证中，常根据患者瘀血症状的程度，结合凝血功能，灵活使用活血化瘀药。若瘀血重而凝血功能正常，应破血逐瘀，常用药如三棱、莪术、桃仁、红花、全蝎、蜈蚣、地龙等；若瘀血重而凝血功能低下，应活血补血，常用药如牡丹皮、丹参、三七、苏木、赤芍，且密切监测凝血功能及关注有无出血。若瘀血轻而凝血功能障碍，应慎重使用活血化瘀药。

4. 特殊用药

（1）常用鳖甲煎丸加减：鳖甲煎丸出自东汉医家张仲景《金匮要略》。由鳖甲胶、阿胶、蜂房^炒、鼠妇虫、土鳖虫^炒、蜣螂、硝石^{精制}、柴胡、黄芩、半夏^制、党参、干姜、厚朴^{姜制}、桂枝、白芍^炒、射干、桃仁、牡丹皮、大黄、凌霄花、葶荑子、石韦、瞿麦组成。具有行气化瘀，软坚消癥之功效。主疟疾日久不愈，胁下痞硬有块，结为疟母，以及癥瘕积聚。现代研究表明，鳖甲煎丸可改善肝微循环，提高肝脏血流量，减轻了门静脉压力，抑制贮脂细胞的活性，促进肝内胶原的分解代谢，同时与修复受损肝细胞功能有关。对于肝癌，尤其是合并肝硬化者，常在辨证施治基础上使用鳖甲煎丸加减方。

（2）常辅以中成药西黄丸抗癌解毒：肝癌为有形结块停聚于肝脏，辨证多属血瘀痰凝，而《外科证治全生集·卷四》中西黄丸（又名犀黄丸）是一个临床疗效确切的传统名方。由麝香、牛黄、炙乳香、炙没药组成，辅料为黄米饭。其主要功效为消癥化结、解毒散痈、消肿止痛，为治疗"肝积""瘰病""痰核""肺痈"之名方。现代主要用于各种恶性肿瘤等疾病的治疗，西黄丸（或胶囊）可以改善患者的免疫功能，降低放化疗的毒副作用，提高生活质量，延长生存期。体外实验研究表明，西黄丸可显著降低肝癌细胞 SMMC7721 分泌的 proMMP-9、MMP-9、proMMP-2 水平，从而抑制恶性肿瘤降解基底膜骨架成分的能力，进一步阻止肿瘤细胞的侵袭、转移。

七、病案范例

1. 肝细胞癌术后

陆某，男，71 岁。

初诊（2010-02-24）：慢性乙型肝炎病史 30 多年，肝功能时好时坏，去年初开始出现消瘦，延至 7 月份，查见肝区右下叶占位。2009 年 8 月手术切除，病理肝细胞癌，术后口服化疗（索拉菲尼），曾因副反应停用，手足脱皮，脱发。近期（2010-01-25，市二院）检查生化：TP：85g/L，G：31.8g/L，ALT：37.9U/L，AST：37.5U/L，Cr：107μmol/L，β_2 微球蛋白：3.6mg/L，AFP：1.7μg/L。HBV-DNA ＜ 5.0×10^2 copies/mL 阴性（2010-01-26，市二院）。刻下：自觉疲乏无力，不耐持续活动，食纳平平，尿黄、尿意滴沥不畅，大便每日二三次、基本成形，手足心热。苔黄，质红隐紫，脉细。病机：湿热毒瘀互结，肝脾两伤，气阴交亏。

处方：炙鳖甲 15g^{先煎}，潞党参 10g，太子参 12g，北沙参 10g，麦冬 10g，仙鹤草 15g，生薏苡仁 15g，鸡血藤 15g，鬼馒头 15g，白花蛇舌草 20g，半枝莲 20g，山慈菇 12g，炙鸡内金 10g，白薇 15g，焦白术 10g，砂仁 3g^{后下}，莪术 6g，炙女贞子 10g，旱莲草 10g，八月札 12g，陈皮 6g，藤梨根 20g。14 剂，常法煎服。

二诊（2010-03-10）：疲劳乏力，食纳欠佳、手心热减，肝区不痛，齿龈常有渗血，尿次较多，夜寐多梦。近服索拉菲尼脱发，手足脱皮，足掌疼，大便基本成形。苔黄薄腻，质暗红，脉细。

处方：2010-02-24 方加夜交藤 25g，地肤子 15g，炒蒲黄 10g^{包煎}，焦山楂 10g，焦神曲 10g。21 剂，常法煎服。

三诊（2010-03-31）：疲劳乏力，怕冷，齿衄较少，脱发明显，手掌脱皮，大便尚调，口干不著。复查肝功：TP：85g/L，G：33g/L，BUN：8.81mmol/L，Cr：101μmol/L，AFP 正常，血常规正常（2010-03-23，市二院）。苔薄黄，质红，有裂纹，脉小滑。

处方：2010-03-10 方去地肤子，加地锦草 12g，山萸肉 10g。14 剂，常法煎服。

四诊（2010-04-14）：近况尚平，口服化疗药后手足脱皮，脱发，心慌，口干，食纳尚好，二便正常，尿意不畅，齿衄，时有渗血。血常规：WBC：5.93×10⁹/L。复查肝功：ALT 48U/L，AST 41U/L，r-GT 29.8U/L，a-L 岩藻糖苷酶：37U/L，AFP 2μg/L。苔黄，质红偏暗，脉细滑。

处方：2010-03-31 方去山萸肉 10g，加熟枣仁 20g。14 剂，常法煎服。

【按】患者初诊时疲劳乏力明显，食纳平平，以尿黄为主诉，结合病史、舌苔、脉象，辨其病机为湿热毒瘀互结、肝脾两伤、气阴交亏。予白薇、八月札、藤梨根、鬼馒头、炙鳖甲入肝经；白花蛇舌草、半枝莲、山慈菇清热解毒抗癌；潞党参、太子参、北沙参、麦冬、仙鹤草、炙女贞子、旱莲草益气养阴，滋肾养肝；炙鳖甲软坚化癥，活血化瘀，又可引诸药入肝经，直达病所，辅以健脾护胃等药物。因本病邪实与正虚并存，故在治疗上清热化瘀解毒与益气养阴并进，又以鸡内金等药物健其中焦，一则可防苦寒药物败胃，二则脾胃为后天之本，气血生化之源，脾胃健运可改善肿瘤患者生存质量。治疗后患者觉精神改善，不适明显减轻，后期复查肝功能等指标有改善。

2. 肝癌术后

李某，男，38岁。

初诊（2007-03-12）：发现慢乙肝大三阳8年，肝区常有隐痛，肝功能轻度损害，2005年用过干扰素抗病毒治疗，2006年12月外院行右叶肝癌切除术，术后复查曾有胆囊炎、胸水。CT：右叶肝癌，已手术切除，AFP维持在100μg/L左右，3个月前AFP＞10000μg/L。近查GGT 107U/L；AFP 168.5μg/L。刻下：右后背疼痛，面黄不华，两胁肋胀，噫气不舒，多食腹胀，大便日行一二次，尿黄。苔薄黄腻，质暗，脉小弦。病机：湿热瘀毒郁结，肝脾两伤。药用：醋柴胡5g，赤芍12g，八月札12g，潞党参10g，焦白术10g，仙鹤草15g，生薏苡仁20g，石打穿20g，白花蛇舌草20g，红豆杉12g，泽漆15g，半枝莲20g，漏芦15g，莪术10g，土鳖虫5g，生黄芪15g，龙葵20g，炙鸡内金10g，砂仁3g后下，水红花子12g。14剂，常法煎服。

二诊（2007-03-29）：药后右后背时有不舒，但痛感减轻，小便颜色变浅，但两胁肋胀，噫气不舒未见明显改善，苔黄薄腻，质暗，舌体稍胖，脉小弦。

处方：2007-03-12方加九香虫5g，旋覆花5g包煎，茜草根12g，狗舌草20g。21剂，常法煎服。

三诊（2007-04-30）：最近省人民医院查有左肝叶小阴影，介入1次，CT无明显差异。背痛或两侧胁肋痛，纳差，疲劳乏力，晨起口苦，面色无黄，二便尚可。

处方：2007-03-29方加紫草10g，法半夏10g，炒神曲10g，天花粉10g，茵陈12g，苦参6g。21剂，常法煎服。

【按】患者初诊时右后背疼痛、面黄不华、两胁肋胀、噫气不舒，以标实为主，故用柴胡疏肝行气解郁，赤芍酸甘化阴恐柴胡劫伤肝阴，八月札、石打穿、白花蛇舌草、红豆杉、泽漆、半枝莲、龙葵、漏芦清热解毒抗癌，莪术、水红花活血化瘀。而又因正气亏虚是肝癌发生的根本原因，结合患者面色不华、多食腹胀，辨证得出虚证以中焦脾胃虚弱为主，予党参、白术、炙鸡内金、砂仁健脾益气，使中焦健运则腹胀自除。二诊时患者两胁胀痛，予加大行气疏肝药力，选用九香虫、旋覆花等行气降气药，进一步疏理中焦气机，驱邪兼顾扶正，后患者自觉两胁胀痛、腹部胀满等不适均有所好转。

（叶丽红）

第七节　肠　癌

肠癌是多种致癌因素作用下发生在大肠黏膜上皮的恶性病变，包括结肠癌和直肠癌，是胃肠道常见的恶性肿瘤之一。

根据全国肿瘤登记中心收集的数据显示，以 2013 年为例：我国肠癌的发病率为 25.7/10 万人（男性 28.64/10 万人，女性 22.34/10 万人），新发病例约 34.8 万人，在所有恶性肿瘤发病中排名第 4 位。死亡病例约 16.5 万人，死亡率为 12.11/10 万人（男性 13.49/10 万人，女性 10.67/10 万人），在全身恶性肿瘤引起的死亡中位居第 5 位。

肠癌可发生于任何年龄段，其发病原因尚未完全阐明。早期可无症状或症状不明显，仅感腹部不适、消化不良等。随着癌肿发展，症状逐渐出现，表现为大便习惯改变、腹痛、便血、腹部包块、肠梗阻等，伴或不伴原因不明的贫血、乏力、消瘦、低热等全身症状。肿瘤因转移、浸润可引起受累器官的改变。

肠癌的诊断主要根据病史、临床表现和体征，结合辅助检查的手段，全面分析所获得的临床资料。纤维结肠镜检查可直接观察病灶，同时采取活体组织做病理诊断，作出肿瘤的定位与定性诊断。肠癌的治疗主要有手术治疗、放射治疗、化学治疗及靶向治疗。临床上一般应采取以手术为主的综合治疗，以期最大限度地根治肿瘤、保护脏器功能和改善患者的生活质量。

历代典籍中记载的"肠风"与"脏毒"的临床表现有下血、翻花疮等，这与肠癌等腹部肿瘤的临床表现相似，故古代医家对肠风与脏毒的病机认识，对当前肠癌的辨治仍有启发意义。如《寿世保元》论述脏毒下血，归纳出："脏腑蕴积湿热之毒而成……气血逆乱，荣卫失度。"认为病机涉及湿热、毒邪、气血（气机）失调。《严氏济生方》论脏毒下血："因热乘之，使血性流散，积热壅遏，血渗肠间。"指出病机涉及热邪外侵，内热壅遏，血不循经。《医学入门》论述翻花疮："因疮将敛，元气虚弱，肝火血燥生风。"病机则涵盖了正气亏虚、肝火内郁、血虚风燥。

一、病因

外感多由感受外邪引起，内伤多与饮食失调、情志不遂、体虚劳倦等有关。

1. 感受外邪

起居不慎，六淫之邪伤人，尤以湿为主，常夹寒、热等病邪。湿邪侵袭人体，湿邪黏滞，易困遏肠胃，阻滞气机，影响肠腑传导功能。湿邪蕴蓄不解，肠腑气机升降失调，水谷不得运化精微，停滞为湿浊，久可酿生癌毒，侵犯肠腑。

2. 饮食失调

暴饮暴食，嗜酒太过，或喜辛辣肥甘之品，伤及脾胃，酿生湿热；或其人平素恣食生冷，中阳受损，湿从寒化。湿热或寒湿壅塞肠中，与气血长久搏结，蕴生癌毒。

3. 情志不遂

郁怒伤肝，肝失疏泄，木横乘土，脾胃受制，运化失常；或忧思气结，脾虚不运，均致水谷不归正化，滞为湿浊。同时情志不舒，气机不畅，影响脏腑功能及气血的正常运行，气滞、血瘀、湿浊等多因素共同作用，久而酿生癌毒。

4. 体虚劳倦

脾主运化，胃主受纳，肠主传导。若因先天不足、高年或长期患慢性肠道疾病，久治不愈，可导致脾胃虚弱，中阳不健，运化无权，传导失司。日久正气亏虚，或外邪乘虚而入，湿浊、瘀血等病邪在体内留积，变生肠癌。

5. 癌毒走注

癌毒随血脉流窜走注，并在肠腑处停积，阻碍气机，酿生痰瘀，癌毒与痰、瘀搏结，形成新的肿块，表现为转移性肠癌。

二、病机钩要

1. 肠癌的基本病机是湿毒瘀结，肠腑通降失司

由于患者的禀赋有强弱、年龄有大小、病程有早晚、病情有轻重、病势有缓急、治疗有异同，虚实之间的标本主次常呈动态变化。除基本病机外，尚可见有气滞浊阻、湿浊瘀阻、湿热内蕴、痰瘀互结、癌毒走注、脾胃衰败、脾肾两虚、肝脾两伤、气阴两伤等兼夹病机。这些不同兼夹病机在某些阶段可能成为主要矛盾。

2. 主要病理因素为湿、热、瘀、毒，每多兼夹或复合为患

主要病理因素包括湿、热、瘀、毒等，其间常兼夹或复合为患，亦可涉及气滞、血瘀、湿热、瘀热、痰瘀、热毒、湿毒等。湿为阴邪，易困脾阳，脾受湿困，运化失职，则大肠无法传化，腑气不通。肠又属阳明之腑，易热易实。故肠癌多见湿毒为主，夹热兼瘀，常以气滞疼痛、化热灼肠、伤络出血为特征。病理因素常因不同患者，或同一患者不同病程阶段，或受治疗等因素的影响，表现为兼夹复合为患，但主次、轻重各有不同。

3. 病位主要在肠腑，与脾、胃关系密切，涉及肝、肾

由于脾主运化水湿，脾主升清，胃主降浊；大小肠分清泌浊，传导化物；脾胃健运失职，肠道则不能正常分清泌浊、传导化物，故与脾、胃关系密切。又由于肝主疏泄，可疏土助运；肾主命门之火，能温煦脾阳，故肠病又与肝、肾功能的正常相关。

4. 病理性质多属本虚标实，虚实兼夹

标实主要以湿、热、瘀、毒为主，本虚常见气血两虚、脾肾阳虚、肝肾亏虚等。一般病变局部为实，整体表现为虚。

5. 病机演变

初期邪盛为主，湿浊阻滞或湿遏化热，湿热下注，热盛为毒，蕴结肠腑，皆可引起传导失司、腑气不调。病程日久，癌毒肆虐，痰浊瘀滞更甚，正虚渐甚，肠腑由功能失调渐变为形质损伤，出现湿毒浊瘀互结；湿热伤阴，可见肝肾亏虚证；湿毒伤阳，亦可见脾肾双亏证。若为年老体弱，或经手术化疗等药毒所伤，多发展为气阴两虚，或气血不足。晚期癌毒走注：如至肺则见肺失宣肃，肺肠同病；至肝则肝失疏泄，肝脾不调；至骨则肢体拘急不展，关节疼痛。机体终因多脏虚损，气血衰微，化源匮乏而步入正气愈损、邪毒独留之恶境。

三、辨证要点

1.详辨病理因素

（1）湿：湿病为患，临床表现错综复杂，主要的辨识点是重浊、黏腻、濡滞。湿性趋下，可见排泄物或分泌物黏滞不爽，秽浊不洁；湿邪阻滞大肠，壅滞气机，腑气不通，可见脘腹痞胀、饮食量少、口中异味、兼身周困重、面色黧滞、舌苔厚腻或浊腻、脉滑实等症。湿浊进一步可凝聚成痰，形渐胀大，则腹部表现有形积块，推之难移，正如朱丹溪所言："凡人身上中下有块者，多是痰。"

（2）热：热的形成与其性质有关，肠属阳明之腑，易热易实。同时湿郁易化热，阻滞气机；久稽由气分深入血分，热甚伤津、动血。临证可见烦热口渴，腹痛，肛门灼热感，泻下脓血，色紫暗量多，里急后重。舌紫暗，或有瘀点，苔黄腻，脉涩滞或脉细而数等症。

（3）瘀：病机之瘀多在肠腑湿浊、气滞的基础上形成，但相对而言起病更缓，隐而难察。湿浊阻滞气机，日久必然影响气血运行，血瘀由生。瘀病的临床辨识点主要是疼痛、肿块、出血，故除了腹部有形之包块外，尚有便下脓血、黑便，面色晦滞，爪甲瘀紫，肌肤甲错，舌下脉络粗大暗紫等症。

（4）癌毒：湿热浊瘀等多种病理因素久蕴肠腑而产生癌毒之邪。癌毒复与湿浊、热邪、瘀血等不同的病理因素结合，表现出不同的病理性质。病重者，毒邪致病，病势较急，进展迅速，表现为下利秽浊脓血、或肠腑梗阻不通、腹中肿块迅速增大、消瘦明显、意识不清等症，伴有多脏腑转移。

2.辨析脏腑病位

病位主要在肠腑，与脾胃关系最为密切，涉及肝、肾。

脾主运化水湿，脾主升清，脾失健运，"湿气通于脾""脾虚则湿聚"。湿浊下注肠腑为病，可见小腹胀满疼痛、大便不通或黏滞不爽等症状。胃主降浊，肠与胃相连，肠病及胃，胃失和降，腑气不调，可见腹胀、便秘等症。同时，脾胃为后天之本，脾胃虚弱化源缺乏，则气血亏虚，可表现为疲劳乏力、面色萎黄或苍白、纳食减少、头昏心慌、脱肛下坠等症。

肝主疏泄，可疏土助运；肝失疏泄，则木郁土虚。可表现为腹痛、里急后重、恶心、胸闷等症。

肾主命门之火，能温煦脾阳。脾肾阳虚可见面色苍白、少气无力、畏寒肢冷、腹痛隐隐、遇寒则甚、大便溏薄等症。

除湿浊瘀毒滞于肠腑外，尚有癌毒走注所致者，如可见饮停胸胁、癌毒袭肺等证，表现为咳嗽、咳痰、咯血、胸水、胸痛等症。

3. 审察病性虚实

肠癌的形成与发展是邪正相争的过程，其病性之虚实始终处于消长变化的状态。虚证一般表现为腹痛隐隐、下腹坠胀、脱肛下坠、面色苍白、唇甲不华、少气无力、神疲懒言等气血不足证；亦有表现为畏寒肢冷、腹痛隐隐、遇寒则甚、五更泄泻、舌质淡、脉沉细无力等脾肾阳虚证；一些患者经放化疗等，可表现为气阴两虚，如口咽干燥、神疲乏力、舌红无苔等症。实证一般为湿浊瘀毒阻滞肠腑，表现为腹痛、腹部扪及包块、大便夹血或泻下脓血、大便带黏液等症。

四、治则治法

基本治疗原则以祛邪扶正为主，采用复法制方。祛邪法包括化湿、泄浊、祛瘀、通腑、清热、散结、解毒等法，扶正以补益气血、温补脾肾、滋养肝肾等法为主。抗癌解毒是肠癌的治疗核心，化湿泄浊为治疗关键，祛瘀通腑为治疗要点，扶正培本则为治疗根本。临证应依据病机证素主次，或病机兼夹、复合情况，确定祛邪与扶正的主次先后。肠癌初期正气未虚，邪亦不盛，以攻消为主；中期邪愈盛，正渐虚，治疗当以消补兼施；末期正虚为主，邪积已深，应当补中寓消，养正除积。

五、病机证素条目

1. 湿毒瘀结，腑气不调

主要证候：脘腹胀满疼痛，拒按，或腹内结块，里急后重，大便黏滞不爽，秽浊不洁或便秘，口中异味，周身困重，面色滞暗，苔黄厚腻或浊腻，舌质暗红，或暗紫，脉滑实。

基本治法：抗癌解毒，化湿泄浊，祛瘀通腑。

基本方：葛根芩连汤、枳实导滞丸、调胃承气汤加减。

常用药：葛根、黄芩、黄连、大黄、枳实、瓜蒌仁、木香、槟榔、莱菔英、大腹皮、生薏苡仁、仙鹤草、鸡血藤、藤梨根、鬼馒头、肿节风、炙刺猬皮、泽漆、白花蛇舌草、半枝莲、山慈菇等。

加减：湿郁化热，熏灼肠道，脉络受伤，兼见肛门灼热、便中带血，合用清热化湿之法，配合白头翁汤合槐角丸加减。常用药如白头翁、黄连、黄柏、厚朴、苍术、红藤、败酱草、槐角、地榆、白毛夏枯草、凤尾草、苦参、蒲公英等。便脓血者，加生地黄炭、槐花炭、血余炭、紫草、茜草凉血止血；大便秘结者，加生大黄、枳实、玄明粉、瓜蒌仁泻热通腑。

2. 热毒痰瘀，气阴两伤

主要证候：烦热口渴，腹部阵痛，便中带血或黏液脓血便、色紫暗、量多，里急后重，或大便干稀不调，肛门灼热坠痛，或有发热、恶心呕吐、胸闷口干、小溲色黄等症，舌紫暗，或有瘀点，苔黄腻，脉滑数。病久可见消瘦乏力，烦热失眠，口燥咽干，盗汗，舌质暗红有裂，苔黄薄腻，脉细数。

基本治法：清热化瘀，解毒散结，益气养阴。

基本方：黄连解毒汤、膈下逐瘀汤合沙参麦冬汤加减。

常用药：黄连、黄芩、大黄、苦参、红花、当归、川芎、山慈菇、半枝莲、墓头回、凤尾草、石上柏、红藤、败酱草、白花蛇舌草、生薏苡仁、椿根皮、土茯苓、沙参、麦冬、白芍、乌梅、玄参、石斛等。

加减：痰瘀互结，腹中触及坚硬、结节状肿块者，加土鳖虫、莪术、制大黄、蒲黄、五灵脂、炙乳香、炙没药、丹参等；热毒灼伤肠络，或伍小蓟、大黄炭、槐花炭、地榆炭、地锦草等清热凉血止血之品。

热毒炽盛，易耗气伤阴，在疾病的某些阶段，气阴两伤可成为主要病机。常用方有四君子汤、滋胃饮、一贯煎等，常用药如党参、太子参、白术、茯苓、炙甘草、怀山药、南北沙参、麦冬、白芍、乌梅、玄参、石斛等。大便不畅者，佐以炒枳实、厚朴、槟榔、瓜蒌仁、火麻仁等行气润肠通便。

3.脾虚不健，气血不足

主要证候：腹部阵痛，作胀，肢体困重，倦怠乏力，纳谷不馨，厌食油腻，面色苍白，唇甲不华，少气无力，神疲懒言，脱肛下坠，下腹坠胀，便下溏烂夹血，或便意难尽、臭秽，肛门渗液，舌淡，苔薄白，脉细无力。

基本治法：健脾补益气血，化瘀散结解毒。

基本方：香砂六君子汤、八珍汤加减。

常用药：潞党参、焦白术、茯苓、炙甘草、仙鹤草、生薏苡仁、黄芪、当归、芍药、川芎、地黄、红藤、败酱草、白花蛇舌草、半枝莲、泽漆。

加减：食纳不佳者，加陈皮、砂仁、炒山楂、炒神曲、炒麦芽、鸡内金等消食助纳；心慌失眠者，加酸枣仁、远志、柏子仁、夜交藤养心血安神；脱肛下坠，小便频数者，加升麻、葛根益气升清；便血加地榆炭、生地黄炭、旱莲草、仙鹤草凉血止血。

4.癌毒伤阳，脾肾双亏

主要证候：腹痛喜温喜按，或腹内结块，下利清谷或五更泄泻，或见大便带血，面色苍白，少气无力，畏寒肢冷，苔薄白，舌质淡胖，有齿痕，脉沉细弱。

基本治法：温补脾肾，化瘀散结。

基本方：附子理中汤、四神丸加减。

常用药：附子、黄芪、党参、白术、干姜、炙甘草、补骨脂、肉豆蔻、吴茱萸、肉桂、仙鹤草、生薏苡仁、红藤、败酱草、白花蛇舌草、半枝莲。

加减：便血量多色淡暗者，加灶心土、艾叶温脾和中止血；泻下无度者，合赤石脂禹余粮汤、连理汤、真人养脏汤等，常用药有诃子、石榴皮、赤石脂、禹余粮、补骨脂、煨肉果、五味子、乌梅、五倍子等固涩止泻。

5. 癌毒伤阴，肝肾亏虚

主要证候：腹痛隐隐，或腹内结块，便秘不畅，大便带血，腰膝酸软，头晕耳鸣，视物昏花，五心烦热，口咽干燥，盗汗遗精，月经不调，形瘦纳差，舌红少苔，脉弦细数。

基本治法：滋养肝肾，化瘀散结。

基本方：知柏地黄汤、二至丸加减。

常用药：女贞子、旱莲草、山药、山萸肉、生地黄、茯苓、丹皮、泽泻、知母、黄柏、仙鹤草、生薏苡仁、红藤、败酱草、白毛夏枯草、白花蛇舌草、藤梨根等。

加减：大便秘结者，加桑椹、麻子仁滋阴润肠通便；口干夜甚者，加用石斛、天花粉、北沙参滋阴润燥。伴虚火上炎者，加丹皮、知母、黄柏、牛膝、功劳叶等；伴虚风内动者，加牡蛎、龟板、珍珠母等。

六、临证备要

1. 通降为要，疏理气机

肠癌主要病理因素是湿毒瘀滞，腑气不利。临床表现为腹痛、腹泻、大便夹脓血、大便形态改变、排便困难、或腹部扪及包块等，CT、肠镜及病理检查可确诊。治以清肠化湿，祛瘀通腑为法。尤当注意的是，古有"腑以通为用""以通为补"的说法，故而遣方用药当始终注意行气通腑，常用药如枳实、瓜蒌仁、木香、槟榔、莱菔英、大腹皮等，不可轻用涩品，使邪恋不去。

肿瘤的形成，有一个从无形到有形的过程。多是在气机郁滞，升降失调的基础上，发展渐成有形之肿块。因此，在肿瘤的治疗中，理气解郁、疏利气机很重要。临证之时，常配伍枳壳、广郁金、青陈皮、砂仁等理气之品，气行通畅则诸药可达病所。反之，气滞还会影响整个药效的发挥。

2. 丰富给药途径，发挥中医特色

早在汉代张仲景《伤寒论》中就有用猪胆汁灌肠治疗便秘的记载。灌肠是一个比较好的给药途径，主要是通过肠壁的吸收，可利用肠壁半透膜的渗透性被迅速吸收，起到全身治疗的作用。特别对各种原因引起的不方便服药，或服药后呕吐的患者，作用更为显著。肠癌中晚期患者，临床常伴有完全或不完全性肠梗阻，治疗也较困难，此时可予以灌肠给药，克服经口给药的困难。如在麻痹性肠梗阻中，选用厚朴、枳实、大黄、黄连、槟榔、沉香、木香、橘皮等通里攻下，行气活血；在不完全肠梗阻中，选用蒲公英、白花蛇舌草、凤尾草等清热解毒、利水消肿。通过灌肠给药，增进肠道内容物的排空，减轻肠道水肿及瘀阻。

3. 特殊方药

（1）常用仙鹤草抗癌补虚：仙鹤草又名龙芽草、脱力草、止血草，为蔷薇科植物龙芽草的地上干燥部分。性平，味苦、涩。传统具有收敛止血、截疟、止痢、补虚等功效。《葛祖方》谓仙鹤草能"消宿食，散中满，下气，疗翻胃噎膈。"现代药理研究表明，仙鹤草具有较好的抑制肿瘤生长的作用。周仲瑛教授在治疗消化道肿瘤时，善用仙鹤草，认为本品性平，抗癌解毒兼能补虚，且能清热利湿。在治疗肠癌的复方中，补气健脾药与抗癌解毒药是重要组成部分，而健脾益气药常以四君子汤为基础方配伍仙鹤草、薏苡仁。

（2）合并梗阻时，配伍独角蜣螂与威灵仙：肠癌合并不完全性肠梗阻者，周仲瑛教授常在复方中配伍独角蜣螂或威灵仙。独角蜣螂，亦称独角仙，主产于江苏、安徽、山东、山西等地。性味辛、咸，寒，有毒；入肝、胃、大肠经；具有破瘀散结，息风定惊，止痛等功效。《金匮要略》鳖甲煎丸用之，即取其善破癥瘕之效。《孙天仁集效方》曾用治"膈气吐食"，独角者是其上品，力大而效专，破瘀通腑，常用在胃癌、食道癌、胰腺癌、大肠癌等消化系统肿瘤中，常用剂量2～3只。威灵仙始载于《开宝本草》，性味辛、苦，微温。具有祛风湿，通络止痛，消骨鲠的功效。《海上集验》有"威灵仙，去众风，通十二经脉，疏宣五脏冷脓宿水变病，微利不泻"的记载。现代研究表明，其对肿瘤尤

其是消化道肿瘤等有良好疗效，可以缓解食道部位癌肿所带来的吞咽不顺或困难等症。周仲瑛教授在此用之，是取其通利之性，通降气机，以疗腑实梗阻。

七、病案范例

1. 直肠癌术后疼痛案

吴某，男，46岁。

初诊（2009-03-12）：2008年5月行直肠癌手术。病理检查：腺癌，肿块侵及肠壁全层，脉管见癌栓，肠淋巴结可见癌转移（3/6）。术后化疗6个疗程，放疗25次。在此过程中，曾出现肠梗阻症状。刻下：原肛门处疼痛，平睡压痛难忍，坐位必须前倾。气短乏力，胸闷，面色晦滞无华。苔淡黄薄腻，质暗淡，脉小弦滑。病机：肠腑湿毒瘀结，脾胃虚败。

处方：潞党参12g，焦白术10g，茯苓10g，炙甘草3g，生苡仁20g，仙鹤草20g，炙刺猬皮15g，石榴皮10g，诃子肉10g，白花蛇舌草20g，制南星10g，九香虫5g，失笑散20g^{包煎}，龙葵20g，太子参12g，红景天12g，山慈菇12g，泽漆12g。14剂，常法煎服。

二诊（2009-03-26）：服药后原肛门仍疼痛严重，无渗出物，疲劳乏力，食纳尚好，尿频量多，口干，面黄不华，苔淡黄，质淡隐紫，细弦滑。

处方：2009-03-12方加独角蜣螂2只，乌药10g，乌梅肉6g，露蜂房10g，土茯苓20g。14剂，常法煎服。

三诊（2009-04-09）：服药后原肛门坠痛不减，腿软无力，大便正常，苔淡黄薄腻，质暗红有裂，脉细弦。

处方：2009-03-12方加生黄芪20g，升麻3g，桔梗5g，独角蜣螂2只，乌药10g，乌梅肉6g，露蜂房10g，土茯苓20g。14剂，常法煎服。

四诊（2009-04-23）：药后原肛门疼痛减轻，仍有坠感，手足时麻发软，气短，食纳、二便尚好。近日复查：CEA：237.2pg/L，CA199：797U/mL，CT示：左上肺结节，考虑转移，右下肺胸膜下小结节，骶前斑块影，肝区结构亦较致密，考虑有复发，右侧髂总血管旁有肿大淋巴结。无明显咳嗽，腰脊痛。苔淡黄，质暗红，脉细。

处方：2009-03-12方去石榴皮，加猫爪草20g，僵蚕10g，肿节风20g，炙蜈蚣2条，红豆杉10g，生黄芪20g，升麻3g，桔梗5g，独角蜣螂2只，乌药10g，乌梅肉6g，露蜂房10g，土茯苓20g，半枝莲20g。14剂，常法煎服。

五诊（2009-05-07）：服药后原肛门疼痛基本缓解，疲劳乏力稍减，大便正常，形瘦面黄，苔黄薄腻，质暗，脉细。

处方：2009-03-12方去石榴皮，加生黄芪30g，猫爪草20g，僵蚕10g，肿节风20g，炙蜈蚣2条，红豆杉10g，升麻3g，桔梗5g，独角蜣螂2只，乌药10g，露蜂房10g，乌梅肉6g，土茯苓20g，半枝莲20g。14剂，常法煎服。

【按】本例患者为直肠癌术后，因湿浊之毒蕴结肠腑，搏击痰瘀而成有形之结，加之癌毒狂夺体内精微以自养，故致正虚之象较为显著，刻下症状以疼痛为主。治疗上以益气健脾、化湿泄浊，祛瘀软坚、通腑止痛为主。初诊方以四君子、生苡仁、仙鹤草、太子参、红景天扶正益气兼健脾化湿；白花蛇舌草、龙葵抗癌解毒，制南星、失笑散、山慈菇、泽漆化痰祛瘀软坚；石榴皮、诃子肉涩肠；刺猬皮、九香虫化瘀止痛。复诊因坠痛缓解不显，加入生黄芪、升麻以助益气升提之效；独角蜣螂、蜈蚣、露蜂房等虫类药可加强行气活血止痛之效；为防止癌毒进一步发展，加入红豆杉、肿节风、土茯苓、半枝莲等提高抗癌解毒的力度。在整个治疗过程中，扶正祛邪兼顾，既考虑到患者以疼痛为主的标实一面，也全程兼顾到气血亏虚的一面，故疼痛症状逐步减轻，治疗2个月后基本缓解。

2. 直肠癌术后腹泻案

沈某，女，75岁。

初诊（2011-12-14）：2009年4月因肛门坠胀，便中带血，至当地医院就诊，确诊为直肠癌，手术后未做化疗。今年9月1日复查B超示：肝脏左右叶实性占位、肝门、胰周、腹主动脉旁淋巴结增大，胆囊炎、胆囊结石、胆总管轻度扩张（高淳县人民医院）。11月30日CT复查发现：直肠癌术后改变；肝脏多发占位；盆腔内小结节。近4个月来，大便频多，每日七八次，基本成形，肛门有异物阻塞感，坠胀不舒，间有腹痛，下肢浮肿。舌苔黄薄腻，舌质暗紫，脉细弦。拟从肠腑湿浊瘀结，通降失司，癌毒走注，气阴两伤治疗。

处方：炙鳖甲15g^{先煎}，潞党参10g，焦白术10g，茯苓10g，炙甘草3g，生苡仁15g，泽漆15g，肿节风20g，炙刺猬皮15g，诃子肉10g，土茯苓25g，北沙参10g，麦冬10g，生黄芪15g，石榴皮10g，露蜂房10g。14剂，常法煎服。

二诊（2012-01-04）：服药后大便次数较前减少，多则每日五六次，少则不行，尿量正常。自觉多食胃胀，下肢浮肿减而复发。舌苔薄黄腻，舌质暗隐紫，脉小弦滑。守法进退。

处方：2011-12-14方加炙桑白皮12g，地骨皮15g，莪术10g，路路通10g，半枝莲20g。28剂，常法煎服。

三诊（2012-02-08）：自诉服药后，近来腹泻基本控制。时有咳嗽，咳时腹痛，痰少不多，两下肢水肿。舌苔黄薄腻，舌质暗红隐紫，脉小弦。

处方：2011-12-14方加鸡血藤15g，天仙藤15g，炙桑白皮15g，地骨皮15g，半枝莲20g，南沙参12g，茵陈20g，垂盆草30g，白花蛇舌草20g，改泽漆20g。28剂，常法煎服。

四诊（2012-03-07）：药后腹泻基本缓解，有时夜晚排便二三次，成形不稀。有时腹痛，食干饭时明显。两下肢浮肿，按有凹陷。舌苔淡黄薄腻，舌质暗淡，脉细滑。

处方：2011-12-14方改生黄芪20g，泽漆20g；加鸡血藤20g，路路通10g，白花蛇舌草20g，半枝莲20g，炙桑白皮15g，垂盆草30g。28剂，常法煎服。

【按】患者直肠癌术后两年出现肝转移，病位涉及肠腑与脾胃肝肾，但以肠腑湿毒不尽贯穿始终。湿毒为患，主要表现为重浊、黏腻、濡滞。初诊时，症状以腹泻、浮肿为主，以健脾益气、化湿泄浊、通调腑气为基本治法。选用四君子汤健脾益气以固其本；生苡仁、土茯苓化湿泄浊，刺猬皮、诃子肉、石榴皮涩肠止泻缓其标；肿节风散结消肿减轻坠胀感；鳖甲、沙参、麦冬益气养阴；泽漆、露蜂房抗癌解毒；佐以生黄芪益气利水，减轻下肢浮肿。全方标本兼顾，二诊时腹泻即有明显减轻，故而加强对浮肿的治疗。桑白皮、地骨皮两药相合，既利小便又无苦泄伤阴之嫌；莪术、路路通行气利水，活络通经。三诊时腹泻基本控制，转而加强对于肠癌肝转移的治疗。既有白花蛇舌草、半枝莲的抗癌解毒常用对药配伍，也有茵陈、垂盆草清利肝胆湿热。四诊时情况进一步稳定，唯有浮肿症状仍在。原方基础上调整了益气利水的黄芪和行水消肿的泽漆用量，同时加用鸡血藤，与路路通相合，加强补虚和血、通络利水之效。

（李柳）

第八节　胰腺癌

胰腺癌主要指胰外分泌腺腺癌，是一种常见的胰腺肿瘤。其中，胰头癌约占 60%，胰体尾癌约占 20%，弥漫性癌约占 10%，还有少数部位不明。胰腺癌大多为导管细胞癌，占胰腺癌的 90% 以上，少数为腺泡细胞癌，其他如黏液性囊腺癌、胰岛细胞癌等则少见。2015 年数据统计显示，我国胰腺癌发病率在癌症发病率排名中上升至第 9 位，死亡率位列第 6 位。胰腺癌发病，男性高于女性，年龄以 45～65 岁最多见。

胰腺癌发病原因至今未明，一般认为是环境因素和遗传因素长期共同作用的结果。临床症状取决于癌的部位、胆管或胰管梗阻、胰腺破坏的程度及转移等情况。起病多比较隐匿，早期无特殊症状。一般胰头癌，尤其是胆总管受侵时，比较早出现黄疸、腹痛和上腹部不适等症状。而胰体、胰尾癌早期症状很少，出现明显症状时，病程多已进入晚期。常见有：腹痛、消化不良、食欲不振、恶心、呕吐、腹泻等消化道症状；消瘦、发热、血栓性静脉炎、症状性糖尿病，以及焦虑、急躁、抑郁、个性改变等精神症状。胰腺癌的影像诊断手段，包括 B 超、CT、MRI、EUS 与 ERCP、腹腔镜等。外科手术是胰腺癌最有效的治疗方法。绝大部分胰腺癌患者需要综合治疗，放疗、化疗、生物治疗及中医药治疗等可作为术后的辅助治疗或晚期肿瘤的综合治疗手段。

一、病因

1. 素体本虚

患者旧有宿疾，治不得法或失于调养，病邪久积，损伤正气；或年老体衰，正气本虚；正气内虚，脾胃运化失健，水湿内停，湿聚成痰，痰湿郁久化热；痰、湿、瘀、热互结，日久生毒，变生癌肿。

2. 七情怫郁

情志郁怒，肝气郁结，久则气滞血瘀；或木盛乘土，脾失运化，湿聚为痰，痰湿郁久化热。湿热瘀互结，酿生癌毒，结于胰腺，久而不解，变生肿瘤。

3. 饮食失调

嗜好烟酒辛辣，或恣食肥甘厚味，损伤脾胃，脾虚运化失常，水湿困滞；土虚木乘，气机运行不畅，气滞血瘀。水湿、瘀血内结，郁久化热，湿、热、瘀蕴结，日久成毒，变生癌肿。

4. 感受外邪

外感湿热毒邪，肝胆气机受阻，疏泄失常；气机不利，络脉不通，湿热毒邪与瘀互结，日久成毒，久留不去，变生肿瘤。

二、病机钩要

1. 基本病机为湿热瘀毒互结，脾胃虚弱

湿热瘀毒互结，脾胃虚弱是胰腺癌的基本病机。患者发病年龄、素体禀赋不同，病期、病情轻重、病势缓急有异，治疗的差别，虚实之间的标本主次常呈动态变化。除基本病机外，尚可见有肝胆枢机失和、脾失健运、脾胃升降失调、肝脾两伤、气阴两伤、脾肾两虚、肝肾亏虚、气滞瘀阻水停、癌毒走注、痰瘀阻络、浊毒上蒙心神等不同兼夹病机。甚至在某些阶段，这些兼夹病机可能成为主要矛盾。

2. 主要病理因素为湿、热、瘀、癌毒等兼夹或复合为患

胰腺癌的病理因素主要有湿、热、瘀、癌毒，常可兼夹或复合为患，亦可涉及气滞、痰瘀、水毒等。根据胰腺疾病的临床症状，中医将其归属于脾胃、肝胆病论治。由于"脾恶湿""诸湿肿满，皆属于脾""温为热之渐，火为热之极""五气化火""五志之火"，故胰腺癌发病多见湿热瘀毒相搏结，阻于胰体，以致肝胆疏泄失司、脾胃运化（升降）失调等。病理因素常因不同患者、或同

一患者不同病程阶段、或受治疗等因素的影响，表现为兼夹复合为患，但主次、轻重各有不同。

3. 病位主要在胰，与脾胃、肝胆关系密切，涉及肠腑、肺、肾、心（神）

胰腺癌的病位主要在胰。《医林改错》中首次提出了胰腺的名称为胰子，并认为其与脾胃、肝胆在解剖位置、生理功能及病理机制方面相互关联。因此，本病的发病首先与脾胃、肝胆关系密切。

由于肠腑和胃、胆一样，同属于饮食消化、吸收、排泄器官的重要组成部分，其在生理、病理上与脾胃关系密切；肺与肝在气机调节方面、肺与脾在宗气生成和津液代谢方面、心与肝及脾在血液运行和调节神志方面均有协同作用；肝与肾共同调节血、精和阴液的生成与转化。因此，本病发病日久，可影响到肠腑、肺、肾、心（神）等脏腑。

4. 病机演变

胰腺癌病理性质多属本虚标实，虚实夹杂。胰腺癌早期多以脾胃虚弱为本，湿热瘀毒互结胰体为标，二者均可见腹部肿块，脾胃损伤。中期多为癌毒侵袭，与湿热瘀相互搏结，阻滞气机，导致脏腑经络的功能失调，或脾胃升降失常，或胃纳失和、脾运不健，或肝胆疏泄不利，或肠腑传导失司等。晚期则为瘤体日渐增大，狂夺人体精微，则脾气日益亏虚，诸脏皆衰；癌毒广泛走注，若侵及心肾，则气化无权，津液内停，水气凌心犯肺；或痰湿浊毒，上蒙心神，则渐入昏迷或神昏谵语。

三、辨证要点

1. 详辨病理因素

（1）湿：胰腺癌病机之湿，当为内湿。内湿多由脾失健运，水湿停聚而成。但内湿与外湿在发病过程中又常相互影响。外湿发病多犯脾胃，致脾失健运，湿从内生；而脾失健运，又容易招致外湿侵袭。湿为阴邪，重浊黏滞，阻遏气机运行而出现气滞、气郁等证；湿蕴于内，久而不去，蕴成湿热、湿毒。故临床多表现为纳差食少、大便溏泄或排便不爽、脘痞腹胀、肢体困重、神疲倦怠嗜睡、恶心呕吐、胃脘痛、胁痛、黄疸、苔腻、脉濡或滑等。

（2）热：胰腺癌病机之热当为内热。气血津液郁滞不通，久郁皆可化热。正如薛生白所说的"热得湿而愈炽，湿得热而愈横"。热毒内盛，久则耗气伤阴，血瘀痰凝，久滞入络，积块形成，出现毒恋难清、正气内耗、顽固不化的局面，以致病情迁延日久，缠绵难愈。临床多见口干口苦、口渴心烦、发热、小便黄赤、便秘、舌红苔黄、脉数等症。

（3）瘀：胰腺癌病机之瘀的形成主要有三个方面：一为湿热蕴结，阻滞气机，妨碍血行，形成瘀血；或肝气郁结，气机运行不畅，气滞血瘀。二为热毒内盛，久则耗气伤阴，气虚无力行血，形成瘀血。三为阴津不足，脉道滞涩而成瘀血。瘀血是恶性肿瘤的一个重要病理因素，与癌毒互结之后，胶固之势更强，多表现为腹痛呈固定部位刺痛且夜间痛甚、腹部肿块、面色晦暗、口唇暗紫、舌质紫暗或有瘀点、瘀斑、脉涩。

（4）痰：痰是形成胰腺癌的重要病机因素。痰的形成多与脏腑、经络功能失调有关。癌病日久，伤及肺脾肾三脏，水液输布失常，津蓄成痰；或因病邪阻隔经络，气机不畅，津凝成痰，蕴结体内，阻滞络脉。痰的表现多为局部肿块、呕吐痰涎、胸闷或痛、神志错乱、嗜睡、苔腻，脉滑等。

2. 辨析脏腑病位

（1）病位在胰，主要与脾胃、肝胆相关：脾胃为后天之本，气血津液生化之源。脾为阴土，其性喜升，喜燥恶湿，脾运不健，则湿蕴不化；胃为阳土，其性喜降，喜润恶燥。肝为刚脏，体阴用阳，喜调达而恶抑郁，郁则化火、生风，其性易动而难静，病久延及他脏，尤易影响到脾，所谓"见肝之病，知肝传脾"；胆附于肝，主决断、贮藏、传送胆汁，泄注于胃肠，协助水谷的消化。肝气郁结，肝胆疏泄失司，脾胃运化失调，湿热瘀毒相搏结，阻于胰体而成肿块。脾胃功能失常，主要表现为腹泻、食少纳呆、恶心、腹胀或痛、呃逆、倦怠乏力或嗜睡、懒言、面色㿠白、水肿、腹水等症。肝胆功能失调主要见右上腹、胸胁或胀或痛，多与情志有关，得嗳气、矢气则舒；急躁易怒或情绪抑郁、喜太息、肝大、黄疸、呕吐、厌油腻、脉弦等症。

（2）涉及多脏：小肠主受盛、化物，分泌清浊；大肠主传导糟粕，排出体外。饮食的消化、吸收、排泄功能，是在胃、胆、肠腑等共同作用下完成的，脾胃、肝胆功能失调，肠腑传导功能失司，临床可见腹胀、腹痛、呕吐、便溏、腹泻或便秘等症。

肺主气，维持一身之气的充足与调节；肝主疏泄，调畅气机；脾主运化，吸收水谷之精气以生成宗气；肺主宣降、通调水道，吸入自然之清气以生成宗气。胰腺癌病机多为湿热瘀毒蕴结于胰体，肝脾失调而致病。肝火犯肺或脾肺两伤，则表现为咳嗽、胸痛，或咳喘、痰多、水肿、倦怠乏力、气短、声低懒言等症。

脾为后天之本，肾为先天之本。肝藏血，肾藏精，肝肾同源。胰腺癌病久，癌毒鸱盛，耗伤人体正气，脾肾两虚或肝肾亏虚，可表现为腹部冷痛、下利清谷、水肿，或腰酸、腰痛、头晕、耳鸣、目眩等症。

心主血，主神明；而脾主运化，化生心血，充养心神；肝藏血，主疏泄而调节情志活动。胰腺癌病久，可见心脾两伤、心肝火旺或癌毒走注，气滞血瘀痰阻，浊毒上蒙心神，表现为心悸、失眠、面色少华、急躁易怒、情志抑郁、神昏谵语、甚至昏迷等症。

3. 审察病性虚实

胰腺癌为病总属本虚标实，虚实夹杂。本虚以脾胃虚弱为主，也可见肝脾两伤、气阴两伤、脾肾两虚、肝肾亏虚等；标实以湿热瘀毒为主，又可涉及气滞、痰瘀、水毒等。临证需区分标本虚实主次：本虚为著者，重在补虚；标实为主者，重在祛邪。

四、治则治法

针对胰腺癌的基本病机，基本治则是祛邪扶正、复法制方，包括清热化湿、解毒化瘀、调和肝脾（胃）等法。临证应依据病机证素主次，或病机兼夹、复合情况，伍用健脾和胃、疏肝利胆、软坚消结、理气通腑、益气养阴、健脾益肾、滋肾平肝、化痰利水等法。祛邪贯穿始终，但要注意时时顾护脾胃之气。

五、病机证素条目

1. 湿毒瘀结，脾胃虚弱

主要证候：上腹满闷不适，或疼痛，或扪及包块，纳少，口中黏腻，便溏不爽，肢体困重乏力，或伴浮肿，面色晦暗，舌淡，苔白腻，或有齿痕，脉细或细滑。

基本治法：健脾理气，清热利湿，化瘀解毒。

基本方：六君子汤、平胃散合膈下逐瘀汤加减。

常用药：太子参、白术、茯苓、甘草、苍术、厚朴、法半夏、陈皮、砂仁、薏苡仁、仙鹤草、泽兰、莪术、石打穿、白花蛇舌草、半枝莲、龙葵、山慈菇、红花、丹皮、五灵脂等。

加减：疼痛较甚者，加延胡索、川楝子等；气血生化乏源，乏力气短者，加黄芪、党参、鸡血藤等；肝胃不和，泛酸恶心者，加黄连、吴茱萸、藿香、苏叶等；脾虚气滞，水湿内停者，加猪苓、茯苓、泽泻等。

2. 湿热毒瘀，枢机不利

主要证候：上腹胁肋部胀满不适或疼痛，或痛及腰背，发热，口苦，口渴不喜饮，形体消瘦，面色晦暗，纳少，乏力，身目黄染，尿黄，便干，舌质暗红，苔黄或腻，脉滑或数。

基本治法：疏肝利胆，清热化湿，化瘀解毒，扶正抗癌。

基本方：小柴胡汤、茵陈蒿汤合膈下逐瘀汤加减。

常用药：柴胡、黄连、黄芩、法半夏、枳实、赤芍、茵陈、栀子、大黄、砂仁、桃仁、红花、川芎、赤芍、五灵脂、莪术、石打穿、白花蛇舌草、山慈菇、漏芦、半枝莲、九香虫等。

加减：肝胃不和，泛酸恶心者，加吴茱萸、藿香、苏叶等；湿热瘀毒深伏者，加制南星、炙蜈蚣、水红花子、独角蜣螂、土鳖虫、炙鳖甲、炮山甲等；气滞湿阻水停，肝脾俱损者，加防己、川椒目、葶苈子、大腹皮等。

3.湿浊瘀毒，肝胃不和

主要证候：上腹部胀满不适或疼痛，餐后加重，形体消瘦，面色萎黄，纳少，嗳气，恶心呕吐，泛酸、口苦，舌质暗红，苔淡黄薄腻，脉弦滑。

基本治法：疏肝和胃，清热化湿，化瘀散结。

基本方：左金丸、旋覆代赭汤或橘皮竹茹汤加减。

常用药：黄连、吴茱萸、旋覆花、代赭石、法半夏、陈皮、砂仁、白术、煅瓦楞子、八月札、白花蛇舌草、莪术、石打穿、九香虫、炒莱菔子、仙鹤草、鸡内金、神曲等。

加减：腑气不通，大便干结者，加大黄、枳实、厚朴、全瓜蒌等；瘀毒互结，疼痛、腹部肿块明显者，加延胡索、川楝子、炮山甲、土鳖虫等；湿热偏盛，黄疸者，加茵陈、大黄、山栀子、竹茹等；气阴两伤者，加太子参、麦冬、沙参等。

4.湿毒瘀留，正虚邪实

主要证候：病至晚期，上腹部肿块，疼痛固定不移，夜间为甚，常见其他脏器转移，形体消瘦，神疲乏力，面色无华，头晕耳鸣，夜寐欠安，腰膝酸软，低热，纳少腹胀，舌红质暗，苔黄或腻，脉细小或滑。

基本治法：化瘀解毒，清热化湿，扶正抗癌。

基本方：鳖甲煎丸、沙参麦冬汤、八珍汤加减。

常用药：炙鳖甲、南北沙参、麦冬、太子参、白术、茯苓、当归、川芎、白芍、熟地黄、八月札、龙葵、莪术、石打穿、九香虫、法半夏、半枝莲、百合、知母、熟枣仁、远志等。

加减：大便秘结者，加大黄、瓜蒌、枳实；肝肾阴虚者，加女贞子、墨旱莲；湿热黄疸者，加大黄、茵陈、栀子；肝郁气滞者，加柴胡、香附、枳壳等；痰毒重者，加制南星、炙僵蚕、青皮、牡蛎等；疼痛较甚者，加延胡索、川楝子等。

六、临证备要

1. 病症结合，缓解症状

胰腺癌发现时多为晚期，临床症状较为突出，如黄疸、疼痛、梗阻等，此时在辨证论治的基础上，酌加对症治疗的药物。如疼痛重者，加全蝎、蜈蚣、九香虫等化痰散结，通络定痛；或加三棱、莪术、土鳖虫等破血行瘀之药。腹胀明显者，须辨属气、属水、属瘀：属气者，多因胰腺癌出现腹膜转移并发肠梗阻，加理气消胀之品，如乌药、莱菔子、大腹皮等调畅气机；属水者，常合五苓散、己椒苈黄丸，药用汉防己、葶苈子、猪苓、茯苓、泽泻等；属瘀者，当化瘀，体质佳尚耐攻伐者，酌情配伍破血行瘀之品。总体而言，无论是行气、利水或行瘀，多苦辛消散或渗利，注意勿伤正气。

2. 苦辛酸复法在胰腺癌的治疗中的应用

胰腺癌的基本病机为湿热瘀毒互结，肝脾（胃）不调，虚实夹杂。表现为厥阴阳明木土不调，故取辛开苦降酸收复法并用，能较快缓解症状，获得比较满意的近期疗效。味苦能泄，味辛能散，味酸能收。苦辛通降，开痞散结，苦酸涌泄，三法合用，有升有降，有散有收。适用于湿阻、气滞、痰凝、热郁等实邪停聚之病。常用药物有苦味的黄连、黄芩、川楝子等；辛味的陈皮、半夏、吴茱萸等；酸味的乌梅、五味子、芍药等。若有热郁阴伤，可复以甘寒之药，取酸甘化阴之意。

七、病案范例

1. 胰腺癌伴肝转移

倪某，女，56岁。

初诊（2006-04-10）：去年10月7日上腹疼痛连及腰背，持续1～2日不好。先后两次CT检查，诊断为胰腺占位、肝内多发性转移。现住江苏省中医院治疗，已行化疗3个疗程，超声刀15次。目前脘痛连及后背，临晚加重，影响睡眠，食纳尚可，腰酸背痛，大便正常。复查肝功能稍有损害，糖类抗原增高。苔薄黄腻，质暗红，脉细弦。病机为湿热瘀毒互结，肝胃失和。

处方：黄连 4g，吴茱萸 3g，法半夏 10g，炒枳壳 10g，赤芍 10g，白芍 10g，九香虫 5g，失笑散 10g，制香附 10g，乌梅肉 6g，炒延胡索 15g，川楝子 10g，莪术 10g，白花蛇舌草 20g，半枝莲 20g，红豆杉 15g，青皮 10g，片姜黄 10g，制南星 10g，炙蜈蚣 2 条。7 剂，常法煎服。

二诊（2006-04-17）：右胁肋痛引背后，需止痛药减轻，腰痛，口干苦，大便干结费力，肠鸣，尿黄，面黄不华，神萎，苔黄，脉细。

处方：2006-04-10 方加熟大黄 6g，桃仁 10g，沉香 3g^{后下}，炒莱菔子 15g，晚蚕砂 10g^{包煎}。7 剂，常法煎服。

三诊（2006-04-24）：脘痛连及后背，以右侧为重，稍有水声，恶心欲呕，大便开始通畅，纳差，尿黄，苔黄腻，质暗紫，脉细滑。

处方：2006-04-17 方加独角蜣螂 2 只，藿香 10g，苏叶 10g，罂粟壳 6g。14 剂，常法煎服。

四诊（2006-05-26）：家属代诉：口干苦，恶心，有时呕吐，目黄，浮黄，大便 2 日 1 次，尿频量少，腹中有水鸣音，饮食可食少量稀饭。病机为肝胆湿热瘀毒久郁，脾胃运纳失司。

处方：茵陈 20g，生大黄 6g，熟大黄 10g，黑山栀 10g，黄连 5g，吴茱萸 3g，法半夏 10g，藿香 10g，苏叶 10g，陈皮 6g，竹茹 6g，九香虫 5g，莪术 10g，独角蜣螂 2 只，炒枳实 25g，全瓜蒌 25g，槟榔 15g，炒莱菔子 15g，红豆杉 15g，青皮 10g，山慈菇 12g，砂仁 5g^{后下}，晚蚕砂 15g^{包煎}，煅瓦楞子 20g^{先煎}，白花蛇舌草 20g，半枝莲 20g，水红花子 15g，泽兰 15g，泽泻 15g，车前子 12g^{包煎}。6 剂，常法煎服。

五诊（2006-06-01）：目黄，面黄，肤黄，尿黄，口苦，恶心欲呕，口干欲饮，大便色黄。服药后胃中有火热感，泛酸。B 超示：肝转移，胰腺占位，肝内胆管扩张，腹腔积液，腹主动脉淋巴结肿大。苔薄黄腻，质暗，脉细滑。

处方：2006-05-26 方去九香虫、独角蜣螂、全瓜蒌、白花蛇舌草、炒莱菔子、红豆杉、青皮、山慈菇、砂仁，加陈葫芦瓢 50g^{煎汤代水}，沉香 5g^{后下}。14 剂，常法煎服。

【按】患者初诊时，以脘痛连及后背、临晚加重、影响睡眠、腰酸背痛为主诉。辨其病机为湿热瘀毒互结，肝胃失和。予以黄连、吴茱萸泄肝和胃；炒延胡索、川楝子、制香附、制青皮、失笑散、莪术、片姜黄、赤芍、九香虫行气疏肝，化瘀止痛；法夏、枳壳、制南星理气祛湿化痰；白花蛇舌草、半枝莲、红豆杉抗癌解毒；配伍白芍、乌梅肉养肝柔肝，以防伤正。二诊时患者疼痛减轻，但湿热瘀毒互结，肝胃失和，腑气不通。六腑以通为用，故在原方基础上加用熟大黄、桃仁清热解毒通腑，兼以理气化痰活血；沉香、炒莱菔子理气通腑；晚蚕砂加强化湿和胃。及至五诊时，患者病情发展，由于湿热瘀毒久郁，肝胆、脾胃俱病，肝胆疏泄失常，胆汁外溢而表现为黄疸；气滞、血瘀、水停腹中，表现为鼓胀。因此，改用茵陈蒿汤清热利湿退黄，左金丸疏肝和胃，同时配伍化瘀祛痰、抗癌解毒、行气利水等药物治疗。

2. 胰腺体尾部癌术后肝转移

褚某，男，70 岁。

初诊（2010-01-27）：2009 年 8 月腰背疼，无锡市人民医院诊断为胰腺癌，8 月 10 日胰腺体尾部切除，化疗 4 个疗程，反应不重。胸、腹部平扫＋增强 CT：胰腺尾部联合脾脏切除术后改变，肝内多发转移，后腹膜淋巴结肿大；胰尾区囊样低密度与前（2009-11-17）大致相仿；十二指肠局部壁增厚；右上肺胸膜下小结节，两肺少许条索影（2009-12-29）。目前一般情况尚可，腰背间有隐疼，食纳尚好，大便日行 2 次，口干，舌质光红，苔少，脉小弦滑。病机为湿热瘀毒互结，肝阴脾气耗伤。

处方：炙鳖甲 15g^先煎，北沙参 12g，麦冬 10g，川石斛 10g，天冬 10g，太子参 12g，白花蛇舌草 20g，龙葵 20g，石打穿 20g，半枝莲 20g，地骨皮 15g，赤芍 10g，白芍 10g，炙鸡内金 10g，炙女贞子 10g，炙甘草 3g，旱莲草 10g，仙鹤草 15g，潞党参 10g，山慈菇 12g，泽漆 15g，生蒲黄 10g^包煎，莪术 6g，八月札 12g，青皮 10g，炒神曲 10g。14 剂，常法煎服。

二诊（2010-03-10）：胰腺癌术后肝转移，化疗第 5 次出院，反应不重，未见骨髓抑制，生化正常，血常规正常。复查胸、腹部平扫＋增强 CT：右上肺胸膜下小结节，两肺少许条索影，与前片（2009-12-29）相仿；右肺上叶炎症，较前片部分吸收；胰腺尾部联合脾脏切除术后改变，肝内多发转移，后腹膜淋巴结肿大；胰尾区囊样低密度与前（2009-12-29）大致相仿，请结合临床，随访；右肾下极小片低灌注区，请结合临床（2010-02-20）。目前咳嗽有时咯痰色白不多，易汗，夜晚后背发热，餐后左上腹有胀痛感，口干口渴，嗳气较多，舌苔黄，质红略暗，有裂纹，脉细弦。

处方：2010-01-27原方加白薇15g，知母10g，炙鸡内金10g，夜交藤25g。14剂，常法煎服。

三诊（2010-05-12）：化疗7个疗程，胸腹部平扫＋增强CT：右上肺胸膜下小结节，两肺少许条索影，与前片（2010-02-20）相仿；右肺上叶炎症，较前基本吸收；胰腺尾部联合脾脏切除术后改变，肝内多发转移，腹腔后腹膜淋巴结肿大，较前进展；胰尾区囊样低密度与前大致相仿（2010-05-06）。目前一般尚可，腰背间有隐痛，疲劳乏力，手指麻木，左上腹痛胀感，口干，二便尚调，舌苔黄，质红有裂纹，脉小弦滑。

处方：2010-01-27原方去赤芍、白芍、炙鸡内金、潞党参、生蒲黄，加南沙参12g，鸡血藤15g，白毛夏枯草10g，知母10g，焦白术10g，茯苓10g。14剂，常法煎服。

【按】患者初诊时诊断为胰腺癌肝转移，行姑息手术治疗，术后行化疗，患者表现为虚实夹杂之证候。其主要症状是腰背间有隐疼，口干，大便日行2次，舌质光红，苔少，脉小弦滑。辨其病机为湿热瘀毒互结，肝阴脾气耗伤。患者既有虚的一面，又有实的一面，但虚象较为明显，故治疗时以鳖甲、炙女贞子、旱莲草、赤芍、白芍、北沙参、麦冬、川石斛、天冬、太子参、潞党参、炙鸡内金、炒神曲、炙甘草等养阴柔肝、益气健脾；同时鳖甲又有软坚散结之效。因癌毒贯穿于胰腺癌发病始终，主要依附于湿、热、瘀邪，因此在扶正治疗基础上，配伍应用白花蛇舌草、龙葵、石打穿、半枝莲、仙鹤草、山慈菇、泽漆、莪术、生蒲黄、八月札、青皮等清热利湿，化瘀解毒之品以抗肿瘤治疗，扶正与祛邪兼顾。

（张玉）

第九节　肾　癌

　　肾癌又名"肾腺癌"，是源于肾实质泌尿小管上皮系统的最常见的肾脏恶性肿瘤，约占肾脏恶性肿瘤的80%。肾癌包括起源于泌尿小管不同部位的各种肾细胞癌亚型，以肾脏上下极处多发。根据病理组织学特征，临床中常将肾细胞癌分为11类：肾透明细胞癌、肾嫌色细胞癌、未分类肾细胞癌、肾乳头状腺癌型（Ⅰ型和Ⅱ型）、Bellini集合管癌、髓样癌、多房囊性肾细胞癌、神经母细胞瘤伴发癌、Xpll易位性肾癌、黏液性管状和梭形细胞癌分型等，其中以透明细胞癌最为常见。肾癌占成人恶性肿瘤的2%～3%，各年龄段人群均可见到，以中老年人为高发群体，致死率较高，危害较大。据流行病学研究，各类肾癌发病率有逐年上升趋势。

　　肾癌的临床表现繁多，以泌尿系症状多见，如肿块、腰痛、血尿（为肾癌"三联征"）等；有时可见部分内分泌症状，如发热、高钙血症、血压异常、红细胞增多症等；亦有全身症状表现，如不明原因的乏力消瘦、食欲不振、面黄、咳嗽咯血、午后低热，或刚发觉时就有淋巴结转移等症状。肾癌的具体病因和致病机制不明，一般认为与吸烟、饮食、肥胖、遗传、高血压等因素有关，导致肾脏占位，压迫周围组织，引起全身内分泌异常。治疗上，现代医学主要以手术切除（包括单纯性肾癌切除术和根治性肾癌切除术）为主，辅以放化疗及其他对症治疗等。

一、病因

　　由于先天不足或后天失养，加之外感邪气、情志内伤等原因，蕴生癌毒，侵袭人体，耗伤脏腑气血，导致气滞、血瘀、痰凝、湿阻等，相互交结而发为肾癌。

1. 先天不足或后天失养

先天肾脏不足，功能失调；或后天脾虚，气血生化乏源，肾失所养，导致机体正气不足，则易受寒湿、瘀浊等邪侵袭，进而发展为肾癌。

2. 饮食失宜

饮食不洁，食毒内侵，或者暴饮暴食，或偏嗜生冷、辛辣等损伤脾胃，气血化生不足，进而肾失所养；或脾虚失于运化，则痰湿内盛；或湿性趋下，易阻滞下部气机，导致气滞、血瘀、痰凝等，伤及肾脏而发为本病。

3. 情志不畅

情志失调，恐惊过度，则气机逆乱，直伤肾脏；或忧思恼怒，使肝失条达，气郁化火，炼液为痰；或气机阻滞，瘀血内生；或肝胆疏泄失常，痰湿内生，痰湿瘀阻下焦肾脉而发为肾癌。

4. 外感六淫邪毒

风、寒、暑、湿、燥、火六气过极，易侵袭机体而为害。六淫为病，常常多种邪气杂合致病。风为百病之长，风邪常夹湿、夹寒为病。《灵枢·百病始生》言："积之始生，得寒乃生，厥乃成积。"寒邪侵袭，闭阻血脉，气血运行不畅，瘀血、痰浊内生，聚于局部而成积块，可见肾癌的发病与寒邪关系密切。"浊邪居下""湿性趋下"，湿邪伤人，则下部肾脏多伤，导致肾脏气血瘀滞而发为该病。湿邪在肾癌发病中占有重要地位。

5. 劳倦过度

形劳太过，伤及脾胃，导致气血生化乏源；或房事频繁，耗伤肾精，正气不足，外邪趁虚而入，发为肾癌。

二、病机钩要

1. 正气不足是发病之基

正气不足，脏腑功能失调，是肾癌发病之内在因素。正气不足，关键是肝脾肾不足。脾为后天之本，气血生化之源，脏腑肢节皆赖于此；脾虚，则化生气血不足，正气亏损，易受邪侵。肝肾位居下焦，肝藏血而肾藏精，精血同源；肝主疏泄，可调畅气血，肾主闭藏，可固摄精血；肾藏元阴元阳，五脏之阴非此不能滋，五脏之阳非此不能发；肝肾不足，则湿毒等邪易下注而发为本病。

2. 湿热瘀毒交结为患是病机关键

肾癌为病，绝非单一病机，常常肝肾亏虚、肝胃不和、肺肾两虚、湿浊下注、气滞血瘀等多种病机交错。疾病早期，多为气滞血瘀，正虚不甚，癌毒轻浅；中期，多为痰湿瘀胶结，正气渐虚，癌毒渐盛；后期，诸脏腑功能亏损，邪毒壅盛。邪盛毒深是病机的主要方面。

"毒寓于邪""毒随邪入"，癌毒致病，常常多种病理因素交织而共同为病，如湿邪、痰浊、瘀血、热毒、气郁等，其中以湿热瘀毒为主。湿性趋下，湿性重浊、黏腻，易阻滞气机，影响气血运行，进而导致痰凝结块等。故肾癌为病，多见湿邪。湿又易化热，热灼血脉而见血瘀，湿炼液为痰而见痰凝痞块等。痰湿瘀凝结，常常并见而为害。

3. 病位在肾，涉及多个脏腑

肾癌的病位主要在肾，又与肝关系密切。因精血同源、藏泄互用、阴阳互滋互制，肝肾常常盛则同盛、衰则同衰。脾肾为先后天之本，先后天互滋互助，肾损常有脾虚湿阻为先，肾阳损伤又会加重脾失健运。由于金水相生，病久癌毒化火伤阴，可见肺肾阴虚。癌毒夹火上扰神明，又可见心神病变等。

三、辨证要点

1. 辨病理因素

肾癌乃是多种病理因素相互交织而为害，主要的病理因素有湿、瘀、毒、火热、痰、寒、郁等。

（1）湿：湿性重浊，易阻滞气机。湿性趋下，肝肾位居下焦，由于外感、或饮食生冷等，常见外湿或内湿之邪为病，出现小便不畅、腰膝酸困、下肢水肿等。

（2）瘀：肾癌致病，非一朝一夕，"久病入络，久病必瘀"，由于气虚、气滞或湿阻等进而导致血瘀，故肾癌常见血瘀为害。

（3）癌毒：癌毒是一种对人体有严重伤害的毒邪，是导致肾癌发生的一种特异性致病因素，是在内外多种因素综合作用下，人体脏腑功能失调基础上，依附于其他病邪而产生的。癌毒与不同的病理因素结合，可表现不同的病理性质。

（4）火热：由于嗜食辛辣、五志过极、痰瘀日久等，导致火热内生。火又易煎灼津液而为痰、为瘀，火热灼伤血脉，迫血妄行而见尿血等症。

（5）郁：主要是指疾病过程中脏腑功能失调、人体气血郁滞不能畅通的病理状态，以气郁为主。情志不畅、痰瘀内停等而见气郁。

2. 辨析脏腑病位

肾癌的病位在肾，与肝关系密切，可涉及脾胃、肺等多个脏腑。

肾癌病位主要在肾，由于肝肾同居下焦，肝之疏泄与肾之闭藏互用，精血同源，肾阴与肝阳互制平衡，肾阳又可资助肝阳，肝肾关系极为密切。肾癌为病，常并见肝失疏泄、肝阴亏虚等证。又由于脾胃为生痰生湿之源，肺金与肾水相生，故本病日久又可见脾胃、肺、心等病。

3. 察病性虚实

肾癌一病总属本虚标实，虚实夹杂。本虚以肝肾亏虚为主，亦可见脾肾阳虚、肝肾阴虚、肺肾两虚等；标实以湿毒痰瘀为主，又可涉及寒毒、风火、水饮等邪。临证需整体把握，细察疾病是以本虚为主，或是以标实为主，治疗或重在补虚，或重在祛邪。

四、治则治法

由于本病病势缠绵，病情复杂，患者常兼见多种病机。周仲瑛教授常采用复法结合，灵活施治。以抗癌解毒、驱邪扶正为基本治疗大法。正虚明显的，以补虚为主；邪实较剧者，以祛邪为先。临证将固护胃气的思想贯穿疾病治疗的始末，以期气血生化有源，增强正气。具体的治法主要有补益肝肾、疏肝和胃、益气养阴、化痰散结、活血化瘀、抗癌解毒、清热祛湿、行气解郁等。

五、病机证素条目

1.肝肾亏虚，湿毒内蕴

主要证候：腰膝酸软隐痛，头昏乏力，耳鸣，双目干涩，视物模糊；舌质红或暗红，舌苔黄腻或薄黄，脉细或细滑。

基本治法：补益肝肾，解毒祛湿。

基本方：二至丸合六味地黄丸加减。

常用药：鳖甲、生地黄、旱莲草、女贞子、枸杞子、制黄精、茯苓、山萸肉、泽泻、土茯苓、鬼馒头、半枝莲、白花蛇舌草等。

加减：阴虚内热者，加功劳叶、黄柏、知母、龟板、玄参、白薇、牡蛎等。肾虚肝旺者，加醋柴胡、夏枯草、钩藤等；肾气不固，气不化水者，加山萸肉、煨益智、覆盆子、炒桑螵蛸、乌药、金樱子、芡实、炙刺猬皮等；气虚不固者，加生黄芪、党参、焦白术、山药、炙甘草等。

2.气阴两伤，湿毒瘀阻

主要证候：腰膝酸软疼痛，疲劳乏力，五心烦热时作，口干欲凉饮，小便短赤；舌质红，苔黄腻，脉细滑。

基本治法：滋阴清热，祛湿化瘀。

基本方：沙参麦冬汤合青蒿鳖甲汤加减。

常用药：太子参、炙鳖甲、南北沙参、天冬、麦冬、丹皮、赤芍、泽泻、通草、土茯苓、鬼馒头、半枝莲、白花蛇舌草等。

加减：肝胃不和者，加茯苓、陈皮、黄连、吴茱萸等；呕吐者，加旋覆花、代赭石、橘皮、竹茹等；脾肾阳虚者，加仙灵脾、肉桂、黄芪、制附片、淡干姜、鹿角霜等。

3.肝胃不和，脾虚湿盛

主要证候：腰部酸沉疼痛，脘腹胀满，尿血，纳食较差，疲劳乏力，口黏，恶心泛酸；舌质淡暗，苔黄腻，脉细或细滑。

基本治法：调肝和胃，利湿化浊。

基本方：四君子汤合左金丸加减。

常用药：潞党参、焦白术、茯苓、黄连、吴茱萸、法半夏、陈皮、炙甘草、蒲公英、山慈菇、半枝莲、白花蛇舌草等。

加减：痰瘀互结，癌肿未消者，加鳖甲、地鳖虫、炮山甲、牡蛎、海藻等；癌毒或热毒偏盛者，加漏芦、肿节风、鬼馒头、土茯苓、山豆根等。

4.阳虚寒凝，水湿内停

主要证候：腰酸冷痛，胸闷，畏寒怕冷，或肢体浮肿，或口干不欲饮；舌质淡暗，舌苔黄或黄腻，脉细或滑。

基本治法：补益脾肾，利水祛湿。

基本方：真武汤、防己黄芪汤、己椒苈黄丸合五皮饮加减。

常用药：制附片、生黄芪、汉防己、大腹皮、猪苓、茯苓、桑白皮、葶苈子、炒白术、川椒目、淡干姜、陈皮、半枝莲、白花蛇舌草等。

加减：小便不通者，加桂枝、泽泻、猪苓、薏苡仁等；胃气上逆者，加代赭石、法半夏、吴茱萸、旋覆花、藿香等；兼有血瘀阻滞者，加桃仁、丹皮、丹参、肿节风、鸡血藤、露蜂房、八月札、鬼馒头等。

六、临证备要

1.审证求机，知常达变

肾癌多以湿热瘀毒、肝肾亏虚为基本病机，临床多以腰痛、尿血、肿块等为主要表现，多以邪气实为主要矛盾，徒补其虚，这些证候反而会逐渐加重。因此，肝肾阴虚为缓，湿毒痰瘀为急。治疗应首重祛邪，清热化痰、祛湿利浊、活血化瘀以治其标，实为治疗过程中的关键环节。肾癌转移多为肺转移和会阴转移，辨证其为癌毒走注，下焦湿毒浊瘀互结，肺肾两伤，故以攻为主，扶正佐之为佳。

肾癌多见于中老年人，由于肾为先天之本，肾元为先天之气，故肾元不足，肾脏功能衰退是引起邪客于肾而导致发病的基本原因和决定因素。肾元亏虚不仅是肾癌发生的内在原因，也是其疾病发展之结果。癌毒一旦入侵，加重病情，加快病程，肾脏元气日渐虚弱，无力制约癌毒，则癌毒愈强，又愈益耗伤气血。如此反复，则癌毒与日俱增，机体愈益虚弱，终致毒猖正损，难以回复之恶境。滋养肝肾或益气养阴，可增强正气，提高机体免疫力，减轻祛邪药物毒副作用。扶正可恢复正气，有利于抗癌消肿。但较之于扶正，祛邪则有利于直接抑制、缩小、消散有形之瘤体，畅通痹阻之经络，改善尿血、肿块、腰痛等主要症状，反过来又为匡扶正气带来一线生机。

肾癌患者早期正虚，湿热蕴肾，或湿热阻滞脉络，或湿热蕴结，久则成痰成块，致使尿血腰痛。中期脾肾受损，湿热蕴结，气滞血瘀，血热妄行，以心血亢盛、瘀血内阻多见。晚期正气虚损，气血两虚，毒癌走窜，癌邪被攻，余毒未清，多表现为气阴气血两伤。但疾病的发展，特别是肾癌，一经发现，已属晚期，临床各期症状复杂重叠，临床用药，当以辨证为主。因此，在辨证论治基础上，结合其病理因素不同，选用相应的抗癌解毒、扶正培元的药物，可以提高临床疗效。

2. 灵活使用抗癌解毒药

肾癌的病机错综复杂，但其癌毒总是嚣张的，故在辨证论治的基础上使用抗癌解毒药是必需的。周仲瑛教授特别强调抗癌解毒之法在肿瘤治疗中的主导作用，即所谓"解毒即是扶正"。抗癌祛邪应该是积极的、主动的、进攻性的治疗，而扶正则是防御性、被动性、自卫性的姑息疗法。结合肾癌的具体病位，应酌情使用利湿兼抗癌解毒之品，如泽漆、肿节风、山慈菇、仙鹤草、制南星、猫爪草、红豆杉、露蜂房、僵蚕、蜈蚣、白花蛇舌草、龙葵等。近几十年临床及实验研究表明，清热解毒药有一定的抑瘤作用，结合辨证及归经，顾护脾胃，合理选用清热解毒药，具有良好的效果。

3. 慎用虫类药

虫类药因其搜邪破瘀之力强大，具有"以毒攻毒"之性，常被称为"攻毒药"。常用的包括蜈蚣、僵蚕、蜣螂、炙蟾皮、全蝎等。癌毒往往集凶、顽、痼于一体，机体一旦被袭，病情险恶，病位深伏；一旦与痰、瘀之邪相互搏结，病势难遏。故非虫类搜剔之品不能引药力达病处，以获搜毒、剔毒、除毒之功。

但周仲瑛教授认为，肾癌患者在选择虫类药时要慎重，因其以肾虚为多，患者体质较弱，用虫类药恐不耐攻伐。此外，虫类药辛散而燥，作用峻利，可能伤及胃气。

七、病案范例

1. 乳头状肾细胞癌

徐某，男，27 岁。

初诊（2009-04-30）：患者于 2002 年因"胆结石"行胆囊切除术。2009 年3 月初因"左侧腰背不舒"，在南京军区总院诊断为"左肾乳头状肾细胞癌"，于3 月 5 日行"左肾切除术"。术后常觉胃中嘈杂，胀痛时作，疲劳乏力，食少，晨起口苦，胆区不舒，大便不实日 2 次。胃镜示：慢性胃炎，胆汁反流，HP 阳性，经抗菌治疗后转阴。苔黄薄腻，质红，脉细滑。基本病机：肝胃不和，脾肾两虚，胃肠湿热。

处方：潞党参 10g，焦白术 10g，茯苓 10g，炙甘草 3g，川黄连 3g，吴茱萸3g，炒白芍 10g，陈皮 6g，法半夏 10g，藿香 10g，苏叶 10g，防风 6g，炙乌贼骨 20g，竹茹 6g，炙香附 10g，砂仁 4g^{后下}，地枯萝 12g，怀山药 12g，炒六曲10g，炒延胡索 12g，九香虫 5g。14 剂，常法煎服。

二诊（2009-05-14）：药后胃胀减轻，嘈心好转，稍有恶心，昨日餐后脘痞，胆区有不适感，大便不实，腰酸。舌苔黄，质暗红，脉细弦。治守原意加减。

处方：2009-05-14 方去防风，加厚朴 5g，广郁金 10g，炮姜 5g。14 剂，常法煎服。

三诊（2009-12-03）：患者坚持服药半年余，期间多次复查多项肿瘤标志物基本正常。刻下：偶有胃中嘈杂，腰酸，口干，矢气多。舌苔黄、中后薄腻，质红，脉细滑。

处方：潞党参 12g，焦白术 10g，茯苓 10g，炙甘草 3g，怀山药 12g，桑寄生 15g，杜仲 12g，鸡血藤 15g，川续断 15g，法半夏 10g，炙乌贼骨 20g，藿苏叶各 10g，白芷 10g，陈皮 6g，竹茹 6g，砂仁 3g^{后下}，蔻仁 3g^{后下}，制香附 10g，炒枳壳 10g，炒六曲 10g，南沙参 10g，北沙参 10g，佩兰 10g，仙鹤草 15g，生薏苡仁 10g，炒薏苡仁 10g。14 剂，常法煎服。

本患者经过两年多的随诊，周仲瑛教授基本以上方为主，随症加减调理。现患者食纳如常，无明显不适，精神状态良好，多次复查多项肿瘤标志物均正常，患者已经正常工作。

【按】肾癌为病，肝肾亏虚为本，湿瘀等邪为标。该患者先天禀赋不足，后又行胆囊切除术，则正气耗伤，脾肾亏损。土虚，不能化生气血以养木，则肝木不升、胆胃不降而见口苦、胆区不适、嗳气泛酸等症。土虚，无力运化水谷精微，故见乏力、食少；津液不布，而见大便不实。脾肾虚弱，湿浊内蕴，久郁化热，耗伤津液，故见舌质红、苔黄薄腻、脉细滑。本病本虚标实，虚实夹杂，以脾肾亏虚为本，湿热瘀毒互结为标。

周仲瑛教授治疗该病，采用复法大方，依证揉和左金丸、六君子汤、痛泻药方、藿朴夏苓汤、苏叶黄连汤、参苓白术散、温胆汤等方于一体，随症加减，标本兼顾，面面俱到。以吴茱萸、黄连清泄肝火，降逆止呕；党参、白术、茯苓、甘草益气健脾，扶助正气；陈皮、半夏、砂仁、香附疏肝理气，调和肝胃；防风、苏叶、白芷祛风胜湿，散寒止痛；炮姜温中补虚；藿香、砂仁、苡仁、厚朴芳香化湿，理气和胃；竹茹清热化痰，除烦止呕；炒延胡索、九香虫、广郁金活血止痛，行气解郁；川续断、杜仲、骨碎补补益肝肾，强筋健骨。诸药合用，共奏清肝泻火、理气和胃、健脾渗湿、补益脾肾、祛湿泄浊之功。后诊随症加减施治，药证相合，故疗效凸显。

2. 肾癌术后

王某，女，75岁。

初诊（2004-10-29）：患者于 2001 年发现尿血，经检查确诊为左肾癌，后行左肾切除术。术后至 2004 年 8 月共行膀胱灌注 6 次。刻下：疲劳乏力，左腹部坠胀感，尿频、夜尿 3 次，大便二日一行，纳差，口干不苦，怕冷，消瘦，面黄。肾穿病理示"肾盂移行细胞癌 1 级，侵及固有层"；2004 年 4 月膀胱镜活检示"移行上皮细胞癌 1 2 度"。舌苔薄黄腻，质暗，脉小滑。病机：下焦湿热瘀滞，肝肾亏虚。

处方：生地黄12g，山萸肉10g，茯苓10g，泽泻10g，炙女贞10g，旱莲草10g，黄柏6g，知母6g，白花蛇舌草20g，半枝莲20g，乌药10g，沉香3g^{后下}，失笑散15g^{包煎}，九香虫5g，怀山药10g。14剂，常法煎服。

二诊（2004-11-17）：药后左腹部痛减，右胁胆区时痛，午后肠鸣明显，大便二日一行，口干，夜尿2～3次，夜寐头痛，矢气多。查头颅CT示脑供血不足。舌苔薄黄腻，质暗红，脉小弦。

处方：2004-10-29方加煨益智仁10g，大腹皮10g，炒枳壳6g，川芎6g。14剂，常法煎服。

三诊（2004-12-15）：患者头昏痛，夜晚明显，胃中灼热感，不吐酸，不胀，左下腹坠胀减轻；大便转实，大便通畅成形，二天一行；口干频饮。舌苔黄薄腻，质暗红，脉小弦滑。基本病机：肾虚肝旺，湿热瘀滞，脾虚气滞。

处方：天麻10g，白蒺藜10g，川芎10g，黄连4g，吴茱萸3g，法半夏10g，炒枳壳10g，大腹皮10g，乌药10g，黄柏6g，知母6g，泽泻10g，沉香5g^{后下}，九香虫5g，失笑散10g^{包煎}，白花蛇舌草20g，半枝莲20g。14剂，常法煎服。

四诊（2005-08-17）：患者头痛一度缓解；旬来头昏头晕，恶心欲吐，口黏乏味，口干欲饮，肛口有便意、三日一行。舌苔黄薄腻，质暗红，脉小弦滑。

处方：天麻10g，白蒺藜10g，法夏10g，茯苓10g，陈皮6g，炒枳壳10g，竹茹6g，潞党参10g，焦白术10g，楮实子10g，泽兰12g，泽泻12g，桑寄生15g，藿香10g，佩兰10g，苦丁茶10g，黄连2.5g，白花蛇舌草20g，半枝莲20g。14剂，常法煎服。

【按】肝肾同居下焦，因精血同源、疏泄与闭藏互用、阴阳互制，肝肾关系密切，常常相互影响。湿性趋下，故常见下焦病变。该患者湿热瘀阻下焦，耗伤肝肾之阴。湿性重浊，阻滞气血，故见左腹部坠胀感、疲劳乏力；肝肾亏虚，故见口干、怕冷等症。初诊以知柏地黄汤合二至丸加减。以生地黄、山萸肉、茯苓、泽泻、炙女贞、旱莲草、黄柏、知母、怀山药滋养肝肾，清热利湿；以白花蛇舌草、半枝莲抗癌解毒；以乌药、沉香、失笑散、九香虫理气活血，以复气化。三诊时，患者头昏痛，胃中灼热，为肾虚肝旺、湿热瘀滞、脾虚气滞所致。用半夏白术天麻汤、左金丸合知柏地黄丸等加减，以平肝息风、清热利湿、滋养肝肾。四诊时患者头晕头痛、恶心呕吐，为肝木乘土所致，方用半夏白术天麻汤合六君子汤等加减，以平抑肝阳，健脾扶土。

3. 肾癌放化疗术后

邹某，男，53岁。

初诊（2005-03-24）：患者于2004年年底行"右肾癌手术切除"，并行放化疗治疗3次。刻下：咳嗽，胸闷，时气短，口干，左肾区酸痛，精神良好，大便正常，尿时黄。舌苔黄腻，质暗红，脉细滑。查血生化示：谷草转氨酶46U/L，尿酸525mmol/L。基本病机：肺肾两虚，气阴交亏，癌毒瘀郁。

处方：南沙参12g，北沙参12g，天冬10g，麦冬10g，太子参12g，生黄芪15g，炙鳖甲15g^{先煎}，枸杞子10g，炙女贞10g，旱莲草10g，山慈菇15g，肿节风20g，漏芦15g，猫爪草20g，仙鹤草15g，薏苡仁15g，露蜂房10g，土茯苓30g，半枝莲20g，白花蛇舌草20g，泽漆20g，龙葵20g，川草薢15g。14剂，常法煎服。

二诊（2005-04-25）：患者病情已基本稳定。查全胸片示：放射性肺炎。刻下症见咳嗽不多，胸不闷，爬楼梯则胸闷气短，口不干，腰微酸，尿黄，大便尚畅。舌苔中后部黄腻，质暗紫，脉细滑。效不更方，上方基础上加羊乳15g，鱼腥草20g，桃仁10g，灵芝5g。14剂，常法煎服。

三诊（2005-05-19）：药后患者自觉诸症不显，舌苔中后部黄腻质红，脉细滑。复查血生化示：谷丙转氨酶79U/L，谷草转氨酶53U/L，碱性磷酸酶71U/L。守法续进，以期巩固。

处方：2005-03-24方加垂盆草30g，苦参10g，白毛夏枯草10g，蒲公英15g，羊乳15g，鱼腥草20g，桃仁10g，灵芝5g。14剂，常法煎服。

【按】经言：人年四十而阴气自半。该患者行右肾癌切除术，后又行放化疗，耗伤正气阴津，以正虚为主，癌毒为次。肺肾气阴不足，故见干咳、口干、胸闷、气短等症。治当补气益阴为主，抗癌为辅。方用沙参麦冬汤合二至丸加减，以南沙参、北沙参、天冬、麦冬、太子参、生黄芪、灵芝滋阴益气润肺；

以炙鳖甲、枸杞子、炙女贞、旱莲草滋补肾阴；以山慈菇、肿节风、漏芦、猫爪草、仙鹤草、薏苡仁、露蜂房、土茯苓、半枝莲、白花蛇舌草、泽漆、龙葵、川草薢、苦参、夏枯草等清热利湿，抗癌解毒；以桃仁活血化瘀。二诊时，患者出现放射性肺炎，故加鱼腥草、桃仁活血化瘀排脓。三诊时，患者出现肝功转氨酶增高，故加垂盆草、苦参、夏枯草以降肝酶。

（郭立中）

第十节　前列腺癌

前列腺癌是发生于男性前列腺组织中的恶性肿瘤。前列腺癌的发病率具有明显的地理和种族差异，在欧美等发达国家和地区，它是男性最常见的恶性肿瘤，其死亡率居各种癌症的第二位；我国肿瘤登记地区的前列腺癌发病率为9.92/10 万，列男性恶性肿瘤发病率的第 6 位。发病年龄在 55 岁后，发病高峰年龄是 70 ～ 80 岁。家族遗传型前列腺癌患者发病年龄稍早，年龄 ≤ 55 岁的患者占 43%。

前列腺癌的发生与遗传因素有关，还与性活动、饮食习惯有关。性活动较多者，患前列腺癌的风险增加，高脂肪饮食与发病也有一定关系。此外，前列腺癌的发病与种族、地区、宗教信仰可能有关。

前列腺癌早期常无症状，前列腺癌引起的症状可概括为两大类：一为压迫症状：逐渐增大的前列腺腺体压迫尿道，可引起进行性排尿困难，表现为尿线细、射程短、尿流缓慢、尿流中断、尿后滴沥、排尿不尽，还有尿频、尿急、夜尿增多，甚至尿失禁。肿瘤压迫直肠可引起大便困难或肠梗阻，也可压迫输精管引起射精缺乏，压迫神经引起会阴部疼痛。二为转移症状：前列腺癌可侵及膀胱、精囊、血管神经束，引起血尿、血精、阳痿。前列腺癌常易发生骨转移，引起骨痛或病理性骨折、截瘫。

临床诊断前列腺癌主要依靠直肠指诊、血清 PSA、经直肠前列腺超声和盆腔 MRI 检查，确诊则需要通过前列腺穿刺活检，进行病理检查。对于早期前列腺癌患者，可采用根治性治疗方法，能够治愈早期前列腺癌的方法有放射性粒子植入、根治性前列腺切除术、根治性外放射治疗。对于中期前列腺癌患者，应采用综合治疗方法，如手术 + 放疗、内分泌治疗 + 放疗等。对激素敏感型晚期前列腺癌患者，以内分泌治疗为主，包括去势（手术去势或药物去势）和抗雄激素治疗（比卡鲁胺或氟他胺），或去势＋抗雄激素治疗。手术去势或药物去势的疗效基本相同。

一、病因

前列腺癌的病因认识，不但强调外因，更注重内因，特别重视脏腑功能失调、精神因素及先天不足等内因在发病中的作用。前列腺癌是内因、外因相互作用的结果。

1. 外邪致病

外感风、寒、湿邪，困扰脏腑，致气血运行失常，痰湿内生，积久成瘤。《诸病源候论》认为："阴中生息肉者，此由胞络虚损，冷热不调，风邪客之，搏于气血，变而息肉也。"

2. 饮食失节

欧美地区较中国发病率高，中国现在较过去病例多，是因为与厚味饮食有关。在临床上，亦见肥胖者前列腺癌发病率较高。饮食厚味过多，积湿生热，日久湿热移于下焦，或膀胱气化不利，或精室受扰，终致尿急、尿频、小便不畅而成癃闭，或小便见血。

3. 情志不舒

怒则伤肝，肝经绕阴器，抵少腹。情欲不遂，忧思不解，相火妄动，日久引起气滞血瘀、痰凝毒结，瘀血梗阻出现癃闭，血不循经则见尿血。

4. 肾脏亏虚

房劳过度、久病体虚、年老肾虚等诸多因素，使脏腑功能失调，致气血发生紊乱，或者先天肾气不足。这时机体的生理功能容易失调，防御功能也减弱，容易受到致癌因素的作用，是诱发前列腺癌的内在因素。

二、病机钩要

1. 基本病机为肾虚毒瘀，湿热蕴结下焦

前列腺癌患者脾肾两虚，脾虚则运化失职，肾虚则蒸腾气化不利，导致水湿不化，聚而成湿，停而为痰；痰湿阻滞脉道，血行不畅，瘀血内停；痰、湿、瘀互结，郁而生热；湿、痰、瘀、热壅结成毒，酿成癌毒，这是前列腺癌的核心病机特点。

2. 主要病理因素与湿、痰、瘀、热（火）、毒关系密切

脾虚运化失职，不能为胃行其津液，导致水湿不化，聚而成湿，停而为痰。肾主水，肾虚则蒸腾气化不利，开合失调，水液输布、排泄减缓，水液停滞则生痰、湿。湿性重浊，易于趋下，移于下焦。前列腺位居下焦，是水湿代谢必经之路，湿痰之邪易于滞留此处而致癃闭；癃闭又导致小便不利、大便不爽，水液排泄不畅，水湿停滞更甚，湿痰胶着日久而成积聚。

3. 病位主要在膀胱、精室，与肝、肾、脾关系密切

前列腺癌部位在前列腺，但中医古无此名，依其症状、部位与精室、膀胱病变相似，故可参照膀胱、精室病变辨证。膀胱、精室主排尿、排精，这均与肝主疏泄，肾主气化密切相关。此外，痰、湿、瘀、毒等实邪积滞亦可致其功能障碍，脾虚失运、湿滞内生是重要的因素。

4. 病理性质多属本虚标实，虚实夹杂

前列腺癌的病机特点总属本虚标实，本虚以肝肾亏虚、气阴两虚为主，标实以湿、痰、瘀、热、毒多主，尤以"癌毒"为核心，多见虚实夹杂。正气虚弱是该病发生的根本原因，正虚则机体脏腑功能失常，气血运行失调，导致湿、痰、瘀、热、毒内生，毒邪胶着凝炼于精室，而成癌瘤；实邪长期滞留体内，导致脏腑、气血津液功能失调，耗精伤血，损伤元气，进一步加重正虚。

5. 病机演变

前列腺癌在早期以邪实为主，主要是以湿热、痰瘀、癌毒互结为主，兼有正气亏虚；术后则以气血亏虚，气阴两虚为主；内分泌失调时，常表现为肾虚

肝旺、阴阳失调，兼夹毒、瘀；病程进展至晚期时，多见脾肾两虚、肾阴不足、阴损及阳，兼夹瘀、毒，尤以畏寒肢冷、腰酸骨痛、乏力浮肿、舌淡苔白、脉沉迟等肾阳虚证候多见。

三、辨证要点

1. 详辨病理因素

（1）湿：肾主水，肾虚则蒸腾气化不利，开合失调，水液输布、排泄减缓，湿性重浊，易于趋下，移于下焦。前列腺位居下焦，是水湿代谢必经之路，湿痰之邪易于滞留此处而致癃闭；癃闭又导致小便不利，大便不爽。

（2）痰：痰是人体水液输布功能障碍而产生的病理产物，与前列腺癌的发生有关。晚期前列腺癌患者脾肾两虚，脾虚则运化失职，不能为胃行其津液，导致水湿不化，聚而成湿，停而为痰，湿痰胶着日久而成积聚。

（3）瘀：瘀血既包括积于体内的离经之血，又包括阻滞经脉及脏腑内的运行不畅的血液，在前列腺癌的发病中占有重要地位。久病气虚，无力推动血液运行而成瘀；情志不畅，气滞则血瘀。瘀血内阻，经脉阻塞，经络不通，凝聚精室，积瘀成瘤，久结为癌。瘀结精室，可致癃闭；血不循经则发为尿血；血行不畅，不通则痛，前列腺癌患者可见局部疼痛症状。

（4）热（火）：热多为外淫，火常自内生，热毒在前列腺癌的发病中不可或缺。晚期前列腺癌患者的脏腑、阴阳、气血失调，导致阴液虚衰，常化火、化热。前列腺癌患者放、化疗术后气阴两虚，热自内生，虚火灼络，可见尿血；内热灼津，阴气亏虚，多见潮热、盗汗等症状。

（5）癌毒：《诸病源候论》指出："肿之生也，皆由风邪寒热毒气，客于经络，使血涩不通，壅结皆成肿也。"说明外毒侵淫机体，与机体血肉搏结，可以导致肿瘤的发生；由于机体气血津液运行失常，阴阳乖张，可以导致内毒的产生，即所谓的热毒、湿毒、瘀毒、痰毒等，这些内毒壅结涩滞导致肿瘤的发生，不断流注脏腑、经络而致肿瘤的转移。

2. 辨析脏腑病位

前列腺癌的病位在精室及膀胱，主要与肝、脾、肾有关。肝主疏泄不仅可生痰生瘀，亦可影响水液气化；脾虚健运失司，湿滞痰生；肾主水液，肾虚则蒸腾气化不利，开合失调，水液输布、排泄减缓，湿邪内生，移于下焦，久郁化热酿毒，变生癌患。

若见情志失疏时，排尿困难加重，或伴胁痛、不寐等症，知其与肝有关；若见腹胀便溏、纳呆等症时，多与脾虚湿困相关；若症见腰酸膝软无力，或有耳鸣头晕，夜尿增多，知其多为肾虚精亏相关。

四、治则治法

基本治则是祛邪先于扶正，一般采用祛邪扶正，复法制方，包括清热、利湿、化痰、行瘀、解毒、散结及补脾益肾等。临证应依据病机证素主次，或病机兼夹、复合情况，伍用清热利湿、散结行瘀、健脾益气、滋肾平肝、益气养阴、活血利水等法。祛邪始终贯穿始终，但要注意祛邪而不伤正。

五、病机证素条目

1. 肾气亏虚，湿热瘀阻

主要证候：腰部及会阴部坠胀疼痛，夜尿增多，尿痛较明显，尿细如线或点滴而下，尿色淡红，局部肿块能明显扣及，舌质紫暗，脉沉弦。

基本治法：滋养肝肾，清热利湿，化瘀解毒。

基本方：六味地黄汤合下瘀血汤、萆薢分清饮加减。

常用药：生地黄、山萸肉、茯苓、丹皮、怀山药、泽泻、泽兰、川萆薢、楮实子、枸杞子、土茯苓、桑寄生、白花蛇舌草、半枝莲等。

加减：痰瘀互结者，加炙鳖甲、牡蛎、海藻；瘀血明显者，加地鳖虫、炙刺猬皮，炮山甲等；湿热偏盛者，加黄柏，苍术，土茯苓、荔枝草等；脾虚胃弱者，加潞党参、太子参、焦白术、生苡仁等。

2. 气阴两伤，湿毒未尽

主要证候：排尿余沥不尽，尿细如线，形体消瘦、腰脊隐痛，伴口干心烦、失眠、盗汗，舌红苔少，脉沉细数。

基本治法：益气养阴，兼以祛湿解毒。

基本方：知柏地黄丸合生脉饮加减。

常用药：生地黄、山萸肉、旱莲草、女贞子、僵蚕、泽兰、泽泻、露蜂房、土茯苓、太子参、南沙参、北沙参、麦冬、黄柏、知母、山慈菇。

加减：阴虚内热者，加功劳叶、炙龟板、地骨皮等；肾气不固，气不化水者，加煨益智、覆盆子、炒桑螵蛸、乌药等；尿血多者，加侧柏炭、阿胶、血余炭、仙鹤草、陈棕炭和营化瘀止血；腰酸者，加杜仲、川断、桑寄生强腰壮脊。

3. 脾肾两虚，火不暖土

主要证候：畏寒肢冷，腰酸骨痛，疲劳乏力，大便稀溏，排尿余沥不尽，尿细如线，手足清冷不温，纳差，苔淡黄薄腻，质淡红，脉细滑或数。

基本治法：温补脾肾，利湿解毒。

基本方：温脾汤合右归饮加减。

常用药：制附片、肉桂、干姜、党参、猪苓、茯苓、白术、山萸肉、生薏苡仁、怀山药、枸杞子、杜仲、白花蛇舌草、半枝莲。

加减：疲劳乏力者，加党参、黄芪补脾益气；排尿困难者，加乌药、沉香、琥珀理气通利；夜尿频者，加乌药、益智仁；畏寒怕冷，手足不温，阳气不足者，可加鹿角霜、仙灵脾温肾助阳；尿血多者，加仙鹤草、蒲黄炭益气化瘀止血。

六、临证备要

1. 抓住湿热为标，肝肾亏虚为本的病机，灵活辨证治疗

前列腺位居下焦，与肾脏关系最为密切。又前列腺癌主要发生在老年男性，故肝肾不足是其发生的根本病机。补肾为第一位，且应以补肾阴为主，药用女

贞子、菟丝子、覆盆子等。考虑到前列腺癌的雄激素依赖特性，滋补肾阳之药，如肉苁蓉等有类雄激素之嫌，故在初起温肾，肾阳得生之后，应酌情减少温肾之力；反之，在初起温补之时，也必须辅以滋养肾阴之药，防止"独阳无制""阴不制阳"，化为阳毒。

湿热蕴结是前列腺癌发生过程中的重要病理状态，伴随疾病的始终。其诊治须把握湿热为患的病性要素和"本虚标实""虚实夹杂"病机特点。清利湿热，一能解放被困之脾阳，二能改善前列腺处排泄不畅所致秽浊环境，阻止湿热兼夹秽浊继生癌毒，故常用车前子、瞿麦、灯芯草、猪茯苓等清热祛湿利尿之品。

2. 特殊方药

（1）常用下瘀血汤以化瘀通窍：下瘀血汤载《金匮要略》妇人杂病脉证并治篇中。主治产妇瘀阻腹痛及瘀血阻滞，经水不利，腹中癥块等。用于治疗产后瘀血内结腹痛。方中大黄荡逐瘀血，桃仁活血化瘀，土鳖虫逐瘀破结。三味合用，破血逐瘀之力颇猛，并使瘀血下排。周仲瑛教授指出，前列腺癌主要病机为湿热瘀毒相互搏结，蕴结下焦，临床多见疼痛、出血等症。朱丹溪提出"血受湿热，久必凝浊"，乃是湿热也可致瘀热的观点，《瘟疫论》所说"邪热久羁，无由以泄，血为热搏，留于经络，败为紫血"，故活用古法，常用下瘀血汤治疗前列腺癌。患者见症尿血、疼痛者，以逐瘀破结，通行血脉。

（2）以二妙丸加味清化下焦湿热：二妙丸由苍术、黄柏二味药物组成。临床常用于湿热下注，足膝红肿热痛，下肢丹毒，白带，阴囊湿痒。周仲瑛教授指出，前列腺癌乃湿热下注，久蕴酿生"癌毒"，湿热为其根本，二妙丸为治疗下焦湿热的基本方。以黄柏为君药，取其寒以胜热，苦以燥湿，且善祛下焦之湿热。湿自脾来，故臣以苍术燥湿健脾，使湿邪去而不再生。两药相合，清流洁源，标本兼顾，使湿热得除，诸症自解。

（3）擅用炙刺猬皮：炙刺猬皮味苦、甘，性平。具有化瘀止痛，收敛止血，固精之功效。常用于胃脘疼痛，子宫出血，便血。周仲瑛教授认为，刺猬皮能化瘀止血，擅治前后二阴的疾病，在前列腺、膀胱及肛门疾病中运用较多。

七、病案范例

1. 前列腺癌术后

倪某，男，59岁，浙江金华人。

初诊（2004-12-20）：患者于去年7月出现排尿不畅，未予重视，后查前列腺占位，2004年7月手术，术后病理示前列腺癌。目前排尿正常，但右侧肾区疼痛，头昏，纳谷正常，夜寐尚安，大便正常，舌苔薄少，舌质红隐紫，脉细滑。辨证属肾虚阴伤，湿热瘀结。

处方：生地黄12g，山萸肉10g，茯苓10g，丹皮10g，怀山药10g，泽泻10g，炙女贞子10g，旱莲草10g，川萆薢15g，生蒲黄10g^{包煎}，楮实子10g，枸杞子10g，土茯苓20g，川续断15g，桑寄生15g，炒杜仲12g，菟丝子12g。

二诊（2005-01-21）：自诉服上药后，口中黏腻，尿黄，大便调，腰脊刺痛，肝区疼痛，复查B超等各项均正常，苔中后部薄黄腻，质暗红，脉小滑。辨证为肾虚阴伤，湿热瘀阻。

处方：川萆薢15g，土茯苓20g，生地黄15g，黄柏10g，知母10g，酢浆草15g，泽兰12g，泽泻12g，生蒲黄10g^{包煎}，炒苍术6g，丹皮10g，炙女贞子10g，旱莲草10g，桑寄生15g，川续断15g，炒杜仲12g。

三诊（2005-04-01）：前列腺癌手术后，因查PSA增高（PSA：4.09ng/mL，江苏省人民医院），并于今年3月21日行去势术（双侧睾丸切除术）。现口干欲饮，晨起口苦，右肋下连及后腰部疼痛，唇红，苔薄黄腻，质暗红，脉细滑。

处方：川萆薢15g，酢浆草15g，土茯苓25g，白花蛇舌草20，半枝莲20g，生地黄15g，玄参12g，天花粉10g，炙刺猬皮15g，炙鳖甲12g，失笑散10g^{包煎}，九香虫5g，土鳖虫5g，黄柏10g，知母10g。

四诊（2005-09-02）：诉服上药大便溏，MRI：考虑第10胸椎转移瘤。目前正在放疗，以腰脊疼痛为主，小便尚畅，夜寐安，纳谷正常，苔黄中腻，舌质暗，脉细滑。证属肾虚阴伤，痰热毒瘀互结。

处方：炙鳖甲 12g，土鳖虫 5g，骨碎补 10g，制南星 10g，露蜂房 10g，炙全蝎 5g，川续断 20g，白花蛇舌草 20g，半枝莲 20g，炙僵蚕 10g，鸡骨草 15g，威灵仙 12g，肿节风 20g，炙蜈蚣 3 条，川石斛 10g，生黄芪 15g。

五诊（2007-08-16）：前列腺癌术后骨转移，PSA 升高，自觉胸椎骨痛，排尿通畅，大便正常。MRI：第 10 胸椎椎体转移瘤，尾椎体异常信号，考虑转移。苔淡黄薄腻，舌质暗，脉细滑。复查 FPSA/TPSA 为 0.31。证属肝肾亏虚，癌毒走注，痰瘀阻络。

处方：生黄芪 20g，当归 10g，仙鹤草 15g，枸杞子 10g，鹿角片 10g，骨碎补 10g，川续断 20g，土鳖虫 6g，制南星 15g，炙蜈蚣 3g，全蝎 6g，独角蜣螂 2 只，透骨草 15g，威灵仙 15g，炮山甲 6g，九香虫 5g，炙僵蚕 10g，炙刺猬皮 15g，白花蛇舌草 20g，红豆杉 12g，半枝莲 20g，土茯苓 20g，露蜂房 10g。

继续服用中药善其后，随访患者，症情平稳。

【按】初诊时患者右侧肾区疼痛，头昏，舌苔薄少，舌质红隐紫，脉细滑。辨证属肾虚阴伤，湿热瘀结。故用六味地黄合二至丸加味以滋肾养阴，合楮实子、枸杞子、川续断、桑寄生、炒杜仲、菟丝子补肾强督壮腰，加川草薢、土茯苓、生蒲黄利湿解毒化瘀。二诊见口中黏腻、尿黄、腰脊刺痛，属湿热蕴结较重，故合二妙加酢浆草、泽兰化瘀利水清热。三诊因病情反复，遂行去势术（双侧睾丸切除术），患者以疼痛为主症，故周仲瑛教授加重活血祛瘀通络之剂，如失笑散、九香虫、土鳖虫等，特别是加了一味炙刺猬皮以化瘀止痛。周仲瑛教授谓炙刺猬皮味苦、甘，性平，可化瘀止痛、收敛止血、固精，擅治前后二阴的疾病，如子宫出血、便血、肠风下血、脱肛、痔疮、遗精、遗尿。在前列腺癌治疗中，周仲瑛教授常用及该药。四诊、五诊因患者出现骨转移，周仲瑛教授认为属肾气亏虚、癌毒流注，故加用虫类息风搜剔及通络解毒定痛，如土鳖虫、炙蜈蚣、全蝎、独角蜣螂、炮山甲、九香虫、炙僵蚕、炙刺猬皮、露蜂房等。同时不忘补虚扶正，加用生黄芪、当归、仙鹤草、枸杞子、鹿角片、骨碎补、川续断以益气养血，补肾强骨，共奏补消兼施之功。

2. 前列腺癌术后内分泌治疗后

薛某，男，62岁。

初诊（2005-08-15）：患者于2005年3月出现尿血，呈暗红色，经B超、膀胱镜、肾盂造影查，仅见前列腺增生。6月份发现左侧腹股沟肿块伴疼痛，住院检查活检，提示为前列腺癌，行双侧睾丸去势手术，现用药富至尔（氟他胺片）内分泌治疗。目前一般情况尚可，间有腰酸，夜尿3～4次，大便尚可，尿黄，排尿不畅，口干，汗多，手足心热，舌苔薄黄腻，舌质暗隐紫，脉小滑。出院前查PSA 9.1ng/mL，FPSA 2.2ng/mL。病机为肝肾亏虚，气阴两伤，湿热毒瘀互结。

处方：炙鳖甲12g^{先煎}，牡蛎20g^{先煎}，生地黄12g，山萸肉10g，玄参10g，枸杞子10g，仙鹤草15g，生薏苡仁15g，酢浆草15g，白花蛇舌草20g，龙葵20g，半枝莲20g，漏芦15g，土茯苓20g，石上柏10g，白薇15g，山慈菇12g，知母10g，天花粉10g，炙女贞子10g，旱莲草10g，露蜂房10g，炮山甲6g^{先煎}，白毛夏枯草10g，昆布10g，泽漆12g，猫爪草20g，制南星10g，生黄芪15g。14剂，常法煎服。

二诊（2005-10-20）：上药服后排尿尚畅。诉体倦，腿软无力，左胯隐痛，阴囊潮湿。复查PSA 0.4ng/mL，FPSA 0.03ng/mL，肝功能正常。舌苔薄黄，舌质暗紫，脉细滑。

处方：2005-08-15方加生黄芪15g，太子参10g，丹参15g，地骨皮15g，桑寄生15g，鸡血藤15g。14剂，常法煎服。

三诊（2006-10-30）：近来失眠，夜半之后入睡，大便溏烂、日4～5次，疲劳乏力，阴下潮湿不痒，排尿尚可，尿道稍有疼痛，夜尿4次。复查FPSA 0.84ng/mL，PSA 1.36ng/mL，生化检查正常。舌苔淡黄，质暗，脉细。证属肝肾不足，气阴两伤，下焦湿毒瘀结，脾虚健运失司。

处方：炙鳖甲12g，生黄芪25g，潞党参12g，焦白术10g，茯苓10g，炙甘草3g，怀山药15g，仙鹤草15g，鸡血藤15g，生薏苡仁20g，炙刺猬皮15g，红豆杉10g，苦参6g，黄柏9g，炒苍术10g，露蜂房10g，老鹳草15g，土茯苓

25g，熟枣仁 20g，夜交藤 25g，车前子 10g^{包煎}，菟丝子 12g，白花蛇舌草 20g。14 剂，常法煎服。

四诊（2007-10-25）：放疗后并发放射性肠炎，出现腹泻，目前排尿通畅，寐差多梦，现大便基本正常、日三五行，阴下潮湿，不痒，夜尿 3 次，近查血：前列腺特异抗原，游离前列腺特异抗原正常，苔薄黄腻，质紫细滑。病机属肾虚毒瘀，下焦湿热。

处方：2006-10-30 方加椿根白皮 15g，诃子肉 10g，夜交藤 25g。14 剂，常法煎服。

其后按原方出入加减，定期复查，未见复发。

【按】本例患者经活检确诊为前列腺癌，经过手术去势及内分泌治疗后，PSA 仍然较高。患者临床表现为腰酸、夜尿次数较多、排尿不畅、口干、汗多、手足心热，乃湿热蕴结下焦，久而伤及气阴；同时患者肝肾下虚的症状比较突出，如腰酸尿频、手足心热。治疗宜培补肝肾，益气养阴补其虚。方以左归饮加二至丸加味。以薏苡仁、酢浆草、白花蛇舌草、龙葵、半枝莲、漏芦、土茯苓、石上柏清利湿邪，化瘀解毒，清利下焦祛其邪；以鳖甲、牡蛎、白毛夏枯草、昆布软坚散结；以泽漆、猫爪草、制南星、露蜂房、山慈菇解毒散结。

二诊诉上药服后排尿尚畅，知肾气渐充。仍诉体倦，腿软无力，气虚不复，故加黄芪、太子参以补气健运，加鸡血藤、丹参活血通经祛瘀。

三诊大便溏烂，日行数次，阴下潮湿，尿道稍有疼痛，夜尿仍频，伴疲劳乏力。患者年高，肝肾亏虚，脾虚湿滞，下焦湿热未清。治守原法，加用二妙丸以黄柏之寒以胜热，苦以燥湿，且善祛下焦之湿热；以苍术燥湿健脾。两药相合，清流洁源，标本兼顾。

本诊中加用刺猬皮一药，为周仲瑛教授治疗前后二阴疾患时喜用之药，谓其行瘀止痛、止血、固精。用于子宫出血、遗精、遗尿及小便不畅或癃闭，以及肛部病变，如便血、痔疮、大便困难等。肠癌术后的患者常会因为吻合口狭窄出现排便困难、量少而频，周仲瑛教授亦多用之。对于痔疮便血，常与槐花、地榆等同用；如用于脱肛，可与补气药黄芪等同用。本药又有固精缩尿的功效，用于遗精、遗尿，常与固肾涩精药如益智仁、牡蛎、芡实等品配伍。此外，对于老鹳草一药，周仲瑛教授亦常用之，尤以肝病为多，如慢性肝炎、肝硬变、肝癌等。其味苦辛，平，利湿清热，治疗肠炎下痢、痈疽疮肿。此外，本品可通络活血，治疗肢体痹痛、皮肤瘙痒等，本例患者以老鹳草利湿清热解毒，恰合前列腺癌病机。

四诊病情稳定，复查PSA均正常，因接受放疗后出现放射性肠炎，表现为大便的频次增加，故加用椿根白皮苦涩、凉，以清热燥湿、涩肠止泄；因其久泄不愈，故加诃子肉以涩肠收湿止泄。后以此方加减，病情长期稳定。

（霍介格）

第十一节 乳腺癌

乳腺癌是发生于乳房腺上皮组织的恶性肿瘤，常见的组织病理类型有非浸润性癌（包括导管内癌、小叶原位癌）和浸润性癌（包括浸润性导管癌、浸润性小叶癌、单纯癌、髓样癌、黏液腺癌、乳头状癌等）。乳腺癌临床分为：Luminal A 型、Luminal B 型、HER-2 过表达型（HER-2 阳性非 Luminal 型）、Basal-like（三阴性）四类。全世界每年新发乳腺癌病例数稳居女性恶性肿瘤之首。中国癌症统计数据显示，乳腺癌为女性最常见的肿瘤，是 45 岁以下女性最常见的癌症死因。近年来我国乳腺癌的发病率有年轻化趋势，40 ～ 49 岁出现高峰。目前认为，高脂饮食、初产迟、绝经迟、有家族乳腺癌史、肥胖及电离辐射等是乳腺癌发病的危险因素。

乳腺癌的临床表现主要包括以下几方面：乳腺无痛性肿块；乳头溢液、瘙痒、溃疡、湿疹样改变；乳房表面皮肤发生凹陷，出现"酒窝征"或肿块表面皮肤水肿，形成"橘皮征"；乳房明显增大，皮肤充血红肿、局部温度增高，疼痛等。通常腋窝淋巴结转移最为常见，较晚期病例常可见锁骨上淋巴结肿大；远处转移的常见转移部位为骨、肺、肝、脑、胸膜等。

乳腺癌的检查手段，包括乳腺钼靶、超声检查、CT 和 MRI 扫描、乳腺纤维导管镜检查、细胞学诊断（细针穿刺细胞学检查、乳头溢液细胞学检查、印片细胞学检查）、空芯针穿刺活检以及肿瘤标志物检测、血液学检查等。乳腺癌的治疗方法有手术、化疗、放疗、内分泌治疗、分子靶向治疗和生物治疗。强调综合治疗，全程管理生存期、生活质量、药物毒性反应等。晚期乳腺癌以姑息性治疗为主。总而言之，乳腺癌的治疗需要内科、外科、放疗科、妇科、心理科、影像科等多学科的综合参与。

一、病因

1. 正虚邪犯

正虚邪犯，乳络空虚，风寒之邪乘虚而入，经络阻滞，致气滞血瘀，结于乳中而结块。《诸病源候论·妇人杂病诸候·石痈候》曰："有下于乳者，其经虚，为风寒气客之，则血涩结成痈肿，但结核如石，谓之石痈。"《外证医案汇编》云："正气虚则岩。"本虚是发病之根本。

2. 情志内伤

七情内伤，气血紊乱，经络痞涩，结滞乳中。《外科正宗》谓："忧郁伤肝，思虑伤脾，积想在心，所愿不得者，致经络痞涩，聚结成核。"元代《格致余论》谓："若不得志于夫，不得于舅姑，忧怒抑郁，朝夕积累，脾气消阻，肝气积逆，遂成隐核……名曰乳岩。"清代《医碥》谓："女子心性偏执善怒者，则发而为痈；沉郁者，则渐而成岩。"

3. 冲任失调

"冲为血海，任主胞胎。"冲任之脉起于气街（胞内），与胃经相连，循经上入乳房，隶属于肝肾。清代《张氏医通》谓："乳岩属肝脾二经久郁，气血亏损。"《景岳全书》中记载："凡脾肾不足及虚弱失调之人，多有积聚之病。"肝气郁结致肝肾阴虚，或先天不足、后天失养致脾肾两虚，冲任失调，气血运行失常，终致气滞血凝，结聚于乳。

4. 邪毒蕴结

风寒湿邪、饮食积滞、气郁痰浊均可积久化火，成毒生瘀，结于乳中坚核。《诸病源候论》谓："有下于乳者，其经虚，为风寒气客之，则血涩结……无大热，但结核结石。"明《景岳全书》曰："乳岩，肿痛热甚，热毒有余。"

二、病机钩要

1. 肝气郁结在乳腺癌的发生、发展中起到重要作用

肝与乳房关系密切，肝气郁结与乳岩的形成、发展相互影响。肝主疏泄，调畅全身气机活动，通达乳房气血运行。肝气郁结导致肝失疏泄，影响气机升降，易形成气滞，气滞无法推动水液、阴血运行，使血瘀痰凝互结。肝喜条达而恶滞，若长期情志不遂，郁结于内，则会引起脏腑失调，久之则发为乳腺癌。

2. 主要病理因素以痰、瘀、毒为主

乳腺癌的病理因素包括痰、瘀、毒。情志不遂，导致肝失疏泄、气机不畅，肝气犯胃，后天运化失职，内生顽痰，阻滞经络，以生癌瘤；痰饮内生，阻碍气机，又可加重气机壅塞，变生百病。气滞、气虚、寒凝、热结均可导致血脉运行不畅，停滞凝聚；或离经之血积聚，瘀血阻络，停滞乳中。癌毒是导致恶性肿瘤发生、发展的关键病机，但并不是单一病机致病，多与其他病邪形成复合病机共同致病，如常与痰、瘀、湿等病理因素之间相互兼夹，临证常见痰毒、瘀毒、湿毒、热毒等复合病机。

3. 病位在乳房，与肝肾关系密切，涉及脾、胃、胆

中医经络学说认为，乳头属足厥阴肝经，乳房属足阳明胃经，外属足少阳胆经。乳病的发生与冲任功能失调有密切的关系，冲为血海，任主胞胎，冲任又隶属于肝肾，若冲任失调，则肝肾不足，气虚血弱，气血运行失常，甚或气滞血瘀，久则聚痰酿毒，相互搏结于乳中而成癌瘤。若冲任二脉空虚致脾胃受损，痰浊内生，气滞痰凝，结聚于乳房结块，日久瘤化而癌变。因此，乳腺癌的病位在乳房，涉及肝、肾、脾、胃、胆等脏腑。

4. 病理性质为邪实与正虚并存

乳腺癌病程较长，病理性质特点为内虚与毒聚并存，但在迁延的过程中以虚实夹杂多见，病情反复，证候复杂。早期以邪实为主，包含外因与内因。内因由于情志不畅，痰瘀互结，气血凝滞；外因包括外感六淫，邪毒内侵。中期的病机则发展为实邪未祛，正气已虚，无力驱赶邪毒外出，邪毒在体内蕴结，

痰、瘀、毒胶结于乳络。晚期可见五脏阴阳俱虚，正气匮乏，癌毒迅速生长扩散，病机以正虚为主，但乳房仍有痰瘀癌毒胶结或其他脏腑有癌毒侵犯，故可见整体属虚，局部属实的情况。

5. 病机演变

乳腺癌的初期病机以肝气郁结、癌毒内侵为主，久病则可以出现脾胃亏虚、冲任失调、气血虚弱、肝肾不足等。若病程漫长，或经手术失血、放化疗等热毒、药毒所伤，则出现气阴两虚、脾肾亏虚等。晚期患者多脏受侵，癌毒走窜，可见水毒瘀滞脑窍、湿毒蕴结肝脏、癌毒袭肺、饮停胸胁、癌瘤侵袭骨髓等变证。此时病机多为气血阴阳五脏俱虚，气血耗竭，痰瘀癌毒深伏脏腑经隧并潜藏骨髓血脉，使病势沉疴难挽。此外，乳腺癌手术后局部也会出现相应的病机变化，如皮瓣坏死、皮肤溃疡、上肢水肿、手臂指节麻木等症。此系局部气血瘀滞，经脉受损所致。

三、辨证要点

1. 辨析病理因素

（1）气郁：乳腺癌以女性多发，与情志失调致肝气郁结关系密切。如朱丹溪所云："气血冲和，百病不生；一有怫郁，诸病生焉。"故气、血、痰、湿、热、食之六郁之中以气郁为首。乳腺癌的形成始于无形之气，继而成为有形之质，当脏腑气机逆乱、郁而不伸，则易出现气不布津而痰凝，气结血阻而成瘀，与多种病理因素，如风、寒、热、湿等杂合，与毒邪互为郁酿搏结而为病。

（2）痰：乳腺癌的发病与肝肾不足及冲任失调等因素相关。肝肾乙癸同源，肝失疏泄，肾失气化，则津凝液聚为痰，加之气郁不畅，经络壅塞，致痰毒留滞。此外，毒邪留著乳络，阻碍经络气机运行，津液不能正常输布则留结为痰，毒邪与痰搏结成"痰毒"，形成肿块，或软或硬，或坚硬如岩、推之不移。

（3）瘀：肝气郁滞，气机不畅，气滞则血行瘀滞；肝郁化火，耗伤阴液，阴血凝聚则成瘀；肾气不足则血运无力，肾阳虚衰致血失温煦；肾阴亏虚以生内热，进而灼伤阴血等皆可出现血瘀。瘀血凝滞，与毒邪搏结，瘀毒内阻于乳络，发为肿块。

（4）热：患者情志不畅，日久郁而化热生火；或感染火热之邪入血分，酿成热毒。血热搏结，气血运行失常，气血、痰浊、热毒壅阻乳络，日久成积，发为癌瘤。乳癌日久，更可见热毒壅盛、蕴结乳中，可见皮肉紫黑、瘤核坚硬，或见溃烂、渗流臭污血水。

（5）癌毒：气滞、血瘀、痰凝、湿聚、热毒等诸多病理因素相互影响，相互作用。乳腺癌因痰气郁火，瘀阻乳络，久而酿成癌毒。

2.辨清脏腑病位

（1）病位在乳房，主要与肝有关：女子以肝为先天，若郁怒伤肝，肝气郁结，疏泄失常；或肝血不足，机体失却濡养，气血运行不畅等均可导致气血瘀滞，阻于乳络，发为乳癌。

（2）涉及脾肾：脾胃为后天之本，气血之源。饮食寒凉，损伤脾阳，运化失司，水津不布，停留体内，日久凝聚成痰；或冲任失调，致脾胃虚弱，气血运行失常，痰湿气血互结与乳络，故见癥积。

肾气与女子天癸、冲任关系密切。现代医学研究也表明，乳腺癌的预后与女子月经（天癸）状态有显著相关性，绝经前后的治疗方法及药物均有所不同。因此，肾的阴阳失衡，气化功能失司易导致精血生化乏源，天癸泌至失调，冲任失养，从而引发乳病。肾阳不足或肾阴亏虚均可导致痰浊集聚，结于乳络，变生癌肿。

乳腺癌亦可发生水毒瘀滞脑窍、湿毒蕴结肝脏、癌毒袭肺、饮停胸胁、癌瘤侵袭骨髓等变证，出现厥证、头痛、呕吐、黄疸、胁痛、咳嗽、肺胀、咯血、痰饮、胸痛、腰痛等症。

3.注意分期及治疗与虚实的关系

（1）邪实与正虚在乳腺癌发生、发展的不同阶段各有偏重：在乳腺癌的起病发病过程中，正气会因疾病的演变发生不同变化。早期正气充足，由于外感六淫、邪毒内侵，病机以邪实为主；癌毒之邪逐渐耗损正气，则可见邪实与正虚并存；至晚期癌毒转移他脏，则以正虚为主（如转移至肺，可见肺气亏虚、肺阴不足；转移至骨，则肝肾亏虚）。

（2）邪实与正虚因乳腺癌治疗方法的不同出现相应变化：乳腺癌的病情阶段总以邪实及正虚并存，癌毒内聚贯穿整个发病阶段。现代医学的治疗方法对于人体正气有不同的影响：手术易耗气伤血，以致气血亏虚或脾胃气虚；化疗期间由于药物的不良反应，患者出现恶心呕吐、食欲不振，出现脾胃虚弱、脾肾亏虚之证；放疗属热邪，易耗伤阴液，易出现肺阴亏虚、肺气不足；靶向药物曲妥珠单抗有一定的心脏毒性，多伤及心阳，致心气亏虚、心阳虚衰；内分泌治疗的机制以拮抗雌激素为主，患者常出现类似绝经期前后综合征，表现为肾气亏虚、肾阴不足、冲任失调等证候。

四、治则治法

针对乳腺癌的基本病机与发病特征，总的治疗原则是祛邪为主，兼以扶正。根据患者不同的发展阶段，祛邪及扶正应各有侧重，但祛邪需贯穿始终。祛邪时，忌攻伐太过而伤正；扶正时，以期正盛则邪却，忌纯补滋邪、姑息养奸。病之初期或癌毒炽盛时，当以祛邪为主；而年老体衰或病情深重、不任攻伐者，则当以扶正为主，延缓病势。祛邪的治法，包括疏肝解郁、活血化瘀、软坚散结、清热解毒、利湿化痰等。根据乳腺癌患者多有肝气郁结的特点，具体治疗应酌情配以疏肝理气、行气解郁等法。扶正的治法，包括补益肝肾、调理冲任、益气养血、补肾健脾、养阴润燥等。

五、病机证素条目

1.肝郁肾虚，热毒蕴结

主要证候：乳房结块，坚硬如石，固定不移；随月经周期变化出现乳房胀痛，经来不畅，精神抑郁或性情急躁，心烦易怒，面红目赤，口苦咽干，胸闷胁胀，腰膝酸软，脱发。舌质暗，舌苔薄白或微黄，或舌边瘀点，脉弦或弦滑。

基本治法：疏肝益肾，清热解毒。

基本方：柴胡疏肝散、滋水清肝饮合五味消毒饮加减。

常用药：柴胡、白芍、香附、栀子、川楝子、郁金、川芎、赤芍、丹皮、鳖甲、麦冬、天冬、熟地黄、当归、山萸肉、漏芦、僵蚕、泽漆、野菊花、蒲公英、紫花地丁、天葵。

加减：络气不和者，加旋覆花、苏叶、丝瓜络等；痰气交阻者，加浙贝母、海蛤壳、海藻、昆布等；肝胃郁热者，加黄连、吴茱萸、丹皮、石见穿等；肝胆郁热者，加焦山栀、黄芩、竹茹、茵陈、金钱草、白薇等；肝郁日久化瘀者，加桃仁、红花、丹参、娑罗子等；肝脾不和者，配伍防风、焦神曲、茯苓、乌梅、木瓜等。

2.癌毒走注，痰瘀互结

主要证候：乳房肿块、坚硬刺痛、痛处固定，局部皮肤血络怒张，面色晦暗或黧黑，经行疼痛不能缓解，月经色暗或有瘀块；或乳房肿块迅速增大，局部皮肤发热或间有红肿，乳房肿块破溃或创面恶臭滋水，溃后难收。舌红或紫有瘀斑，苔黄腻，脉弦数或滑数。

基本治法：化痰消癥，抗癌解毒。

基本方：鳖甲煎丸、化积丸或大黄䗪虫丸加减。

常用药：鳖甲、土鳖虫、泽漆、枳实、莪术、桃仁、丹皮、大黄、党参、黄芩、地黄、白芍、麦冬、僵蚕、山慈菇、龙葵、白花蛇舌草、半枝莲、漏芦、僵蚕、泽漆、天葵子、全蝎、露蜂房等。

加减：毒邪壅盛，癥积坚硬难消者，酌加炮山甲、牡蛎、水蛭等软坚消癥之品；热毒偏盛者，加猫爪草、土茯苓、漏芦、狗舌草、夏枯草、羊蹄根、墓头回等；痰毒积聚者，加天南星、白附子、白芥子、海藻、昆布、瓦楞子、海蛤壳等；瘀毒互结者，加丹参、当归、川芎、赤芍、桃仁、红花、三棱、莪术、乳香、没药、鸡血藤、益母草、泽兰、马鞭草、鬼箭羽等；湿毒蕴结者，加藿香、佩兰、砂仁、苍术、厚朴、草豆蔻、草果等清热利湿解毒。

3.肝肾阴虚，冲任失调

主要证候：乳房内肿块，质地坚韧，表面不光滑，乳房痛无定时；兼有月经先至或衍期，五心烦热，潮热盗汗，口干舌燥，腰膝酸软，乏力纳差，舌淡红，苔少有裂纹，脉细或细数无力。

基本治法：补益肝肾，调摄冲任。

基本方：知柏地黄汤、丹栀逍遥丸合二至丸加减。

常用药：鳖甲、天冬、麦冬、熟地黄、山茱萸、黄柏、知母、山药、柴胡、当归、赤芍、丹皮、白花蛇舌草、莪术、露蜂房、僵蚕、泽漆、女贞子、旱莲草等。

加减：伴有腰酸，足跟疼痛者，加桑寄生、杜仲、续断等；潮热盗汗明显者，加银柴胡、煅龙骨、煅牡蛎、浮小麦等；怕冷，夜尿频多者，加仙灵脾、金樱子、乌药、益智仁等；夜寐欠安，梦多，心神不宁者，加酸枣仁、柏子仁、合欢花等。

4.癌毒溃散，正气虚衰

主要证候：乳中结块或皮下遍生结节，与胸壁粘连，推之不动，头晕目眩，面色㿠白，神疲气短，舌淡苔少，脉虚弱。

基本治法：益气养血，扶正抗癌。

基本方：八珍汤、归脾汤、人参养荣汤加减。

常用药：太子参、白术、茯苓、黄芪、熟地黄、当归、白芍、茯神、龙眼肉、五味子、远志、仙鹤草、鸡血藤、甘草等。

加减：放化疗后伴有阴虚燥热者，加西洋参、黄精、天冬、麦冬、玄参、沙参等；表虚自汗、语低声怯者，重用黄芪，酌加防风、浮小麦、煅龙骨、煅牡蛎等益气固表、补肺敛汗；脾虚湿盛，纳差便溏者，加薏苡仁、白扁豆、怀山药、芡实等；术后见上肢肿胀者，加片姜黄、桑枝、威灵仙行气舒筋活络；寒滞厥阴者，加用小茴香、肉桂、橘核、荔枝核等。

六、临证备要

1.疏肝理气、调理情志贯穿始终

乳腺癌患者常见抑郁、焦虑等症状，其发生与肝郁气滞，气血瘀阻不畅有关。发病前患者即长期出现痞胀、疼痛、嗳气、情绪抑郁、烦躁易怒等症状，此时就需遵循中医治未病的思想，进行超早期干预，以疏肝理气之法调整脏腑功能，使癌肿消除于萌芽。一旦有癌肿形成，则气机郁滞更重，痰瘀等病理产物不断蓄积，并与癌毒、热毒、湿毒等他邪兼夹，实邪胶固难化，更应以行气活血、化瘀解毒等法调治。乳腺癌治疗后，可能肿块缩小或消失，甚至可以手术切除病灶达到临床治愈。但癌症患者的情志因素对疾病发展影响较大，长期情绪焦虑以及郁结难舒，往往容易出现复发或他脏转移。周仲瑛教授在治疗乳腺癌时，着重从肝入手。首辨气郁，重视肝气的条达，注意其化火、生风及夹痰、夹瘀的情况，在辨证基础上加用一些疏肝解郁之品。常用药如醋柴胡、炒枳壳、制香附、广郁金、青皮、陈皮、八月札、枸橘李、旋覆花等；肝郁化火者，可加赤芍、丹皮、栀子、夏枯草等清肝泻火；气滞疼痛者，加九香虫、炒延胡索、川楝子行气止痛。

2. 注重固护正气、调理冲任

西医认为乳腺癌是激素依赖性肿瘤，其复发转移与激素水平以及相关激素受体表达息息相关。中医理论认为，冲任之本在肾，肾气不足、冲任失调则气血亏虚，气血运行不畅，进一步导致气滞血瘀，则癌毒稽留，以致复发转移。此两种理论在本质上不谋而合。因此，在乳腺癌患者的治疗过程中，固护正气及调理冲任是减少复发转移，改善预后的重要治则。

3. 特殊方药

（1）适量使用毒性药物，以毒攻毒：周仲瑛教授认为，乳腺癌的主要发病机理之一为癌毒内聚，并提出祛毒即是扶正，邪不祛则正必伤的肿瘤治疗观，适量使用毒性药物以毒攻毒，可达到祛除癌毒的目的。常用有毒中药，包括全蝎、蜈蚣、露蜂房、马钱子、红豆杉等。其中红豆杉一味，周仲瑛教授常用于治疗乳腺癌。紫杉醇在现代医学临床应用中是治疗乳腺癌的主要化疗药物，紫杉醇即为红豆杉的次生代谢产物。红豆杉常用剂量为 10～20g，入汤剂煎煮服用。因本品对于消化、呼吸系统及心脏均有一定毒性，用药时需小心谨慎，一旦患者出现恶心呕吐、呼吸困难、胸闷心慌等情况需及时停药。

（2）以动物类药化瘀散结：对于乳腺癌的治疗，祛瘀化痰、软坚散结是常用且非常关键的治法之一。周仲瑛教授认为，对于顽症、久病、难证、重疾，因其病位较深，一般植物类药物难以取效，而虫类药物为体阴用阳之品，具有破血活血、化痰散结、解毒止痛之功，适当选用，易于提高疗效。如选用炙鳖甲、土鳖虫、炮山甲、生牡蛎、海蛤壳等虫类药或贝壳类药物软坚散结；应用全蝎、蜈蚣、蜂房、地龙、僵蚕等祛瘀化痰。临床应注意审证辨机，注意其他药物与动物类药之间的配伍使用。根据疾病的轻重缓急适当选用，病初正气尚存，可选用峻利之剂；病久正气亏虚，或体质虚弱的老人、幼童，当配用补益气血之品，或改用丸药及其他剂型以图缓攻。

（3）针对乳腺癌的特殊病位，使用清热解毒、行气通利药物：乳腺属肝经循行部位，发病与情志相关，故使用一些清热解毒、行气通利药物，常有较好的疗效。如漏芦载于《神农本草经》："漏芦味苦咸寒。主皮肤热、恶创、疽痔、下乳汁……一名野蓝，生山谷。"功能清热解毒，消痈，下乳，舒筋通脉；常用于治疗乳痈肿痛，痈疽发背，瘰疬疮毒，乳汁不通，热毒血痢、痔疮出血等。对于热毒蕴结之乳腺癌，治疗效果较好。

七、病案范例

1. 乳腺癌肝转移、骨转移

李某，女，47岁，江苏省南京市人。

初诊（2012-03-15）：2011年9月发现右乳包块并逐渐长大，2011年11月25日行右乳癌根治术，术后病理示右乳浸润性导管癌。术后行化疗6个疗程（化疗方案，患者叙述不清），至就诊时化疗已结束，无明显化疗不良反应。2012年3月9日胸腹部CT结果：肝多发低密度灶，考虑转移，双肾结石；第10胸椎体破坏，考虑转移。目前自觉当胸疼痛，右肩臂疼，两侧颈部、锁骨上可见多发隆起，肿胀有形，大便干。苔淡黄腻，质暗，脉小弦滑。病机为肝失疏泄，痰瘀郁毒互结。

处方：醋柴胡6g，赤芍10g，制香附10g，夏枯草15g，旋覆花5g^{包煎}，片姜黄10g，茜草根10g，降香3g，枸橘李10g，炙僵蚕10g，泽漆20g，全瓜蒌20g，制南星12g，路路通10g，炙全蝎5g，南沙参12g，北沙参12g，天冬10g，麦冬10g，太子参12g，土鳖虫5g。21剂，常法煎服。

二诊（2012-04-05）：胸闷减轻，左胁下痛，后背酸疼，右乳房手术部常有疼痛，两锁骨上肿胀隆起，但手触不硬，自觉与大量服用地塞米松有关，疲劳无力，大便日行一次不稀，食纳尚好。苔淡黄腻，质暗，脉细滑。

处方：2012-03-15方加九香虫5g，莪术10g，白花蛇舌草20g，半枝莲20g，漏芦15g。21剂，常法煎服。

三诊（2012-04-26）：最近左胁肋疼痛基本缓解，右胁肋痛势亦轻，两手指有胀感，右小指、无名指麻，右腋不舒，不耐劳累。苔黄中腻，质暗，脉细。

处方：2012-04-05原方。21剂，常法煎服。

四诊（2012-05-24）：近来气短，吸气时右肩锁骨上胁肋疼痛，左肩臂抬举受限，苔黄腻，质暗紫，脉细滑。

处方：2012-04-05方加炒苏子10g，炙桑白皮12g，炒延胡索15g。21剂，常法煎服。

五诊（2012-06-21）：日来心下当脘胀痛，手触隐约有形，右胁肋痛较前好转，食纳尚可。苔淡黄腻，质暗，脉细滑。

处方：2012-05-24方去白花蛇舌草、半枝莲、漏芦。21剂，常法煎服。

继续服用中药善其后，随访1年，病情稳定。

【按】初诊时，患者可见颈部、锁骨上多发隆起，肿胀有形，CT提示肝、骨转移。病机为肝失疏泄，痰瘀郁毒互结。故用醋柴胡、制香附、旋覆花、路路通疏肝理气，夏枯草、炙僵蚕、全瓜蒌、制南星、土鳖虫、全蝎化痰解毒，赤芍、片姜黄、茜草根、降香、枸橘李、泽漆活血化瘀解毒，太子参、南沙参、北沙参、天冬、麦冬，太子参益气养阴。乳腺癌以肝失疏泄为主要病机，痰、瘀、毒诸邪互结，气血凝滞成积，结于乳络而成。故用疏肝理气之药，配伍清热化痰、化瘀解毒、消肿散结、疏通络脉，再用益气养阴之品，扶正与祛邪兼顾。

2.乳腺癌术后

苗某，女，63岁。

初诊（2005-01-19）：患者2年前行乳腺癌手术，术后病理示浸润性导管癌，淋巴结2/11转移。术后化疗5个疗程，化疗方案具体不详。去年摄片发现左上胸部阴影疑为肺转移病灶，后又排除，目前自觉症状不多，稍有颈僵，纳可，寐可，小便正常，大便偏干，苔薄黄，质暗红，脉细。病机为肝肾不足，气阴亏虚，热毒痰瘀不尽。

处方：炙鳖甲 12g，生黄芪 15g，天冬 10g，生蒲黄 10g，桃仁 10g，生薏苡仁 15g，肿节风 15g，漏芦 12g，山慈菇 12g，仙鹤草 15g，炙女贞子 10g，旱莲草 10g，鬼馒头 15g，灵芝 5g，枸杞子 10g，白花蛇舌草 20g，半枝莲 20g，猫爪草 20g。14 剂，常法煎服。后患者自觉一般情况尚可，原方继服 3 个月。

二诊（2005-04-22）：时有排尿难尽，膝关节痛感，其余无特殊不适，大便秘结较前显著好转，苔薄黄，质偏红，脉细。

处方：2005-01-19 方加桑寄生 15g，山萸肉 10g，龙葵 20g，夏枯草 10g，蒲公英 15g。患者长期服用本方。

三诊（2006-10-13）：患者一般情况良好，复查胸部 CT 较前无明显变化。略有口干，苔黄，质暗。

处方：2005-01-19 方加覆盆子 12g，川石斛 12g，夏枯草 10g，蒲公英 15g。14 剂，常法煎服。

其后继续原意加减治疗，随访至今，病情稳定。

【按】患者初诊时，以颈僵、大便干为主诉。辨其病机为肝肾不足，气阴亏虚，热毒痰瘀不尽。治疗以清热解毒，祛痰化瘀，益气养阴，补益肝肾为大法。二诊时，由于患者有排尿不尽、膝关节疼痛，考虑肝肾亏虚导致，加用山茱萸、桑寄生补益肝肾。患者病程中长期有大便干、口干症状，是以气阴两虚所致，故加用覆盆子酸甘敛阴，天冬、石斛益气养阴，女贞子、旱莲草滋补肾阴；并配伍蒲公英、夏枯草、龙葵、肿节风、漏芦、仙鹤草等清热解毒，以防毒邪久羁，耗气伤阴。

（谷雨）

第十二节　卵巢癌

卵巢癌是发生于卵巢组织的恶性肿瘤，可出现腹胀、腹痛、腹部肿块以及晚期出现恶病质现象，严重影响患者的生活质量。由于卵巢位于盆腔内，早期又无症状，晚期病变的疗效不佳，死亡率高居妇科恶性肿瘤之首。

卵巢癌的发病年龄与其所患肿瘤的类型有关。卵巢上皮癌多发生在绝经后妇女，国外发病高峰为 62 岁，国内发病年龄略低，约 50 岁。绝经后妇女所患卵巢肿瘤，1/3 是恶性的，而绝经前妇女仅占 7%。饮食因素如摄入过多动物脂肪，环境因素如接触石棉、滑石粉，以及长期服用非避孕性外源性雌激素、青春期前后病毒感染等均与卵巢癌发病有关。

卵巢癌主要因盆腔肿块、腹水或胸腔积液而产生一些不典型的症状：①下腹部不适或盆腔下坠感、食欲缺乏、恶心、胃部不适等；②腹部膨胀感；③压迫症状；④疼痛；⑤月经紊乱及内分泌失调；⑥因转移产生的相应症状。但仍有少数患者没有任何症状。

卵巢癌的诊断标准包括三个方面：①早期诊断：由于卵巢恶性肿瘤早期无典型症状及体征，故详细询问病史及认真地体检和妇科检查仍极为重要。②定位诊断：早期即能触及附件包块者，结合影像检查，定位诊断并不困难。但一些病例原发肿瘤小时即有卵巢外转移而形成盆腔内散在小结节，此时宜选择一些特殊检查方法辅助诊断定性，不应单纯依靠随诊而因循坐误。③定性诊断：虽诊断技术日新月异，但阴道后穹窿吸液涂片检查，子宫直肠陷凹穿刺液检查及腹水细胞学检查仍是简便、易行、快速的基本检查。对可疑病例，腹腔镜检查及组织学检查可以立即明确诊断。

卵巢癌一经确诊，不论是早期、晚期，应尽早手术治疗，并辅以化疗、放疗、中医药治疗及生物免疫疗法。若为晚期，癌瘤较大，有广泛转移，粘连严重的病例，可先化疗及中医药治疗，以缩小肿块，提高机体免疫力，为手术治疗准备条件，可提高手术成功率。

一、病因

卵巢癌的病因分为外因和内因。外因包括六淫之气，尤其是阴寒毒邪内侵；内因包括脏腑不和，情志失调，饮食不节，以致气机阻滞，瘀血内停。

1. 外感六淫之邪内侵

女性在经前、经中期或经产后等相对易虚之时，外感六淫之邪，尤其寒邪内侵，侵袭阴位，趋于下部，其性凝滞，收引于局部，阻遏阳气升发，影响气血正常运行。至阴寒毒邪客于胞宫，阻滞局部气血运行，逐渐形成瘀滞积于胞宫，日久形成癥瘕。

2. 饮食不节

过度进食生冷，损伤脾胃，脾虚易生痰，痰湿凝聚，则气血运行不畅，结而成块。亦可因痰湿内蕴，日久化热，或湿郁化热，湿热蕴结不散，致湿热与瘀血搏结为癥。

3. 情志失调

"女子以肝为先天"，女性经带胎产屡耗阴血，肝木失养，稍有七情引动，则令肝气郁结，疏泄失常，气血郁滞，多成瘕疾；气滞日久生瘀、凝痰，可转化为癥积。

4. 正气亏虚

如素体阳虚，内生寒气，因脏腑之气虚弱，六淫邪毒乘虚而入，客于胞宫留而不去。或如经期产后，正气虚弱，血室正开，若外感风寒，入侵胞宫，与血相搏致瘀血结于胞宫，形成癥积。

二、病机钩要

1. 基本病机为正气虚弱，痰湿瘀毒阻滞胞宫经脉

妇人在经前、经期或产后，正气亏虚，气血不足。由于感受寒毒，或过食生冷，损伤脾胃，脾虚生痰，痰湿凝结成块聚结于内，湿郁化热蕴结不散。湿性趋下，黏腻重浊，易阻滞气机，加之情志不畅或抑郁，或烦怒伤肝，或思虑过度，而致气滞血瘀，瘀血凝滞于胞脉之中。痰湿瘀毒胶结，客于胞宫经脉，日久形成癥瘕，渐成斯疾。

2. 主要病理因素为痰浊、气滞、瘀毒、湿热兼夹或复合为患

卵巢癌的病理因素主要有气滞血瘀、痰湿凝聚、湿热毒结，常可兼夹或复合为患。气为血帅，气行则血行，气滞则血瘀，七情内伤，气机不畅，或邪毒内侵，或久病体虚，肾气不充，均可损伤冲任，致气血失调，血海蓄溢失常，气血搏结而发为癥积。平素寒温失节或饮食不调，致脏腑气血功能虚弱，水湿不运，湿邪内生，日久成痰，痰湿搏结于任脉，冲任失调，气机不畅，气血痰湿等互结而成癥积。饮食不节，湿邪内生，或外感六淫邪毒，与气血痰湿等互结于任脉而致瘤积。或瘤积日久不治，进一步耗伤气血阴阳，脏腑失养，脏腑气血功能进一步加重，瘤积难去。

3. 病位主要在下焦，与冲任、肝、肾关系密切，涉及脾、肺

卵巢癌的病位主要在下焦，由于肾为先天之本，元气之根，主藏精气，精为化血之源，直接为胞宫的行经及胎孕提供物质基础。肾主生殖，胞宫主要功能是生殖功能，因此肾与胞宫之间有密切的经络联系和功能一致性。卵巢癌的形成必责之于肾气的盛衰。肝藏血，调节血液，主疏泄。胞宫行经和胎孕的生理功能以血为根本，肝对胞宫的生理功能有重要的调节作用。本病首先与肝、肾密切相关，由于脾为气血生化之源，脾统血摄血；肺主气，朝百脉，通调水道，输布精微。因此，本病发病日久，可影响到脾、肺等脏腑。

4. 病理性质多属本虚标实，虚实夹杂

卵巢癌的病理性质为本虚标实。本虚以脏腑气血虚弱为主，标实以气滞血

瘀、痰湿凝聚、湿热毒结等为主致经络阻塞，久则渐成癌瘤。初期以实为主，病久虚实夹杂，晚期以虚为主。

5. 病机演变

早期患者素体正虚，经手术、化疗、放疗等治疗后，正气受损加重，尤其以脾胃之气为严重，不能顾护气阴，阴液亏虚而使肝失濡养；女性容易发生情志抑郁，使肝失疏泄，不能调畅气机，肝郁气滞，肝旺克脾，逐渐出现乏力等虚证；因脾气虚损，运化功能失司，水湿内停，湿邪郁滞，久而化热，故可单见或兼夹水湿、湿热等。

中期患者多为术后复发，或发生转移，或少部分未能手术者，体内存在瘤体，正虚邪实，邪气壅滞经脉，气血瘀滞，则疏泄失常，肝气犯脾，脾虚则运化失司，水湿停聚困脾，脾土壅滞而肝木更郁，造成肝脾俱损；又因肝藏血，脾统血，肝脾失调，血行不畅，故可见血瘀、水湿等所致兼证。

晚期患者多无手术机会而以姑息治疗为主，或转移兼见腹水等症，气滞、痰毒、湿热错杂为患，以肝、脾、肾三脏受累为主。其病机为肝失疏泄，脾失健运，气机升降受阻，气为血帅，无气以行血，则血瘀脉络；气机不畅，阻碍脉络正常运输功能，导致痰毒、水湿等病理产物累积于局部；水湿困脾，脾为生痰之源，痰湿留滞，络脉闭阻，水湿、痰毒、瘀血等病理产物互结，水湿不化，泛溢肌肤，可见积证、鼓胀、水肿等兼夹证候。

三、辨证要点

1. 详辨病理因素

（1）气滞："气血冲和，万病不生，故人身诸病多生于郁。"（《丹溪心法》）长期情志失调，可导致气机不畅，阻滞于局部，进而出现血瘀、痰湿郁结等。临床多见患者情绪抑郁，胸胁胀闷，纳食减少，或乳房胀痛，小腹胀痛等症。

（2）痰湿：各种原因影响津液输布，生湿凝痰，其性重浊，易于趋下。临床可见带下量多黏稠，或见血性分泌物，大便溏烂，小便不畅，口中黏腻，舌苔厚浊等症。

（3）瘀血："妇人腹中瘀血者，或产后瘀血未尽，或风寒滞瘀，久而不消，则为积聚癥瘕矣。"（《校注妇人良方》）临床常有腹部包块，质硬疼痛，肌肤甲错，月经紊乱或阴道不规则出血，舌质紫暗，脉涩等症。

（4）癌毒：痰湿浊瘀等多种病理因素久蕴胞宫，可产生癌毒之邪。癌毒复与痰、湿、瘀、热诸病理因素结合，表现出痰毒、湿毒、瘀毒、热毒等不同的病理性质。癌毒内盛，不断流注脏腑、经络而导致肿瘤发生转移。临床可查见腹部多发包块，伴形体消瘦、精神萎靡、腹腔积液等症。

2. 辨病性虚实

此病在疾病早期即存在正气受损的情况，加上外感风寒或内伤生寒，寒邪凝聚，阻碍气血运行，瘀血内生，瘀滞于局部而化积，积聚初成，同时存在邪正交争剧烈，但未至明显亏虚，瘤体小且局限，说明邪气已实但不深不广，一般全身情况尚可，仅以局部症状为主；中期多表现出正气虚损加剧，同时邪气逐渐深入且扩大，邪盛正衰，邪瘀无以通化，表现为局部肿块增大、侵及范围扩张，并出现各种虚性全身症状；晚期正气衰微，邪气反而既实且盛，瘀阻经脉，阴阳不相顺接，阴阳互损，机体阴阳俱虚，主要表现为肿块巨大，伴有其他部位转移，并有难以进食，甚至神志欠清、面色萎黄或晦暗、枯瘦如柴等严重的全身虚损证候。

四、治则治法

针对卵巢癌的基本病机，其基本治则是扶正祛邪。祛邪化瘀之法可包括祛湿解毒、活血化瘀、理气化瘀、散寒除湿等，扶正之法可包括健脾益气、养阴益气、益气养血、益气温阳等。同时，局部阴寒之邪郁久化热，致血脉亢盛而成热毒，毒瘀血脉，血行不畅，瘀血内盛，用药上除配伍活血化瘀之药以外，可适当佐以清热解毒之药，或体阴而用阳之品，可以起到破阴通阳的作用，引药直达病所。

五、病机证素条目

1.气血亏虚，湿毒阻胞

主要证候：腹部肿块，小腹胀痛，或伴有腹水、不规则阴道出血，带下量多黏稠，面色不华，头晕乏力，气短懒言，口干不欲饮，便干尿黄，舌质暗红，苔厚腻，脉沉细无力。

基本治法：补益气血，利湿解毒。

基本方：八珍汤、人参养荣汤合四妙丸加减。

常用药：党参、黄芪、山药、茯苓、白术、当归、白芍、苍术、黄柏、薏苡仁、仙鹤草、鸡血藤、泽漆、白花蛇舌草、半枝莲、车前草、土茯苓、瞿麦等。

加减：热毒盛者，加红藤、败酱草、龙葵、苦参；阴道出血量多者，加紫珠草、三七；腹胀甚者，加木香、槟榔、大腹皮、枳实；伴神志不安、失眠者，属心脾两虚者，加木香、龙眼肉、酸枣仁、柏子仁、百合等养心安神。

2.肝郁气滞，瘀毒内阻

主要证候：腹部包块，坚硬固定，腹胀，面色黯无华，神疲乏力，胸闷口苦，两胁胀痛，头痛目眩，形体消瘦，肌肤甲错，二便不畅，尿黄少，月经紊乱或阴道流血，舌有瘀斑及暗紫，脉细涩或细弦。

基本治法：行气活血，祛瘀散结。

基本方：柴胡疏肝散、少腹逐瘀汤合桂枝茯苓丸加减。

常用药：柴胡、香附、当归、川芎、陈皮、延胡索、枳壳、桂枝、茯苓、丹皮、赤芍、桃仁、蒲黄、五灵脂、泽漆、半枝莲、龙葵、白花蛇舌草等。

加减：腹部肿块坚硬者，加鳖甲、山甲、莪术、水蛭、虻虫、蒲黄、五灵脂；胃脘疼痛者，加砂仁、香橼、佛手、娑罗子、甘草、草蔻等理气止痛；情志抑郁者，加香附、郁金、徐长卿、八月札等疏肝理气；胸胁胀痛者，加威灵仙、延胡索、紫苏梗等理气宽胸。

3.脾虚气弱，痰湿凝滞

主要证候：腹部肿块，腹股沟及浅表皮下结节肿块，胃脘胀满，食后腹胀，面目浮肿，或面色萎黄，大便溏泄，食欲减退，身倦无力，或肌瘦无力，舌质淡暗，苔白腻，脉滑。

基本治法：健脾益气，祛湿化痰。

基本方：四君子汤、二陈汤合桂枝茯苓丸加减。

常用药：黄芪、党参、白术、茯苓、半夏、陈皮、生薏苡仁、桂枝、丹皮、赤芍、桃仁、蒲黄、五灵脂、泽漆、白花蛇舌草、半枝莲、山慈菇、夏枯草等。

加减：腹水多者，加水红花子、陈葫芦瓢；腹胀甚者，加木香、槟榔、大腹皮、枳实；食欲差，恶心呕吐，苔厚腻者，加砂仁、木香、白豆蔻、佩兰等行气健脾，化痰祛湿。

4.气阴两虚，湿毒瘀阻

主要证候：腹胀纳少，食后尤甚，午后低热，神疲乏力，心悸烦躁，日渐消瘦，喜凉饮，尿少便干，舌淡边尖红或有裂纹，苔薄，脉细弱。

基本治法：益气养阴，退热除烦。

基本方：补中益气汤、沙参麦冬汤合生脉散加减。

常用药：黄芪、白术、白芍、生薏苡仁、太子参、麦冬、生地黄、天花粉、沙参、五味子、银柴胡、丹皮、甘草、柏子仁、仙鹤草、鸡血藤、泽漆、白花蛇舌草等。

加减：阴虚甚者，加熟地黄、山萸肉、女贞子等；热毒盛者，加红藤、败酱草、龙葵、苦参等；体虚汗出，感冒频发者，加防风、煅牡蛎、五味子等固表敛阴止汗。

5.肝肾阴虚，瘀毒内阻

主要证候：形体消瘦，两目干涩，视物昏花，头晕耳鸣，腰膝酸软，五心烦热，舌质红干瘦小或有裂纹，苔少或无苔，脉细数。

基本治法：养阴清热，滋补肝肾。

基本方：知柏地黄汤、二至丸加减。

常用药：熟地黄、山药、丹皮、茯苓、山茱萸、泽泻、黄柏、知母、枸杞子、墨旱莲、女贞子、蒲黄、五灵脂、泽漆、白花蛇舌草、半枝莲、山慈菇等。

加减：阴虚重者，加鳖甲、龟板、楮实子、石斛等；口渴甚，舌苔干燥见裂纹者，加沙参、麦冬、生地黄、玉竹、芦根等滋养阴津。

六、临证备要

1. 灵活运用调和冲任，理气化瘀

《医宗必读》中指出："女子瘤痛，多因产后恶露未净，凝结于冲任之中……逐渐积而为癥瘕矣。"明确了妇女产后胞宫受损，气血亏虚，恶露不净，瘀血、邪毒等多种病理产物易于积聚于少腹，凝结于冲任而发病。因此，卵巢癌的发生与女性特有的生理特征有着密切联系。肾主生殖，生殖器官的功能维持依赖于肾精的濡养，填补肾精对于治疗卵巢癌也是十分重要的，临床常用女贞子、墨旱莲、熟地黄、山茱萸等滋补肝肾之药调理冲任。

卵巢癌患者临床最主要表现为腹胀、腹痛及腹部肿块，故理气化瘀以消癥散结尤为重要。如用柴胡、郁金以疏肝理气消腹胀，用三棱、莪术、皂角刺以活血化瘀，软坚散结以消腹部肿块。同时，在辨证论治基础上，选用相应的抗癌解毒药物，常用的如泽漆、白花蛇舌草、半枝莲等。

2. 特殊方药

（1）常用桂枝茯苓丸以化瘀消癥：桂枝茯苓丸方由桂枝、茯苓、牡丹皮（去心）、芍药、桃仁（去皮尖），加蜂蜜炼为丸而成。方中桂枝温经通阳，以促血脉运行而散瘀为君；白芍养肝和营、缓急止痛，赤芍活血化瘀消癥为臣；桃仁、牡丹皮活血化瘀为佐；茯苓健脾益气、宁心安神，与桂枝同用，温阳开结、伐邪安胎为使。诸药合用，共奏活血化瘀、消癥散结之效。虚、瘀、痰、毒为卵巢癌的病因病机特点，辨治时宜辨证与辨病相结合，当以活血化瘀、消癥散结为法，运用桂枝茯苓丸加减能改善妇科良性、恶性肿瘤患者的临床症状，提高生存质量。

（2）根据病位选用归肝经之药：因足厥阴肝经绕阴器至少腹，而卵巢位属少腹，为肝经所过，故多选用入肝经的药物。如柴胡、郁金、丹参、夏枯草、

川楝子、皂角刺、炮山甲、海藻等以理气活血，软坚散结。

七、病案范例

1.卵巢黏液腺癌

郭某，女，58岁。

初诊（2011-07-29）：进行性腹胀 8 个月，今年 3 月查妇科 B 超示附件包块，腹部 B 超示右上中腹条索状强回声包块，CT 示双侧卵巢黏液腺癌，手术至今 4 个月，化疗 4 个疗程，合并有高血压、糖尿病、面色萎黄、疲劳乏力、腿软、腹胀、食纳尚好、二便正常、苔薄黄、质暗有齿印、脉细。病机：湿浊痰瘀互结，肝肾亏虚，气血两伤。

处方：潞党参 12g，焦白术 10g，茯苓 10g，炙甘草 3g，生薏苡仁 15g，仙鹤草 15g，鸡血藤 15g，山慈菇 12g，制南星 12g，泽漆 15g，炙僵蚕 10g，水红花子 10g，白花蛇舌草 20g，半枝莲 20g，红景天 10g，生黄芪 15g，红豆杉 10g，夏枯草 15g，法半夏 10g，陈皮 6g。14 剂，常法煎服。

二诊（2011-08-26）：卵巢癌术后，最近化疗第 5 个疗程，骨髓抑制，面色微黄不华，不知饥饿，腹胀，苔黄薄腻，质暗脉细弱。守法出入。

处方：潞党参 12g，焦白术 10g，茯苓 10g，炙甘草 3g，生薏苡仁 15g，仙鹤草 15g，鸡血藤 15g，生黄芪 15g，红景天 10g，砂仁 4g^{后下}，炙鸡内金 10g，炒神曲 10g，泽漆 15g，藤梨根 20g，肿节风 20g，生地榆 15g，山慈菇 12g，制南星 12g，白花蛇舌草 20g，半枝莲 20g。28 剂，常法煎服。

三诊（2011-09-16）：呕吐反应不重，服中药后食量有好转，日来稍有上感，偶咳。湿浊痰瘀互结，肝肾亏虚，气血两伤。

处方：潞党参 12g，焦白术 10g，茯苓 10g，炙甘草 3g，生薏苡仁 15g，仙鹤草 15g，鸡血藤 15g，生黄芪 15g，红景天 10g，灵芝 5g，生地榆 15g，泽漆 15g，肿节风 20g，山慈菇 20g，制南星 12g，白花蛇舌草 20g，半枝莲 20g，水红花子 10g，鬼馒头 20g，冬凌草 15g，北沙参 10g。14 剂，常法煎服。

四诊（2012-03-09）：卵巢癌术后，化疗 9 个疗程，泛吐清水，恶心，头昏，现食量尚好，苔黄薄腻，质暗红，脉细。

处方：2011-09-16方去水红花子，加天冬10g，麦冬10g，地锦草12g，旱莲草12g，土茯苓25g，炙女贞子10g。21剂，常法煎服。

继续服用中药善其后，随访患者症情平稳。

【按】初诊时，患者卵巢癌术后4个月，化疗4个疗程，疲劳乏力，面色萎黄，脏腑之气虚弱明显，故用党参、白术、茯苓、黄芪、生薏苡仁健脾益气，白花蛇舌草、半枝莲、红豆杉、山慈菇清热解毒，制南星、僵蚕、法半夏、陈皮理气化痰、散结通络，夏枯草、红景天、水红花子、鸡血藤活血通络，仙鹤草、泽漆收敛止血。以健脾益气扶正之品，适当佐以清解热毒、化痰散结、活血通络之药，使标本兼顾。

2. 卵巢低分化浆液性乳头状囊腺癌

王某，女，43岁。

初诊（2009-05-13）：2008年6月3日因晚期双侧卵巢癌手术行右附件包块、子宫次全切术，病理示右侧卵巢未分化癌、双侧卵巢低分化浆液性乳头状囊腺癌。术后化疗2个疗程，自觉小腹如刀割样疼痛，时胀，大便日二三行，不溏，疲劳欲寐，苔淡黄浮腻，有裂纹，质暗淡，有裂纹，脉细。下焦湿浊毒瘀不尽，肝肾受损，气阴两伤，脾运不健。

处方：潞党参10g，焦白术10g，茯苓10g，炙甘草3g，太子参12g，生薏苡仁15g，仙鹤草15g，土茯苓20g，炙刺猬皮15g，泽漆15g，椿根白皮15g，白花蛇舌草20g，半枝莲20g，龙葵20g，乌药10g，九香虫10g，失笑散10g^{包煎}，砂仁3g^{后下}，焦山楂10g，焦神曲10g。14剂，常法煎服。

二诊（2009-08-05）：最近小腹又有疼痛，微胀，尿频难控，大便正常，腰酸，右腿足麻，CT示卵巢癌术后：①盆腔肿块考虑复发；②少量腹水，双侧胸腔少量积液；③胆囊结石；④右肾盂积液（2009-08-04 江苏省肿瘤医院）。苔淡黄薄腻，质暗，有裂纹，脉细。

处方：2009-05-13方加莪术10g，青皮10g，煨益智仁12g，炒延胡索15g，生黄芪20g，露蜂房10g。14剂，常法煎服。

三诊（2009-08-26）：腹胀不和，肠鸣，尿频好转、量多，右腿可以伸直，大便日2次，第2次便烂，苔淡黄薄，质暗，脉细。

处方：2009-05-13方加水红花子15g，大腹皮10g。

四诊（2009-09-27）：腹痛减轻，食纳好转，口干，大便日行2次成形，苔薄黄腻，质暗中心少苔，脉细滑。

处方：2009-05-13方加莪术10g，炙鳖甲12g^{先煎}，炮山甲6g^{先煎}，生地黄10g。28剂，常法煎服。

继续服用中药善其后，随访患者，症情平稳。

【按】初诊时患者卵巢癌术后，小腹如刀割样疼痛，腹胀，本虚标实明显，故用白花蛇舌草、半枝莲、龙葵、土茯苓清热解毒，党参、白术、茯苓、太子参、生薏苡仁健脾益气，刺猬皮、乌药、九香虫、失笑散、砂仁行气止痛，仙鹤草、泽漆、椿根白皮收敛止血，焦山楂、焦神曲健脾益胃。以健脾益气扶正之品，适当佐以清解热毒除湿之药，可以起到破阴通阳的作用，引药直达病所，扶正与祛邪兼顾。

（王鹂）

现代研究篇

近年来，本团队围绕中医药防治肿瘤领域的关键科学问题，传承创新中医肿瘤理论与辨治方法，创建了癌毒病机理论体系，形成癌毒病机理论辨治肿瘤的临床诊疗方案，应用癌毒病机理论研制中药复方新药消癌解毒方。在现代研究工作中，主要开展了以下两方面的研究。一是基于肿瘤微环境、炎癌转化探讨癌毒病机理论的现代生物学基础，揭示癌毒病机理论的科学内涵；二是观察消癌解毒方抗肿瘤的临床疗效，并阐明其疗效机制及效应物质基础，推动抗肿瘤验方的新药转化。

第一节　癌毒病机理论的生物学基础研究

一、癌毒病机理论与肿瘤微环境研究

（一）肿瘤微环境是现代医学肿瘤治疗的新靶标

近年来，现代医学对肿瘤的治疗研究已经逐渐把目光从单纯的杀伤肿瘤细胞转移至干预其发生、发展的微环境，以肿瘤微环境为治疗新靶标具有更重要的意义。2007年Paraic A.Kenny等提出肿瘤的"种子和土壤"学说，将肿瘤细胞看作种子，肿瘤微环境看作土壤。正如一颗种子离开合适的土壤就不能发芽一样，肿瘤的发生、发展不仅取决于肿瘤细胞本身，还取决于肿瘤细胞赖以生存的土壤，即肿瘤微环境（tumor microenvironment）。

肿瘤微环境是肿瘤细胞与相邻正常组织之间的部位，主要由肿瘤细胞、基质组织（包括成纤维细胞、免疫细胞、内皮细胞、细胞活素类及血管组织）、细胞外基质组成。研究表明，不同于人体正常内环境，肿瘤微环境具有炎性因子充斥、低氧、低营养、低pH值等特点，是一个复杂的系统，能调控肿瘤的多种生物学行为，为肿瘤的发生、发展、侵袭、转移等提供必要的物质基础，是保护和支持肿瘤发生、发展及转移复发的必要功能单元。组织缺氧和酸中毒、间质高压形成，大量生长因子和蛋白水解酶的产生及免疫炎性反应等构成了肿瘤组织代谢环境的生物学特征，这种特性对于肿瘤的增殖、侵袭、迁移、黏附及新生血管的形成具有重要影响，是肿瘤不断恶变并发生转移的重要原因。干预肿瘤微环境已成为当今肿瘤防治研究的一大热点。

（二）癌毒病机理论与肿瘤微环境的机制密切相关

近年来，中医药干预肿瘤微环境防治肿瘤已成为研究热点，中医肿瘤学者积极开展"痰、瘀、湿、热"等中医肿瘤病机与肿瘤微环境的相关性研究，从肿瘤微环境角度探讨中医肿瘤病机的生物学基础。癌毒病机理论认为，肿瘤的发生是在脏腑功能失调的基础上，受内外多种因素诱导而生成癌毒，导致气血阴阳紊乱，癌毒与痰、瘀、湿、热等病理因素蓄积，体内平衡状态被打破的恶性循环过程，形成了有利于肿瘤发生、发展的机体内环境。这与西医学对肿瘤微环境的认识是一致的。

在癌毒病机理论的指导下，周仲瑛教授对肿瘤的治疗以消癌解毒、扶正祛邪为基本治则。根据癌毒与痰、瘀、湿、热等病理因素兼夹主次情况，治以化痰、祛瘀、利湿、清热等法，在临床实践中形成了治疗肿瘤癌毒郁结、阴伤气耗证的有效验方——消癌解毒方（由白花蛇舌草、蜈蚣、僵蚕、麦冬等组成）。全方由清热解毒药、化痰祛瘀药和益气养阴药等组成，取得了较好的临床疗效。前期实验研究发现，消癌解毒方对肿瘤细胞的凋亡、肿瘤血管的生成以及肿瘤免疫等多个方面均具有良好的干预作用。

中医肿瘤病机是对肿瘤微环境异质的高度概括，肿瘤病机以"痰、瘀、湿、热"为主，均与肿瘤微环境有密切联系。肿瘤微环境中的炎性微环境可能是癌毒病机中热毒的表现。已有大量研究证实，肿瘤与炎性微环境密切相关：清热解毒药（如白花蛇舌草、半枝莲、板蓝根等）能影响肿瘤坏死因子等的分泌，改善炎性微环境，具有一定的抗肿瘤作用；前期药理实验发现，消癌解毒方通过作用于肿瘤细胞 TLR4/NF-κB 信号通路，降低转化生长因子-β1（transforming growth factor-β，TGF-β1）表达干预炎症反应。

据研究报道，肿瘤患者普遍存在高凝血症，而微环境中的血管内皮生长因子（vascular endothelial growth factor，VEGF）、表皮细胞生长因子（epidermal growth factor，EGF）等大量富集促进肿瘤血管增生，这与癌毒病机理论中的血瘀特点相符合。已有实验证实，祛瘀通络药（如蜈蚣、全蝎、地龙等）主要通过改善微循环，使肿瘤细胞不易在血液中停留、增殖，减弱血小板凝聚和黏附，改善肿瘤患者血液高凝状态，减少血行转移而发挥抗肿瘤的作用。我们的研究发现，消癌解毒方具有抑制 VEGF 介导的血管生成，干预肿瘤增殖、转移的作用。

肿瘤微环境中大量的黏附因子是导致肿瘤转移的重要原因之一，与癌毒病机中痰湿黏滞重浊、随气流窜的特点相符。现代药理研究证实，化痰祛湿药（如僵蚕、南星、半夏等）可以改善细胞黏附因子的表达，抑制肿瘤细胞的侵袭与转移。在我们的前期实验研究中，消癌解毒方煎剂具有降低 H22 荷瘤小鼠基质金属蛋白酶 –2（matrix metalloproteinase–2，MMP–2）含量、抑制肿瘤外细胞基质降解，进而减少肿瘤细胞的侵袭和转移的作用。

肿瘤微环境中存在的免疫抑制机制为肿瘤细胞的存活迁移提供了保障，而这种免疫系统功能低下的微环境，与癌毒病机中的正气亏虚发病基础有诸多类似之处。大多数肿瘤患者存在先天免疫缺陷或者后天失调，导致机体的免疫防御机制下降，对肿瘤细胞不能监视、排斥和歼灭，最终导致肿瘤发生、发展。研究表明，益气养阴药（如麦冬、人参、天花粉等）在抑制肿瘤细胞增殖的同时，具有影响免疫微环境、增强机体自身抗癌能力的作用。本课题组的前期实验研究发现，消癌解毒方具有降低 H22 荷瘤小鼠外周血清 TGF–β1 的表达、抑制肿瘤细胞增殖，提高机体免疫力的作用。

因此，我们认为中医癌毒病机理论符合现代医学对肿瘤微环境的认识，消癌解毒方抗肿瘤作用机理与其干预肿瘤微环境密切相关，肿瘤微环境的相关机制可能是癌毒病机的生物学基础。

近年来，我国中医药抗肿瘤研究取得了显著进展，但缺少中医肿瘤病机理论研究的重大突破。为此，我们对癌毒病机理论及其生物学基础进行了较为深入的研究，前期研究证实了癌毒病机在肿瘤临床证候中的客观存在，验证了在癌毒病机理论指导下的名医验方——消癌解毒方的抗肿瘤疗效，并初步探讨了其作用机理。通过研究，我们认为癌毒病机与肿瘤微环境的机制密切相关，以前期研究为基础，遵循中医学自身特点，分别以消癌解毒方及组成该方的清热解毒药、化痰祛瘀药和益气养阴药各药物组分为干预手段，研究消癌解毒方干预以肿瘤细胞、肿瘤相关成纤维细胞、免疫细胞及炎性细胞因子为代表的肿瘤微环境的分子机制，从整体多维的角度观察分析肿瘤微环境与癌毒病机的关系，为临床运用癌毒病机理论指导中医药抗肿瘤提供科学依据，进一步提高中医药抗肿瘤的临床疗效。

二、癌毒病机理论与炎癌转化研究

国内外肿瘤研究的最新进展表明，非可控性炎症在肿瘤发生、发展过程中发挥了极其重要的作用，炎癌转变的机制研究已成为肿瘤基础领域研究新的热点与前沿，肿瘤微环境与炎癌转变机制中的炎症细胞、炎性因子和与非可控性炎症相关的信号通路已逐渐成为肿瘤预防和治疗的新靶点，有关炎癌转变的调控网络及其分子机制研究也取得了一定的进展。但有关中医药干预炎癌转变，防治肿瘤的临床与基础研究尚处于起步阶段。为充分发挥癌毒病机理论对肿瘤防治的指导作用，运用癌毒病机理论干预炎癌转变，我们对癌毒病机理论与炎癌转变的关系进行初步探讨。

（一）非可控性炎症

炎症是机体对病原体感染及各种组织损伤等所产生的一种防御反应，是常见的基本生理病理过程之一。一般情况下，随着致炎因素消失，促炎反应介质与抗炎反应介质达到平衡，炎症消退，这种炎症称为"可控性炎症"。但在某些特殊情况下，致炎因素持续性、低强度刺激，使炎症反应持续进行，转为慢性炎症，这种持续存在、无法消退的炎症也称为"非可控性炎症"。1863 年，德国病理学家 Rudolf Virchow 发现，肿瘤组织中有大量的白细胞浸润，并认为肿瘤经常发生在慢性炎症部位，提出肿瘤起源于慢性炎症这一假说。21 世纪初，科学家们研究发现，非可控性炎症参与了肿瘤发生、发展、侵袭、转移等病理过程，非可控性炎症可诱导肿瘤形成，并在肿瘤发病进程和转归中起到重要作用，炎症也被称为肿瘤的第七大生物学特征。

（二）非可控性炎症与肿瘤

流行病学研究表明，一些慢性感染与肿瘤的发生有关，如乙型和丙型肝炎与肝癌、幽门螺旋杆菌感染与胃癌、EB 病毒感染与鼻咽癌、人乳头瘤病毒感染与宫颈癌等。一些非感染性慢性炎症同样可增加肿瘤发生的风险，如反流性食管炎与食管癌、炎性肠道疾病与结肠癌、前列腺炎与前列腺癌等。可见，无论慢性感染，还是非感染性的慢性炎症均与肿瘤发生有关。与此相一致的流行病学研究证实，临床长期使用的非甾体抗炎药如阿司匹林可以降低某些肿瘤的发病率，并可以延缓部分肿瘤的进展。

非可控性炎症在肿瘤形成的 3 个阶段（启动、增殖和进展）中均发挥着重要的作用，炎症促进肿瘤的生成和早期增殖，肿瘤也可以引起炎症，影响肿瘤的末期增殖和转移。在肿瘤形成过程中，非可控性炎症通过炎症细胞释放活性氧和活性氮等介质，促使基因改变，包括原癌基因的活化和抑癌基因的失活，引起基因组不稳定和 DNA 损伤被认为是诱导肿瘤发生的主要机制。肿瘤形成后，炎症细胞分泌炎性因子，促进肿瘤生长，产生有利于肿瘤生长的炎性微环境，刺激肿瘤细胞增殖、转移及肿瘤血管生成。

近年来，科学家们对非可控性炎症恶性转化的调控网络及其分子机制进行深入研究，探讨非可控性炎症向肿瘤恶性转化的分子机制与调控规律，推动了对非可控性炎症向肿瘤转化本质的认识，为在临床转化研究中将炎癌转变的关键节点作为预测和诊断肿瘤的标志或防治肿瘤的药物靶点奠定了基础。最新研究表明，在肿瘤发生、发展过程中，炎症细胞释放的炎性因子如白细胞介素 –6（IL–6）、白细胞介素 –1β（IL–1β）、肿瘤坏死因子 –α（TNF–α）等可活化核转录因子 κB（nuclear factor–κB，NF–κB）、信号转导和转录激活因子 3（signal transducer and activator of transcript，STAT3）、哺乳动物雷帕霉素靶蛋白（mammalian target of rapamycin，mTOR）等信号通路。这些信号通路活化后，又诱发更多的炎性因子表达，这些信号通路之间相互作用，共同促进肿瘤的发展。NF–κB、STAT3、mTOR 等信号通路是炎癌转变的关键节点，控制了炎症与肿瘤信号通路的中心，在炎癌转变的子机制中具有重要作用，这些与非可控性炎症相关的信号转导通路已成为肿瘤预防与治疗的重要靶点。

（三）癌毒与非可控性炎症

癌毒病机理论认为，癌毒是肿瘤发生、发展的病机关键，癌毒既导致肿瘤的发生，也促进肿瘤的发展。现代医学研究认为，非可控性炎症参与了肿瘤发生、发展的全过程，既诱导肿瘤的形成，同时促进肿瘤的侵袭、转移。癌毒与非可控性炎症一样与肿瘤是互为因果、相互促进的关系，均在肿瘤的发生、发展进程中发挥重要作用。中医理论认为，一般炎症多表现为红、热、肿、痛，主要与风、火（热）、湿等病邪有关。非可控性炎症往往无明显的临床症状，主要与虚、痰、瘀、毒等病理因素相关。在脏腑功能失调、气血郁滞的基础上，癌毒的产生与痰瘀密切相关，痰瘀等病邪亢盛则诱生癌毒；癌毒必依附于痰瘀，与痰瘀搏结而形成肿瘤。可见，癌毒与非可控性炎症一样，与虚、痰、瘀、毒等病理因素相关。

我们认为，癌毒与非可控性炎症在肿瘤发生、发展过程中作用相同，中医辨证皆与虚、痰、瘀、毒等病理因素有关。但不能简单地认为，癌毒等同于非可控性炎症，可以说癌毒与非可控性炎症密切相关，非可控性炎症可能是癌毒的现代生物学基础之一。

（四）癌毒病机理论与炎癌转变

癌毒病机理论认为，在脏腑功能失调、气血郁滞的基础上，受内外多种因素诱导而生成癌毒，癌毒必依附于痰瘀，与痰瘀搏结而形成肿瘤。肿瘤生成后，痰瘀等病邪亢盛，必产生癌毒，癌毒进一步导致肿瘤进展、恶化。现代医学认为，在某些特殊情况下，致炎因素持续性低强度刺激，使炎症反应持续进行，这种持续存在、无法消退的非可控性炎症可以诱导肿瘤的形成，肿瘤生成后亦可产生非可控性炎症，促进肿瘤侵袭、转移。在比较中西医学对肿瘤的发病机制认识中可以发现，癌毒病机理论与炎癌转变机制类似，均认为癌毒或非可控性炎症参与了肿瘤发生、发展的全过程，既是肿瘤的致病因素，也是其病理产物，既导致肿瘤发生，也促进肿瘤发展。

"抗癌祛毒、扶正祛邪"是从癌毒病机理论治疗肿瘤的基本原则，因癌毒多与痰瘀搏结，易伤阴耗气，故清热解毒、以毒攻毒、化痰祛瘀、益气养阴等是肿瘤治疗的常用治法。目前中医临床运用清热解毒法治疗肿瘤已成为中医肿瘤界的共识，客观反证了癌毒病机理论的实用性。非可控性炎症与癌毒一样皆与虚、痰、瘀、毒等病理因素相关。因此，中医药抑制非可控性炎症，干预炎癌转变，亦应遵循"抗癌解毒、扶正祛邪"的治疗原则，选用清热解毒、以毒攻毒、化痰祛瘀、益气养阴等治法。其中，清热解毒法治疗肿瘤的作用机制尤其值得重视与研究。长期的中医临床实践表明，清热解毒法与抗炎作用有着密切联系和相关性。中医药抗炎常用清热解毒中药，研究发现，清热解毒中药不仅具有直接的抗菌、抗病毒的作用，还能提高机体免疫功能、拮抗内毒素、调节细胞因子和炎性因子分泌，从而发挥抑制炎症的作用。《中国药典》（2010 版）一部共收载功能与主治为清热解毒的中药有 72 种，经文献检索发现，其中 45 种已报道具有抗肿瘤活性。现代药理研究表明，清热解毒中药可以通过直接抑制肿瘤细胞增殖、诱导细胞凋亡、调节和增强机体的免疫力、诱导细胞的分化与逆转、抗突变等作用达到抗肿瘤的目的。但尚缺乏研究证实清热解毒中药可以通过抑制非可控性炎症，干预炎癌转变机制以发挥抗肿瘤的作用。

近年来，本团队围绕癌毒病机理论开展了较为深入的研究。在前期研究中，通过初步阐明基于癌毒病机理论指导的临床验方——消癌解毒方抑制肿瘤增殖及转移的作用机理，探讨了癌毒病机的科学内涵及其现代生物学基础。研究结果表明，消癌解毒方通过降低转化生长因子 $-\beta 1$（TGF$-\beta 1$）水平，抑制血管内皮生长因子（VEGF）的产生，抑制基质金属蛋白酶 -2（MMP-2）活性，干预 TLRs/NF$-\kappa$B 信号转导通路，抑制转录因子 NF$-\kappa$B 的异常持续活化等发挥抗肿瘤作用。研究发现肿瘤微环境对肿瘤增殖及转移的影响机制与癌毒病机理论对肿瘤病机的认识较为一致。肿瘤炎性微环境与炎癌转变的机制比较符合中医癌毒病机理论对肿瘤发生、发展的病机演变过程的认识。因此，我们认为癌毒病机理论可以指导中医药通过调节肿瘤炎性微环境、干预炎－癌转变机制途径，发挥防治肿瘤的作用。在癌毒病机理论指导下，中医药通过干预炎－癌转变过程抑制肿瘤的生成，从而发挥其预防肿瘤作用，体现了中医"治未病"的思想；中医药干预炎癌转变抑制肿瘤侵袭及转移，从而发挥治疗肿瘤作用，反映中医"带瘤生存"的理念。

第二节　消癌解毒方抗肿瘤临床与基础研究

在癌毒病机理论的指导下，针对肿瘤的核心病机病证"痰瘀郁毒、气阴两虚"，本团队研制了抗肿瘤中药复方——消癌解毒方。消癌解毒方是由白花蛇舌草、半枝莲、山慈菇、莪术、太子参、麦冬等药物组成，全方攻补兼施，共奏抗癌祛毒、化痰祛瘀、益气养阴之功。

为观察消癌解毒方抗肿瘤的临床疗效并探讨其作用机制，本团队分别从临床和实验两方面进行了相关研究。临床研究方面，采用循证医学的队列研究方法，观察消癌解毒方配合化疗的临床疗效。实验研究从消癌解毒方的药效基础研究、药效研究及机制探讨三方面展开。利用液质联用等技术（LC–MS/MS）开展消癌解毒方抗肿瘤物质基础研究；通过观察消癌解毒方对肿瘤细胞增殖、细胞周期及凋亡影响开展抗肿瘤药效研究；通过检查消癌解毒方对机体免疫功能、相关细胞因子（TGF–β1、VEGF、MMP–2等）、信号通路相关蛋白的表达、mRNA及miRNA的表达等方向开展抗肿瘤作用机理研究。

一、消癌解毒方抗肿瘤临床研究

采用消癌解毒方中药汤剂配合化疗治疗中晚期恶性肿瘤患者，对患者近期有效率、化疗完成率、生活质量、机体免疫功能及毒副作用与对照组进行比较。具体研究如下：

（一）一般资料

选取 2006 年 1 月至 2008 年 10 月南京中医药大学附属江苏省中医院、南京中医药大学附属省中西医结合医院、南京中医药大学第三附属医院肿瘤患者 198 例，均经病理组织学或细胞学证实为Ⅲ～Ⅳ期恶性肿瘤，中医辨证属痰瘀郁毒证患者。男 122 例，女 76 例，年龄 24 ～ 78（平均 56.96）岁。其中食管癌 49 例，肺癌 47 例，乳腺癌 42 例，胃癌 38 例，肝癌 20 例，胰腺癌 2 例。所有患者化疗前 KPS 评分≥ 60 分，分为化疗加中药组（治疗组）120 例，单纯化疗组（对照组）78 例。两组患者在病例来源、性别、年龄、病程、病种、分期等方面进行均衡性比较，差异均无统计学意义，具有可比性。

（二）研究方法

1. 治疗组

除常规化疗外，加用消癌解毒中药汤剂口服。组方：半枝莲、白花蛇舌草、漏芦等。化疗开始前 2 天开始服用消癌解毒中药，该中药由南京中医药大学药理学实验室统一煎制，分袋包装，每次 1 袋，每日 2 次服。21 天为 1 个周期，连续服 4 个周期。

2. 对照组

单纯化疗治疗方案，21 天为 1 个周期。

3. 观察项目与标本检测

（1）观察项目：①观察两组近期疗效及化疗完成率；②生活质量提高；③免疫功能改善；④血象变化。

（2）标本采集：清晨空腹，采用 EDTA–2K 抗凝真空采血管，取外周静脉血 1.5mL，所有患者在治疗前、后各取血 1 次。

4. 统计学方法

检测数据以 x±s 表示，统计方法组内比较采用配对 t 检验，组间采用成组 t 检验，$P < 0.05$ 为差异有统计学意义。

（三）研究结果

1. 两组近期疗效及化疗完成率比较

治疗组总有效率（CR+PR）为 69.16%，化疗完成率 97.69%；对照组总有效率为 32.05%，化疗完成率 66.36%。两组近期疗效比较，差异有统计学意义（$P < 0.05$）；两组化疗完成率比较，差异有统计学意义（$P < 0.05$）。

2. 两组治疗后生活质量比较

采用 Karnofsky 评分法。治疗组 Karnofsky 评分提高 48 例，稳定 60 例；对照组提高 9 例，稳定 29 例。两组比较，差异有统计学意义（$P < 0.01$）。

3. 两组治疗前后免疫功能状态比较

治疗前，两组免疫功能状态差异无统计学意义。治疗后，治疗组患者 T 细胞总数（CD_3^+）、辅助性 T 细胞数（CD_4^+）、CD_4^+ / CD_8^+ 值明显高于对照组（$P < 0.01$），相对应的差值与对照组比较亦有显著性差异（$P < 0.05$，$P < 0.01$）；治疗组抑制性 T 细胞数（CD_8^+）较对照组下降，与对照组比较差异无显著性（$P > 0.05$）；与治疗前比较，T 细胞亚群中 CD_4^+ 明显升高，CD_4^+ / CD_8^+ 的比值明显上升（$P < 0.05$），而对照组较治疗前明显下降（$P < 0.05$）。

4. 两组化疗后骨髓抑制程度比较

治疗组 I 度骨髓抑制 39 例，II 度骨髓抑制 48 例，III 度骨髓抑制 25 例，IV 度骨髓抑制 2 例。对照组 I 度骨髓抑制 10 例，II 度骨髓抑制 12 例，III 度骨髓抑制 26 例，IV 度骨髓抑制 18 例。治疗组骨髓抑制程度明显低于对照组，两组比较差异有统计学意义（$P<0.01$）。

小结

临床研究进一步探讨了消癌解毒方配合化疗治疗中晚期恶性肿瘤的有效性和安全性。与单纯化疗相比，联合用药可提高肿瘤患者近期临床疗效及化疗完成率，明显提高化疗患者的生活质量及免疫功能，减轻化疗毒副反应（$P < 0.05$）。提示消癌解毒方是治疗中晚期恶性肿瘤患者安全、有效的治疗用药；在化疗结束后，长期服用消癌解毒方，其抑制肿瘤的效果更佳。显示出中医药治疗恶性肿瘤的巨大优势。消癌解毒方对常见恶性肿瘤进展的干预作用，有待进一步深入观察和研究，其配合化疗的临床疗效观察为恶性肿瘤中西医结合治疗提供了新的思路和方法。

二、消癌解毒方抗肿瘤实验研究

现代药理研究表明，消癌解毒方中的白花蛇舌草、半枝莲具有增强机体免疫、诱导肿瘤细胞凋亡、抗致突变作用、抑制端粒酶活性、抑制肿瘤细胞增殖的作用；半枝莲能有效抑制肿瘤血管生成，其机制可能与阻断内皮细胞迁移、下调血管内皮生长因子（VEGF）蛋白表达有关；山慈菇通过诱导肿瘤细胞凋亡发挥抑制肿瘤细胞的增殖的作用；蜈蚣可降低促血管生成素 -2（Ang-2）和 VEGF mRNA 的表达，进而抑制肿瘤血管生成；太子参能逆转免疫抑制，提高自然杀伤细胞（NK 细胞）、淋巴因子激活的杀伤细胞（LAK 细胞）等免疫细胞的活性，并能提高 CD_3^+、CD_4^+、CD_4^+/CD_8^+ 水平。可见，消癌解毒方的组成药物可以通过多途径、多靶点的方式共同发挥抗肿瘤作用。

（一）消癌解毒方抗肿瘤药效研究

1. 抑制肿瘤细胞增殖

为了观察消癌解毒方的抗肿瘤作用，本团队采用皮下接种肿瘤细胞的方式建立 S180 移植性肉瘤及 H22 移植性肝癌模型，同时给予消癌解毒方中药汤剂。以荷瘤小鼠实体瘤重、抑瘤率为实验指标评价消癌解毒方对 S180 移植性肉瘤的抑制作用，以荷瘤小鼠存活时间为实验指标评价消癌解毒方对 H22 移植性肝癌的抑制作用，为揭示其抗肿瘤作用提供参考。

周红光等将 60 只昆明种小鼠分为 5 组，每组 12 只，即模型对照组（生理盐水灌胃）、阳性对照组（环磷酰胺）及药物高、中、低剂量组（消癌解毒方灌胃）。采用体内试验，以荷瘤小鼠实体瘤质量、抑瘤率来评价消癌解毒方对 S180 移植性肉瘤的抑制作用，以荷瘤小鼠存活时间来评价消癌解毒方对 H22 移植性肝癌的抑制作用。研究结果如下：

（1）消癌解毒方对 S180 肉瘤的抑制作用：显示消癌解毒方高剂量组的抑制率达到 40% 以上，提示消癌解毒方灌胃给予对移植性 S180 肉瘤具有一定的抑制作用。见表 1。

表 1　消癌解毒方（XAJDF）对 S180 肉瘤小鼠实体瘤重的影响（x̄±s）

组别	剂量 C/g	瘤重 m/g	瘤重系数	抑瘤率（%）
模型	–	1.81±0.563	0.072±0.028	–
环磷酰胺	0.4	0.635±0.432**	0.035±0.018*	65.4
XAJDF 高剂量	6	0.896±0.386*	0.059±0.006*	43.2
XAJDF 中剂量	3	1.203±0.471	0.056±0.002	26.5
XAJDF 低剂量	1.5	1.412±0.368	0.042±0.015	14.2

（注：与模型组比较，** $P < 0.01$，* $P < 0.05$；n=12）

（3）消癌解毒方对 H22 移植性肝癌的抑制作用：表明消癌解毒方高、中、低剂量组荷瘤小鼠的存活时间均有一定的延长。其中，高、中剂量组的生命延长率达 30% 以上。见表 2。

表 2　消癌解毒方对 H22 移植性肝癌小鼠存活时间的影响（x̄±s）

组别	剂量 C/g	存活时间 t/d	生存延长率（%）
模型	–	13.2±3.1	–
环磷酰胺	0.4	20.6±2.4**	52.4
XAJDF 高剂量	6	18.9±3.9**	40.2
XAJDF 中剂量	3	17.8±4.7*	33.5
XAJDF 低剂量	1.5	14.9±3.7	13.2

（注：与模型组比较，** $P < 0.01$，* $P < 0.05$；n=12）

结果表明，消癌解毒方能明显抑制荷瘤小鼠的实体瘤重，并延长其存活时间，对 S180 肉瘤、H22 肝癌均有一定的抑制作用。动物实验进一步验证了消癌解毒方是有效的抗癌方药，为进一步的消癌解毒方抗癌机制的研究夯实基础。

2. 诱导肿瘤细胞凋亡

为了研究消癌解毒方对 H22 肝癌细胞凋亡及 Survivin 表达的影响，探讨其可能的抗癌机制，本团队的卢伟等将 H22 移植瘤小鼠 60 只，分为 5 组：对照组和消癌解毒方低、中、高剂量（10、30、90g/kg）组（灌胃）及顺铂（0.001g/kg）组（腹腔注射）进行连续10天的治疗。通过流式细胞术检测各组移植瘤细胞周期及凋亡率，Western bloting法检测H22移植瘤细胞Survivin蛋白表达。研究结果如下：

（1）消癌解毒方对H22移植瘤细胞周期及凋亡的影响：表3结果显示，消癌解毒方及顺铂具有诱导肿瘤细胞发生凋亡的作用。与模型组相比较，消癌解毒方各剂量及顺铂给药组的小鼠荷瘤组织内肿瘤细胞凋亡率显著升高，具有统计学意义（$P<0.05$）。消癌解毒方剂量为30g/kg和顺铂组凋亡率与模型组相比，$P<0.01$，差别具有高度统计学意义。流式细胞仪检测给药后肿瘤细胞周期分布的变化，结果显示：与模型组比较，消癌解毒方中剂量组和顺铂阳性对照组细胞G0/G1期比例相对增加，S期及G2从期比例相对下降，肿瘤细胞的细胞周期于G0/G1期发生阻滞（$P<0.05$），具有统计学意义；消癌解毒方低剂量和高剂量给药组细胞S期、G2/M期比例有所下降，G0/G1期比例上升。

表3　各组小鼠组织细胞的细胞周期及凋亡率比较

组别	n	剂量（g/kg）	凋亡率（%）	G0/G1期	S期	G2/M期
模型组	10	—	17.69±16.49	42.14±3.25	38.28±4.85	19.58±1.75
XAJDF 低剂量	10	10	47.16±11.88*	55.29±3.28	32.16±3.47	12.55±0.69
XAJDF 中剂量	10	30	60.52±6.40**	66.07±4.05*	20.27±5.08*	10.64±1.55*
XAJDF 高剂量	10	90	57.59±14.50*	59.38±5.13	29.98±3.53	13.66±1.87
顺铂组	10	0.001	71.32±16.02**	68.42±5.14*	21.29±4.15*	10.29±2.01*

（注：与模型组比较，*$P<0.05$，**$P<0.01$）

（2）消癌解毒方对H22移植瘤细胞Survivin蛋白表达的影响：Western bloting法检测各组Survivin蛋白表达。结果显示：消癌解毒方可以显著降低细胞内Survivin蛋白表达。见图1、图2。

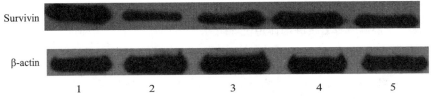

图 1　消癌解毒方对 H22 小鼠移植瘤中 Survivin 蛋白表达的影响

（1模型组；2顺铂组；3低剂量组；4中剂量组；5高剂量组）

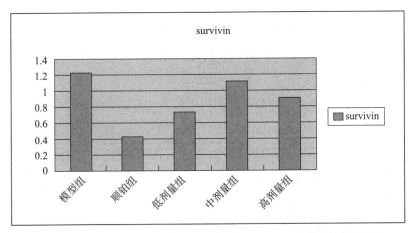

图 2　消癌解毒方对 H22 小鼠移植瘤中 Survivin 蛋白表达的影响

本研究结果显示，消癌解毒方各剂量组和顺铂阳性对照组的小鼠平均凋亡率均高于模型组。二者比较，差异均具有统计学意义（$P < 0.05$）。消癌解毒方剂量为 30mg/kg 和顺铂组凋亡率与模型组相比，$P < 0.01$，具有极显著性差异。FCM 细胞周期显示，与模型组比较，消癌解毒方中剂量组和顺铂阳性对照组细胞 G0/G1 期比例相对增加（$P < 0.05$），S 期及 G2 从期比例相对下降，细胞周期于 G0/G1 期发生阻滞（$P < 0.05$）。Western–blot 法检测各组 Survivin 蛋白表达结果与模型组相比，各组 Survivin 蛋白表达均有下降趋势，其中 DDP 阳性对照组 Survivin 蛋白表达降低最明显，消癌解毒方 10g/kg 低剂量组、90g/kg 高剂量组和 30g/kg 中剂量组的 Survivin 蛋白表达也呈下调趋势。本实验表明，消癌解毒方促进肿瘤细胞凋亡，抑制 Survivin 蛋白表达，是其抗癌作用机制之一。

（二）消癌解毒方抗肿瘤作用机理研究

1. 影响相关信号通路

（1）影响趋化因子信号通路

趋化因子是一类使细胞发生趋化运动的小分子促炎多肽细胞因子的超家族，具有趋化和激活白细胞的作用，许多疾病的发生、发展都需要趋化因子的参与。趋化因子信号通路在肿瘤发生、发展过程中的作用大致可归纳为以下 4 个方面：

①对肿瘤免疫微环境的影响：部分与肿瘤相关的趋化因子可能在肿瘤内发挥调节炎症反应的作用，导致对肿瘤的免疫耐受。BellD 等研究发现，许多肿瘤细胞分泌趋化因子 CCL20，通过未成熟树突状细胞上的趋化因子受体 CCR6 吸引成熟树突状细胞；在乳腺癌细胞内发现许多 CDld$^+$ 的未成熟树突状细胞（DC），只在肿瘤的边缘可见少量 CD83$^+$ 的成熟树突状细胞；体外黏附实验证实，未成熟树突状细胞选择性黏附肿瘤细胞，而成熟树突状细胞分布于外围，这种分布在体内可能增加对癌细胞的免疫耐受。

②对肿瘤细胞生长的影响：趋化因子能促进肿瘤细胞的生长，主要是 GRO 家族的趋化因子如 CXCL1、2、3 和 CXCL8 等。OrimoA 等研究发现，外源性 CXCL12 可以诱导神经胶质瘤细胞的增殖，其机制可能与 ERK1/2 和 AKT 信号通路的激活有关。

③对肿瘤血管生成的影响：趋化因子具有促进肿瘤血管生成的作用。CXC 类趋化因子分为两个亚家族，其中包含 ELR（谷 – 亮 – 精氨酸）基序的成员，往往具有诱导肿瘤血管生成的作用。在对乳腺癌细胞的研究中发现，间质成纤维细胞通过分泌 CXCL12，来诱导骨髓来源的内皮干细胞和前体细胞，作为肿瘤血管新生过程中所需血管内皮细胞的来源，参与肿瘤微环境中的血管生成；同时诱导浆细胞样树突状细胞（pDC），释放 IL–8 和 TNF–1 诱导肿瘤血管的新生。

④趋化因子对肿瘤侵袭转移的影响：趋化因子及其受体在肿瘤侵袭转移过程中发挥着重要且复杂的作用，其机制与白细胞归巢机制相似。有研究发现，卵巢癌的癌性腹水诱导血管生成的作用是由 SDF–1 与 VEGF 协同诱导的，其机

制可能是高表达 SDF-1 的卵巢癌实体组织释放大量的 SDF-1 进入腹水，而释放入腹水的 SDF-1 促进表达其特异性受体 CXCR4 的肿瘤细胞向腹水播散，提示卵巢癌的腹腔种植转移在某种程度上是依赖于 CXCR4/SDF-1 的相互作用。这种相互作用，可能通过调节肌动蛋白的重排、血管生成、肿瘤细胞黏附能力参与了卵巢癌的腹腔种植转移。

本团队通过对 H22 荷瘤小鼠肿瘤组织基因表达谱的检测，探讨消癌解毒方抗肿瘤的作用机制。吴勉华等将 H22 荷瘤小鼠随机分为空白对照组和消癌解毒方低、中、高剂量（10g /kg、30g /kg、90g/kg）组（灌胃）及顺铂（1mg/kg）组（腹腔注射）进行连续 10 天的治疗。应用基因芯片技术，检测各组 H22 荷瘤小鼠肿瘤组织的差异表达基因；应用信号通路分析，找出与消癌解毒方抗癌机制相关的信号通路和基因，并针对趋化因子信号通路进行分析。研究结果如下：

各组散点图结果（图 3）：将各用药组与空白对照组用软件进行对比分析，所得的散点图可以形象化评估组间的差异表达基因。X/Y 值是每个样本的标准化信号值（log2 形式），绿色线是折叠变化线，在顶面绿色线以上和底下绿色线以下的基因，代表差异显著的基因。

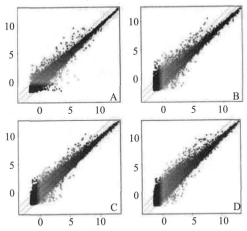

（注：A 为消癌解毒方低剂量组与空白对照组比较；B 为消癌解毒方中剂量组与空白对照组比较；C 为消癌解毒方高剂量组与空白对照组比较；D 为顺铂组与空白对照组比较）

图 3　各组散点图

差异表达基因谱：通过分析，在 41000 个被检测的基因中，与空白对照组比较，消癌解毒方低剂量组作用后，肿瘤组织的基因表达谱中有 351 个基因表达上调，224 个基因表达下调；消癌解毒方中剂量组作用后，肿瘤组织的基因表达谱中有 639 个基因表达上调，946 个基因表达下调；消癌解毒方高剂量组作用后，肿瘤组织的基因表达谱中有 639 个基因表达上调，228 个基因表达下调；顺铂组作用后，肿瘤组织的基因表达谱中有 1118 个基因表达上调，402 个基因表达下调。

针对趋化因子信号通路基因表达的分析（表 4）：从基因芯片的分析结果可以看出，趋化因子信号通路在消癌解毒方各剂量组中，均发生了明显的改变。表 4 中为该信号通路中表达下调的部分基因。

表 4　各剂量组趋化因子信号通路中表达下调的部分基因

组别	n	基因名称	下调倍数
XAJDF 低剂量	1	CCL3	4.64
		CCL4	2.39
		CX3CL1	2.5
		CXCL2	4.76
XAJDF 中剂量	1	CCL3	3.72
		CCL5	2.41
		CXCL2	3.27
		CXCL9	3.47
XAJDF 高剂量	1	CCL3	2.64
		CXCL2	3.19
顺铂	1	CCL3	2.25
		CXCL2	2.92

本次实验通过对 H22 荷瘤小鼠肿瘤组织基因表达谱的检测，筛选出了消癌解毒方可能发生抗癌作用的信号通路。针对趋化因子信号通路进行分析发现，消癌解毒方可以促进趋化因子信号通路中，部分基因表达下调。与空白对

照组比较，消癌解毒方各剂量组均能降低趋化因子 CCL3、CXCL2 的表达，与顺铂组比较，效果更为明显。此外，消癌解毒方低剂量组还能明显降低 CCL4、CX3CL1 的表达，中剂量组能明显降低 CCL5、CXCL9 的表达。说明消癌解毒方可能通过影响趋化因子信号通路中的某些基因的表达来发挥抗肿瘤生长和侵袭的作用。

（2）影响 TLRs/NF-κB 信号转导通路

目前，在肿瘤细胞信号转导通路研究领域中转录水平的信使核糖核酸（messenger RNA，mRNA）差异显示技术、互补脱氧核糖核酸（complementary DNA，cDNA）微阵列、寡核苷酸阵列技术及脱氧核糖核酸（DNA）芯片分析，蛋白质芯片分析、双相凝胶电泳为主的蛋白质分离及蛋白质鉴定技术等高通量技术在揭示肿瘤发生、发展的分子机制中发挥重要作用。本团队以 SMMC-7721 人肝癌细胞株 TLRs/NF-kB 信号通路为切入靶点，从细胞因子表达的源头 TLRs 入手，主要通过体外细胞实验，从基因转录和蛋白表达水平进一步阐明消癌解毒方深层次抗癌作用机制。

李栋等将家兔分为消癌解毒方组和对照组，每组 3 只。消癌解毒方组按照 1∶2∶4 比例分别以 3.78、7.56、15.12g/（kg·L）剂量消癌解毒方中药灌胃，对照组以 0.9% 氯化钠溶液灌胃，各组每天 1 次，连续 3 天，于最后 1 次灌胃后 2 小时无菌取血，离心分离制备含药血清。选择人肝癌 SMMC-7721 细胞为研究对象，给予含药血清，倒置显微镜观察细胞凋亡形态法、MTT 法及流式细胞仪检测消癌解毒方，并在此基础上加入激动剂脂多糖（LPS）及 TLR4 阻断剂（CD284），观测其对人肝癌细胞 SMMC-7721 的 TLRs/NF-kB 信号转导通路的影响。研究结果如下：

高浓度含药血清 +CD284 组与空白血清 +CD284 组比较，作用的范围更广。显现出多信号通路、多靶点、多个关键环节起作用。能下调核酸合成及代谢的重要酶类二氢叶酸还原酶（DHFR），二氢叶酸还原酶是能利用 NADPH 还原二氢叶酸产生四氢叶酸的氧化还原酶。下调人肝癌 SMMC-7721 细胞株 TLRs/NF-kB 信号通路上游受体 TLR4，中间关键环节 NF-kB 激活蛋白、肿瘤坏死因子受体相关因子 -6（TRAF-6）及下游因子缺氧诱导因子 -3α（HIF-3α mRNA）、粘附分子等表达水平。有报道指出慢性炎性反应局部氧自由基大量存在及免疫抑制与肿瘤发生密切相关。而且有研究显示，缺氧等刺激因素可激活缺氧诱导因子 -1α（HIF-1α）基因，引起 HIF-1α 蛋白过量表达，上调 VEGF 等主要与肿瘤血管生成相关靶基因的表达，促进肿瘤新生血管形成。细菌脂多糖（LPS）作用于 TLRs/NF-kB 通路，能上调 HIF-1α mRNA 和 VEGF 的表达，促进肿瘤细胞的增殖、浸润及转移。具有抗肿瘤细胞代谢增殖的作用，如下调增殖细胞核抗原（PCNA）等基因表达水平。PCNA 蛋白增殖细胞核抗原 PCNA，是 DNA 聚合酶 δ 的辅助蛋白，是仅在有增殖活性细胞中表达且是 DNA 复制所必需的一种酸性蛋白，由 G1 晚期开始表达，逐渐增加，S 期达高峰，到 G2-M 期表达显著减少，PCNA 的表达水平可精确反映细胞增殖活性。PCNA 已成为检测恶性肿瘤细胞增殖的有效标记物，并用于评价肿瘤的增殖指数和生物学行为。

此外，PCNA 还能作用于肿瘤细胞的微管系统，如下调了微管相关丝氨酸/苏氨酸激酶（MAST）的表达活性。有研究报道，肿瘤微环境中大量免疫因子及其所释放炎性介质可耐受紫杉醇诱导的肿瘤细胞凋亡，微管是真核细胞的一种组成成分，微管和微管蛋白二聚体之间存在动态平衡，抗肿瘤药物紫杉醇可使二者之间失去动态平衡，诱导和促进微管蛋白聚合，防止解聚，稳定微管，这些作用导致细胞在进行有丝分裂时不能形成纺锤体和纺锤丝，抑制了细胞分裂和增殖，从而发挥抗肿瘤作用。

本实验主要运用全基因组表达谱芯片高通量筛选技术及实时荧光定量 PCR 技术，结合电泳图、熔解曲线及扩增曲线图（图 4-6）。分析空白对照组、空白血清 +LPS 组、空白血清 +CD284 组、高浓度含药血清 +LPS 组、高浓度含药血清 +CD284 组 5 组 SMMC-7721 细胞中 NF-kB、P65、TLR2、TLR4、MyD88 及 MAPK 共 19 个指标的待测基因值除以 GAPDH 而最终得到相对含量的内参校正值，从而明确各组基因核酸 mRNA 表达量的差异。可以看出，SMMC-7721 细胞 TLRs/NF-kB 通路上游受体 TLR2、TLR4，中间关键环节 NF-kB、髓样分化因子 88（MyD88）及肿瘤坏死因子受体相关因子 -6（TRAF-6）在空白对照组测定的经内参校正的相对基因核酸表达量分别为 0.643、0.053、0.515、0.735 及

0.534，空白血清 +LPS 组分别为 1.220、0.133、0.647、0.791 及 1.050，空白血清 +CD284 组分别为 0.547、0.053、0.355、0.672 及 0.660，高浓度含药血清 +CD284 组分别为 0.510、0.045、0.343、0.596 及 0.450。

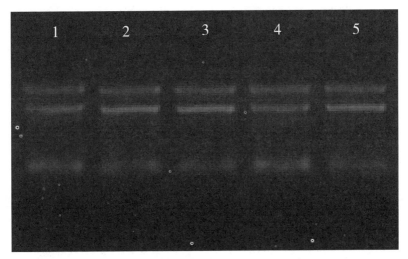

图 4　RNA 变性电泳

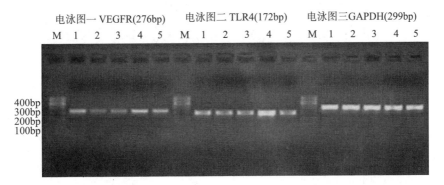

图 5　TLR4、NF-kBP65、GAPDH 等指标 mRNA 在人 SMMC-7721

细胞中表达电泳图

注：MDNA Marker；1. 空白对照组；2. 空白 +LPS 组；3. 空白 +CD284 组；

4. 高 +LPS 组；5. 高 +CD284 组

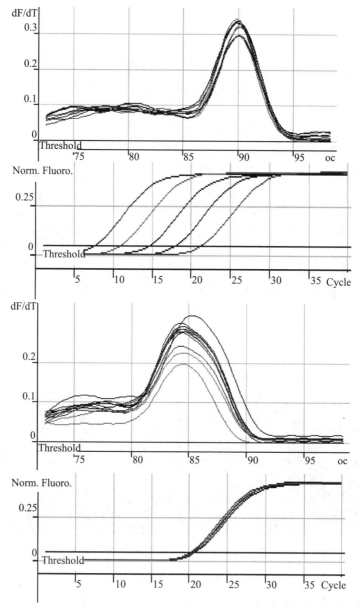

图 6 TLR4、NF-κB、P65、GAPDH 等指标熔解曲线及扩增曲线图

本次实验表明：消癌解毒方高浓度含药血清 +CD284 组 VS 空白血清 +
CD284 组 SMMC-7721 细胞 TLRs/NF-κB 通路上游受体 TLR2、TLR4，中间关
键环节 NF-κB、MyD88、TRAF-6 及 Bcl-2、PCNA、Ki-67 和 VEGFR 测得相
对基因核酸表达量呈明显下降趋势，提示消癌解毒方尤其是高浓度含药血清对
TLRs/NF-κB 通路具有一定的特异性抑制作用，存在量 – 效及时 – 效关系，推
测其内在机制可能是通过抑制 MyD88、I-RAK、IKK 及类似于运用纯化克隆的
IKB 和蛋白酶小体抑制剂及上调 IκB 转录水平，从而抑制 NF-κB 的活化和核
移位。TLRS/NF-κB 异常过表达往往会导致细胞恶变，多伴有凋亡抑制因子如
Bcl-xl 等蛋白下调。

消癌解毒方高浓度含药血清 +CD284 组与空白血清 +CD284 组比较，
SMMC-7721 细胞野生型 P53 基因、TNF、金属蛋白酶组织抑制物（TIMP）及
转移抑制基因 NM23 相对基因核酸表达量呈上升或升高趋势。癌基因 MYC 及
Ras、有丝分裂原激活蛋白激酶（MAPK）、受体酪氨酸蛋白激酶（PTK）、细胞
黏附因子 CD44、转化生长因子 β（TGF-β）测定的经内参校正的相对基因核
酸表达明显受抑制或呈下调表达趋势。说明消癌解毒方，尤其是高浓度含药血
清能上调野生型 P53 基因、TNF、TIMP 及 NM23 肿瘤转移抑制基因表达水平，
发挥野生型 P53 基因对细胞周期的负调控作用、DNA 损伤的修复功能及诱导凋
亡作用，增强细胞因子 TNF 的抗肿瘤效应。TIMP 表达增加，会引起与 MMPs
结合相应增加及转移抑制基因 NM23 表达上调，能显著降低肿瘤细胞浸润、侵
袭及远处转移的能力。

（3）抑制 PI3K/AKT 信号通路

在肿瘤发生、发展中，细胞周期的调控意义重大。真核细胞的细胞周期包
括 G1、S、G2 以及有丝分裂 M 期，G2/M 周期检查点可以阻止 DNA 损伤的细
胞进入分裂期。细胞周期蛋白（Cyclins）是调控细胞周期的主要成分，周期蛋
白依赖性激酶 1（CDK1）与细胞周期蛋白 B1（CyclinB1）形成复合物共同影响
G2/M 期周期检查点调控细胞的增殖。CyclinB1 作为 G2/M 期的周期蛋白，在肿
瘤细胞中常发现其异常表达，CyclinB1 在癌细胞中过表达，可能与激酶 CDC2
形成复合物，启动有丝分裂，越过细胞周期检查点，导致失控性的细胞增殖

有关。

PI3K/AKT 信号通路在乳腺癌中活化存在高表达，是调节乳腺癌存活、生长与增殖的主要通路之一，该信号通路对 p53 和 p21 的表达都有着关键的调控作用。p53 在肿瘤形成发展中的作用是肿瘤研究的热点，是目前细胞内重要的抑癌基因。p53 可以介导下游靶分子 CyclinB1，通过影响细胞周期从而影响肿瘤发生、发展。p53 另一个下游基因 p21 是一个具有激酶抑制活性的细胞周期抑制蛋白，参与 G2/M 期的调控。研究表明，p21 的激活可以抑制细胞周期调控蛋白家族的表达而诱细胞发生周期阻滞。

为了研究消癌解毒方对乳腺癌细胞的活性的影响及作用机制，本团队设计实验，采用显微镜观察 MDA-MB-231 人乳腺癌细胞形态，MTT 法考察消癌解毒方细胞的增殖的影响，流式细胞仪观察细胞周期的变化，Western blot 检测 PI3K/AKT 信号通路相关蛋白 P53、P21、Cyclin B1、CDK1 的表达。其研究结果如下：

①消癌解毒方对 MDA-MB-231 乳腺癌细胞形态的影响：与对照组相比，消癌解毒方浓度达到 0.375mg/mL 和 0.75mg/mL 时，可以使 MDA-MB-231 细胞数量减少，排列疏松，细胞体积变小，形态变圆，出现细胞膜破损，细胞皱缩并脱落，消癌解毒方 1.5mg/mL 组出现部分细胞碎片漂浮（图 7）。

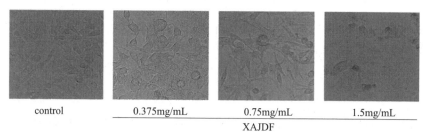

control　　　　　0.375mg/mL　　　　　0.75mg/mL　　　　　1.5mg/mL

XAJDF

图 7　消癌解毒方处理 48 小时对 MDA-MB-231 乳腺癌细胞形态的影响（×200）

②消癌解毒方对 MDA-MB-231 细胞增殖的影响：与对照组相比，消癌解毒方可抑制 MDA-MB-231 细胞的增殖，呈浓度和时间依赖性，差异有统计学意义（$P < 0.05$、$P < 0.01$），见表 5。

表5　XAJDF 处理 24 小时、48 小时对 MDA-MB-231 乳腺癌细胞增殖
抑制率的影响（x±s，n=5）

	时间 /h	浓度 /mg·mL-1）	OD560nm	抑制率 /%
对照组	24	—	0.44±0.008	—
XAJDF		0.1875	0.43±0.042	1.57
		0.375	0.40±0.055	8.37
		0.75	0.35±0.056	18.85
		1.5	0.29±0.052 *	34.02
对照组	48	—	0.43±0.064	—
XAJDF		0.1875	0.36±0.074	15.48
		0.375	0.35±0.048 *	19.77
		0.75	0.27±0.075	37.99
		1.5	0.21±0.062 * *	50.89

注：与对照组比较，*p<0.05，**p<0.01。

③消癌解毒方对 MDA-MB-231 细胞周期的影响：与对照组相比，消癌解毒方 0.375、0.75、1.5mg/mL 给药 48 小时后，MDA-MB-231 细胞周期发生异常变化，G0/G1 期细胞比例减少，G2/M 期细胞比例增加，呈浓度依赖性。在消癌解毒方浓度达到 0.75mg/mL 和 1.5mg/mL 时，MDA-MB-231 细胞的周期被阻滞于 G2/S 期，与正常细胞相比较，具有显著性差异（$P < 0.05$，$P < 0.01$），见图 8。

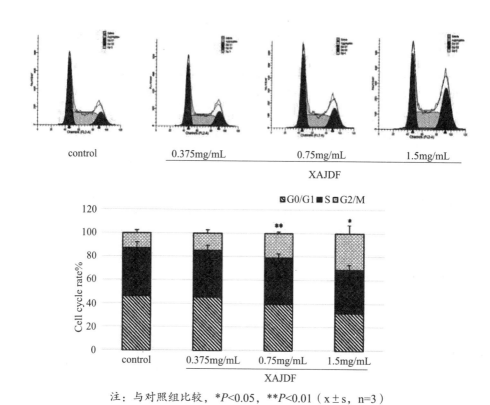

注：与对照组比较，*P<0.05，**P<0.01（x±s，n=3）

图 8　XAJDF 处理 48 小时对 MDA-MB-23 细胞周期分布的影响

④消癌解毒方对 MDA-MB-231 细胞 PI3K/AKT 信号通路相关蛋白的影响：与对照组相比，MDA-MB-231 细胞经 0.375mg/mL、0.75mg/mL、1.5mg/mL 消癌解毒方给药 48 小时后，CyclinB1、CDK1 表达降低，P53、P21 蛋白表达水平升高，p-PI3K、p-AKT 相对 PI3K、AKT 表达降低，具有浓度依赖性，差异有统计学意义（P<0.05，P<0.01），见图 9。

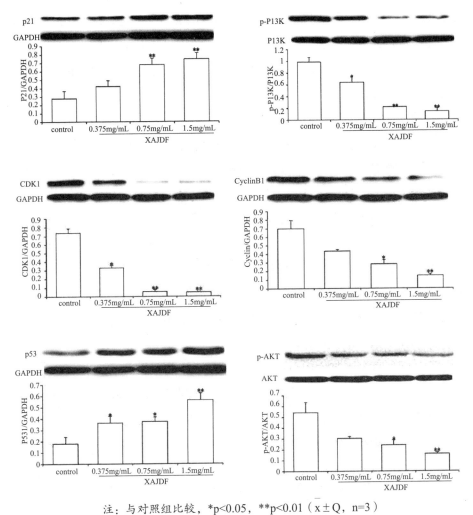

注：与对照组比较，*p<0.05，**p<0.01（x±Q，n=3）

图9　XAJDF 处理 48 小时对 MDA-MB-231PI3K/AKT 信号通路的影响

　　本实验研究通过体外抑制乳腺癌细胞的增殖实验，探讨了消癌解毒方抗乳腺癌可能的机制。结果发现，随着给药浓度的增加，消癌解毒方干预 MDA-MB-231 细胞后显著抑制细胞增殖，这可能与其调控细胞周期有关。流式细胞仪结果显示，消癌解毒方可以将 MDA-MB-231 细胞的周期阻滞在 G2/M 期，无法进入分裂期，因而使增殖减缓。Western blot 实验显示，消癌解毒方可以降低 PI3K/AKT 的磷酸化水平，上调 p53 和 p21 的表达，可能是通过此途径调控 CyclinB1、CDK1 蛋白的表达，阻滞肿瘤细胞周期，影响癌细胞生长增殖。综上，消癌解毒方能阻滞 MDA–MB–231 细胞周期，抑制乳腺癌细胞的增殖，其机制可能与抑制 PI3K/AKT 信号通路有关。

2. 降低 TGF-β1 表达水平

转化生长因子 β1（TGF–β1）对肿瘤的增殖、分化起双重调节作用，在肿瘤的进展和晚期阶段，TGF–β1 作为肿瘤的促进因子通过刺激血管生成、免疫抑制及合成细胞外基质而提供适宜于肿瘤生长、浸润及转移的微环境。

为了研究消癌解毒方的抗肿瘤作用机理，本团队设计实验，将 ICR 小鼠 60 只随机分为空白组、模型组（生理盐水灌胃）和消癌解毒方低、中、高剂量（10g/kg、30g/kg、90g/kg）组（灌胃）及顺铂（1mg/kg）组（腹腔注射）进行治疗，连续 10 天，每组 10 只。除空白组外，其余 5 组小鼠治疗前右腋皮下接种传代培养的 H22 细胞。用药 10 天后，取眼眶血测定小鼠外周血清 TGF–β1 水平。

研究结果显示，与模型组比较，空白组、中药中、高剂量组、顺铂组外周血清 TGF–β1 水平均有所降低；中药高剂量组和顺铂组及空白组外周血清 TGF–β1 水平无统计学差异，提示消癌解毒方高剂量在降低外周血清 TGF–β1 水平方面和顺铂具有相当的功效，见表 6。

表 6　消癌解毒方对实验小鼠外周血清 TGF-β1 的影响

组别	n	剂量（$g \cdot kg^{-1} \cdot d^{-1}$）	外周血 TGF-β1 水平
空白组	10	–	452.1±490.0**
模型组	10	–	1302.2±70.4
XAJDF 低剂量组	10	10	859.8±598.7
XAJDF 中剂量组	10	30	619.7±563.7*
XAJDF 高剂量组	10	90	390.5±501.2**
顺铂组	10	0.001	584.0±647.0**

注：与模型组比较，*$P < 0.05$，**$P < 0.01$。

TGF-β1的高表达见于许多肿瘤。此次实验研究中，消癌解毒方中、高剂量能明显降低H22荷瘤小鼠外周血清TGF-β1水平（与模型组相比$P < 0.05$）；高剂量组和顺铂组相比，无统计学差异（$P > 0.05$）。提示消癌解毒方高剂量在降低外周血清TGF-β1水平方面和顺铂具有相当的功效。由于肿瘤的形成是多因素的，消癌解毒方对肿瘤的干预作用可能是多方面作用的结果，降低荷瘤小鼠外周血清TGF-β1水平，可能是该方发挥抗癌作用的途径之一。

3. 抑制 VEGF 的生成

肿瘤生长依赖新生血管的形成，血管内皮生长因子（vascular endothelial growth factor，VEGF）在新生血管生长过程中发挥着重要作用。已有多项研究表明，VEGF与肿瘤的侵袭、分化程度、TNM分期及复发和远处转移等相关。如与乳腺癌的浸润转移和预后判断等紧密相关，晚期乳腺癌患者VEGF阳性表达明显高于早期乳腺癌患者，VEGF阳性表达与肿块大小、淋巴结转移有直接的关系，提示VEGF不但可作为判断乳腺癌转移的标志物，还可以作为判断乳腺癌预后的指标。术前测定外周血VEGF浓度，可作为判断胃癌临床分期、淋巴结及远处转移的参考指标。VEGF的表达水平与肿瘤的淋巴结转移和骨转移密切相关。在非小细胞肺癌组织中VEGF阳性表达率与TNM分期、淋巴结转移显著相关，提示VEGF参与了非小细胞肺癌的发生、发展，是非小细胞肺癌进展和转移的重要调控因子，VEGF可作为非小细胞肺癌生物学行为的一项评估指标。肝细胞癌组织的VEGF阳性率显著高于癌旁组织的阳性率（$P < 0.05$），且VEGF的表达与肝细胞癌TNM分期、术前局部转移及术后复发转移有关（$P < 0.05$）。大量的实验和临床资料显示，肿瘤的生长和扩散依赖新脉管及VEGF的形成，因此抑制VEGF或其受体的药物对多种实体肿瘤的治疗是有效的。

为了研究消癌解毒方对肝癌H22细胞小鼠移植瘤的抑制作用及其可能的机制。本团队设计实验，建立小鼠H22移植瘤模型，随机分为对照组和消癌解毒方低、中、高剂量（10g/kg、30g/kg、90g/kg）组及顺铂（0.001g/kg）组进行治疗，检测各组移植瘤生长情况，HE染色观察各组移植瘤组织的病理改变。流式细胞术检测各组移植瘤细胞周期及凋亡率，ELISA法测定各组移植瘤小鼠外周血VEGF水平。研究结果如下：

（1）消癌解毒方对 H22 肝癌移植瘤的抑制作用：与对照组比较，消癌解毒方不同剂量组、顺铂组对 H22 移植瘤的生长均具有显著的抑制作用（$P < 0.05$ 或 $P < 0.01$）；以消癌解毒方中剂量组效果最好（抑瘤率为 42.8%），与顺铂组（抑瘤率为 58.6%）效果相当。提示消癌解毒方灌胃给药，对 H22 小鼠移植瘤具有较好的抑制作用（表 7）。

表 7 消癌解毒方对 H22 肝癌小鼠移植瘤的抑制（n = 10，$\bar{x} \pm$ ）

组别	剂量（g/kg）	肿瘤质量（m/g）	抑瘤率（%）
对照组	0	1.187± 0.259	0
低剂量组	10	0.896±0.289*	24.5
中剂量组	30	0.679±0.315**	42.8
高剂量组	90	0.936±0.103*	21.1
顺铂组	0.001	0.492±0.214**	58.6

注：*$P < 0.05$，**$P < 0.01$；XJR：消癌解毒方。

（2）消癌解毒方对 H22 移植瘤细胞形态的影响：HE 染色结果显示，对照组 H22 移植瘤组织中见大片状异型细胞浸润，细胞呈上皮样，胞质红，形态不规则，胞核异型显著，可见小核仁及较多病理性核分裂；并见小片状坏死，周围纤维组织增生，多量淋巴浆细胞浸润。结合种植 H22 细胞系的特性，符合低分化肝细胞癌的特点。消癌解毒方低剂量组移植瘤组织中见片状异型细胞浸润，并见大片状坏死，面积较对照组增大；消癌解毒方中剂量组移植瘤组织中见片状异型细胞浸润，并见大片状坏死，有明显的染色质固缩环，坏死面积较对照组显著增大；消癌解毒方高剂量组移植瘤组织中可见片状异型细胞浸润，并见大片状坏死，面积较对照组增大，并见移植瘤浸润淋巴结组织。顺铂组移植瘤组织中，可见片状异型细胞浸润，并见小片状坏死，坏死面积较对照组稍大，有明显的染色质固缩环。消癌解毒方中剂量组和顺铂组移植瘤组织中有明显的染色质固缩环，消癌解毒方低剂量组和高剂量组未见染色质固缩环（图 10）。

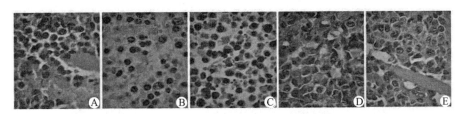

图 10　消癌解毒方对 H22 移植瘤组织病理形态的影响（×400）

A：XJR 低剂量组；B：XJR 中剂量组；C：XJR 高剂量组；D：顺铂组；

E：对照组

（3）消癌解毒方对 H22 移植瘤组织的细胞周期及肿瘤细胞凋亡的影响：与对照组比较，消癌解毒方中剂量组、顺铂组小鼠移植瘤组织细胞阻滞于 G0/G1 期（P<0.05），S 期细胞数明显减少（P<0.05）；消癌解毒方各剂量组和顺铂组与对照组相比，其移植瘤细胞凋亡率有统计学差异（P<0.05）；消癌解毒方中剂量组与顺铂组的差异无统计学意义（表 8）。

表 8　消癌解毒方对 H22 移植瘤组织细胞周期及细胞凋亡的影响（n=10，x±s，%）

组别	细胞凋亡率	G0/ G1	S 期细胞数	G2/ M
对照组	17.69± 16.49	42.14± 3.25	38.28± 4.85	19.58± 1.75
低剂量组	47.16± 11.88*	55.29± 3.28	32.16± 3.47	12.55± 0.69
中剂量组	60.52± 6.40**	66.07± 4.05*	20.27± 5.08*	13.66± 1.87*
高剂量组	57.59± 14.51**	59.38± 5.13	29.98± 3.53	10.64± 1.55
顺铂组	71.32± 16.02**	68.42± 5.14*	21.29± 4.15*	10.29± 2.01*

注：与对照组比较，*P < 0.05，**P < 0.01。

（4）消癌解毒方抑制 H22 移植瘤小鼠外周血 VEGF 的水平：与对照组比较，消癌解毒方中、高剂量组和顺铂组外周血 VEG 水平显著降低（P<0.05），消癌解毒方低剂量组与对照组比较差异无统计学意义（表 9）。

表 9　消癌解毒方对 H22 移植瘤小鼠外周血 VEGF 水平的影响（ n = 10, x±s ）

组别	刘量（ g/kg）	VEGF（ ρ B/ng·mL^{-1}）
对照组	–	120.7±12.6
低剂量组	10	116.1±20.0
中剂量组	30	104.3±6.1*
高剂量组	90	105.8±7.2*
顺铂组	0.001	88.6±4.3**

注：与对照组比较 * $P<0.05$, ** $P<0.01$。

本次实验研究消癌解毒方对肝癌 H22 移植瘤肿瘤细胞增值、细胞周期及凋亡的影响，以荷瘤小鼠外周血 VEGF 水平的变化为实验指标，从分子水平研究该方抗癌机制。结果发现，与对照组比较，该方各剂量组和顺铂组对 H22 移植瘤的生长均具有显著的抑制作用及促移植瘤细胞凋亡的作用（ $P<0.05$, $P<0.01$ ）；中剂量组抑瘤率为 42.8%，与顺铂组（抑制率 58.6%）效果相当；中剂量组、顺铂组将移植瘤组织细胞阻滞于 G0/G1 期（ $P<0.05$ ），S 期细胞数明显减少（ $P<0.05$ ），中剂量组与顺铂组效果相当；中剂量组移植瘤亚二倍体凋亡率与顺铂组效果相当。中、高剂量消癌解毒方组及顺铂组外周血 VEGF 水平显著降低（ $P<0.05$ ），低剂量组与对照组比较差异无统计学意义。综上，消癌解毒方能抑制 H22 小鼠移植瘤的生长，促进移植瘤细胞凋亡和抑制 VEGF 的产生可能是其抗癌作用机制之一。

4. 降低 MMP-2 活性

肿瘤本质上表现为细胞失去控制的异常增殖，转移是决定肿瘤良恶性的本质特征。越来越多的资料显示，细胞凋亡异常在大多数恶性肿瘤的发病学上占重要地位。而肿瘤自原位生长转变成转移性疾病，取决于肿瘤细胞侵犯局部组织及穿透组织屏障的能力。MMPs 由一系列蛋白溶解酶家族组成，可通过降解基底膜及启动血管内皮细胞生长来促进肿瘤增长及转移，对原发性肿瘤和继发性肿瘤的生长有促进调节作用，并造成适应肿瘤生长扩散的微环境。

为了探讨消癌解毒方体内抗肿瘤作用的可能机制，本团队设计实验，首先建立 H22 荷瘤小鼠模型，将 H22 荷瘤小鼠随机分为空白组（生理盐水灌胃）和消癌解毒方低、中、高剂量（10g/kg、30g/kg、90g/kg）组（灌胃）及顺铂（1mg/kg）组（腹腔注射）进行治疗。另 12 只小鼠为空白组。观察光镜及电镜下肿瘤组织、细胞的形态，取外周血样本，ELISA 法检测基质金属蛋白酶 MMP-2 活性。研究结果如下：

（1）光镜下肿瘤组织形态学变化（图 11）。

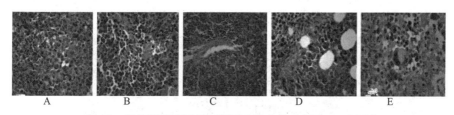

图 11　各组给药后肿瘤组织形态学变化（HE，×200）

A. 模型组；B. 消癌解毒方 10g/kg 剂量组；C. 消癌解毒方 30g/kg 剂量组；
D. 消癌解毒方 90g/kg 剂量组；E. 顺铂组

（2）电镜下肿瘤细胞形态学变化（图 12）。模型组肿瘤细胞弥漫分布，其间可见少许凋亡细胞，凋亡的细胞皱缩，质膜完整，胞浆致密，细胞器不同程度退变，核染色质致密，形成形状不一、大小不等的团块边集于核膜处，部分细胞胞浆芽突迅速脱落，形成许多凋亡小体。

消癌解毒方低剂量组：肿瘤细胞弥漫分布，其间可见凋亡细胞，凋亡细胞数量多于模型组。凋亡的细胞皱缩，质膜完整，胞浆内细胞器不同程度退变，可见大量吞饮空泡，核染色质致密，形成形状不一、大小不等的团块边集于核膜处，部分细胞胞浆芽突迅速脱落，形成许多凋亡小体。

消癌解毒方中剂量组：肿瘤细胞弥漫分布，其间可见凋亡细胞，凋亡细胞数量多于中药低剂量组。凋亡的细胞皱缩，质膜完整，胞浆内细胞器不同程度退变，可见大量吞饮空泡，核染色质致密，形成形状不一、大小不等的团块边集于核膜处，部分细胞胞浆芽突迅速脱落，形成许多凋亡小体。

消癌解毒方高剂量组：肿瘤细胞弥漫分布，消癌解毒方凋亡细胞数量与中药低剂量组相似。凋亡的细胞皱缩，质膜完整，胞浆内细胞器不同程度退变，可见大量吞饮空泡，核染色质致密，形成形状不一、大小不等的团块边集于核膜处，部分细胞胞浆芽突迅速脱落，部分核发生碎裂。

顺铂组肿瘤细胞弥漫分布，凋亡细胞数量与中药低剂量组相似。凋亡的细胞皱缩，质膜完整，胞浆内细胞器不同程度退变，核染色质致密，形成形状不一、大小不等的团块边集于核膜处，部分核碎裂，部分细胞胞浆芽突迅速脱落，形成许多凋亡小体。

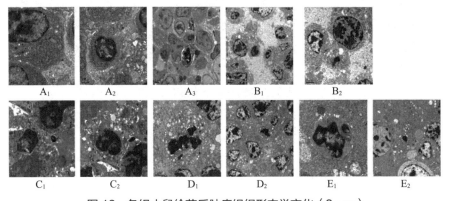

图 12　各组小鼠给药后肿瘤组织形态学变化（2μm）

A. 模型组；B. 消癌解毒方低剂量组；C. 消癌解毒方中剂量组；

D. 消癌解毒方高剂量组；E. 顺铂组

（3）外周血 MMP-2 含量。与模型组比较，空白组、消癌解毒低剂量组外周血 MMP-2 水平显著降低（$P < 0.05$）；顺铂组与中药组高剂量组外周血 MMP-2 水平降低，但无显著性差异；中药中剂量组 MMP-2 水平上升（表 10）。

本次实验研究证实，在光镜下消癌解毒方高、低剂量治疗组，除在纤维脂肪组织中见片状异型细胞浸润外，还可见大片坏死，面积较模型组显著增大，提示消癌解毒方具有抑瘤作用。在电镜下，各治疗组中凋亡细胞数量最大的是中药中剂量组，中药低剂量组、中药高剂量组和顺铂组相似，模型组最少，在消癌解毒方治疗组中，凋亡细胞除出现凋亡细胞一般的形态学改变外，胞浆中可见大量吞饮空泡，而这一点在模型组及顺铂组中未见。外周血 MMP-2 含量测定显示，消癌解毒方高、低剂量组MMP-2含量均下降，其中低剂量组显著降低（$P < 0.05$），有统计学意义，表明消癌解毒方抑瘤作用可能与诱导肿瘤细胞凋亡及降低MMP-2活性有关。

表10　消癌解毒方对肿瘤小鼠外周血MMP-2含量的影响（x±s，n=10）

组别	剂量（g/kg·d）	MMP-2（μg/L）
空白	—	323.9±325[*]
模型	—	1587.3±419
XAJDF	10	683.4±394.8[**]
	30	2269.5±1250
	90	964.2±769.2
顺铂	0.001	1133.4±652.7

注：*$P<0.05$；**$P<0.01$。

5. 增强免疫功能

人体免疫功能的异常，参与了恶性肿瘤的发生、发展全过程。细胞免疫是机体抗肿瘤的主要依赖机制，而细胞免疫功能抑制，则是造成恶性肿瘤转移、复发以及预后差的危险因素之一。T淋巴细胞、自然杀伤细胞（natural kill，NK）在机体抗恶性肿瘤免疫监视系统中发挥重要作用，T淋巴细胞亚群是宿主抗肿瘤免疫反应中起主导作用的免疫细胞，NK细胞被认为是宿主抵抗原发或转移部位肿瘤细胞生长的一道防线。T淋巴细胞亚群比例失调，NK细胞活性下降，提示患者免疫功能失调。CD_4^+分子能够辅助B细胞分化产生抗体；CD_8^+分子能够抑制抗体的合成、分泌以及T细胞增生，而CD_4^+/CD_8^+则反映了机体免疫功能有无紊乱。

为了观察消癌解毒方对Walker256大鼠T淋巴细胞亚群和NK细胞的影响。本团队设计实验，建立Walker256大鼠模型，50只雄性SD大鼠分为正常组、模型组、中药低剂量组、中药中剂量组、中药高剂量组，每组 10 只。造模后，中药各剂量组进行中药干预，正常组、模型组未进行药物干预。在造模后第 10 天，用流式细胞仪分别检测各组大鼠胸腺、骨髓、外周血 T 淋巴细胞亚群及 NK 细胞活性。研究结果如下：

（1）消癌解毒方对 W256 大鼠胸腺指数，脾指数的影响：模型组荷瘤大鼠胸腺指数、脾指数均较正常组明显下降（$P < 0.05$）。经过药物干预，可见中药低剂量、中药中剂量组大鼠胸腺指数明显上升，与模型组比较，差异有显著性（$P < 0.05$）。此外，中药中剂量组大鼠脾指数亦较模型组明显上升，差异有显著性（$P < 0.05$）。造模后，大鼠体重显著低于正常组（$P < 0.05$），药物干预后，各组大鼠体重未见明显改变，见表 11。

表 11　消癌解毒方对 W256 大鼠胸腺指数，脾指数的影响（x±s）

组别	胸腺指数	脾指数	体重（g）
正常组	0.240±0.002	0.259±0.004	257.5±8.596
模型组	0.080±0.004*	0.044±0.012*	184.6±9.953*
XAJDF 低剂量组	0.141±0.005#	0.056±0.018	187.3±25.728
XAJDF 中剂量组	0.140±0.005#	0.067±0.026#	185.5±13.443
XAJDF 高剂量组	0.120±0.004	0.046±0.025	184.7±18.945

注：与正常组比较，* $P < 0.05$；与模型组比较，# $P<0.05$。

（2）消癌解毒方对荷瘤大鼠骨髓、胸腺细胞周期的影响：模型组大鼠骨髓、胸腺细胞 G0/G1 期比例均较正常组明显升高（$P < 0.05$），S 期比例均较正常组明显降低（$P < 0.05$）。经过药物干预，可见中药中剂量组、中药高剂量组大鼠骨髓、胸腺细胞与模型组相比，G0/G1 期比例显著降低（$P < 0.05$），S 期比例明显升高（$P < 0.05$）。各组细胞 G2/M 期比例变化无明显差异（$P > 0.05$），见表 12。

表 12　消癌解毒方对荷瘤大鼠骨髓、胸腺细胞周期的影响（%，$\bar{x} \pm s$）

组别	骨髓			胸腺		
	G0/ G1 期	S 期	G2/ M 期	G0/ G1 期	S 期	G2/ M 期
正常组	69.29±3.59	24.75±3.73	5.96±0.71	76.38±4.68	12.47±3.47	6.94±1.55
模型组	77.35±1.85*	14.90±3.09*	3.94±1.16	85.88±3.73*	5.20±0.91*	4.09±1.26
XAJDF 低剂量组	73.19±2.87	15.79±2.23	4.78±1.16	80.31±3.61	8.70±2.30	6.22±3.74
XAJDF 中剂量组	68.84±4.81#	26.49±4.46#	5.65±3.01	76.51±3.68#	17.62±2.73#	5.21±1.34
XAJDF 高剂量组	72.31±3.27#	21.07±2.43#	3.39±1.20	77.83±1.64#	17.44±1.07#	4.73±1.09

注：与正常组比较：* $P < 0.05$；与模型组比较，# $P<0.05$。

（3）消癌解毒方对荷瘤大鼠外周血 T 细胞亚群的影响：模型组荷瘤大鼠 CD_4^+/ CD_8^+ 较正常组明显降低（$P < 0.05$），经过药物干预，可见中药中剂量组 CD_4^+/ CD_8^+ 比值明显上升，与模型组相比，有显著性差异（$P < 0.05$），见表 13。

表 13　消癌解毒方对荷瘤大鼠 T 细胞亚群检测结果（%，$\bar{x} \pm s$）

组别	CD_4^+	CD_8^+	CD_4^+/CD_8^+
正常组	22.82±7.52	11.65±1.65	1.96±0.50
模型组	18.48±6.53	18.25±4.76	1.11±0.57*
XAJDF 低剂量组	16.77±3.01	15.25±4.81	0.97±0.49
XAJDF 中剂量组	15.42±6.52	13.42±7.64	1.31± 0.49#
XAJDF 高剂量组	15.15±3.99	13.62±2.23	1.10± 0.20

注：与正常组比较：* $P < 0.05$；与模型组比较，# $P<0.05$。

（4）消癌解毒方对荷瘤大鼠 NK 细胞活性影响：与模型组相比，消癌解毒方各剂量组 NK 活性均得到明显增加（$P < 0.01$）。其中，中药中剂量组与中药低剂量组、中药高剂量组相比，NK 活性增加更为显著（$P < 0.05$），见表 14。

表 14　消癌解毒方对荷瘤大鼠 NK 细胞活性影响（$\bar{x} \pm s$）

组别	NK（CI%）
模型组	2.75±0.92
XAJDF 高剂量组	18.17±9.72*
XAJDF 中剂量组	34.31±24.42#△
XAJDF 低剂量组	22.90±6.47*

注：与模型组比较，* $P < 0.01$；与 XAJDF 低剂量组比较，# $P < 0.05$；与 XAJDF 高剂量组比较，△ $P < 0.05$。

通过本次实验研究发现，经消癌解毒方干预后，可见低剂量、中剂量组大鼠胸腺指数明显上升，中剂量组大鼠脾指数明显上升，与模型组比较，均有显著性差异（$P < 0.05$）；中剂量、高剂量组大鼠骨髓、胸腺细胞与模型组相比，G0/G1 期比例显著降低（$P < 0.05$），S 期比例明显升高（$P < 0.05$）；中剂量组 CD_4^+ / CD_8^+ 比值明显上升，与模型组相比，有显著性差异（$P < 0.05$）；各剂量组 NK 活性明显增高（$P < 0.01$）。表明消癌解毒方对 Walker256 大鼠胸腺指数、脾指数及骨髓、胸腺细胞周期有一定的调节作用，对淋巴细胞亚群 CD_4^+、CD_8^+、CD_4^+ / CD_8^+ 比值及 NK 细胞活性有一定的调节作用，提示消癌解毒方具有免疫保护作用，这可能是其抗肿瘤作用的机制之一。

6. 影响 miRNA 表达

肿瘤的特征是增殖与凋亡失去平衡，细胞处于无限增殖状态。因此，抑制增殖和调控凋亡应成为抗肿瘤的重要研究方向之一。微小核糖核酸（microRNA，miRNA）能够诱导信使 RNA（mRNA）的降解，或抑制其翻译而降低靶基因的表达，故能在肿瘤的发生、发展过程中发挥着癌基因或抑癌基因的功能。

为了探讨消癌解毒方对人肝癌 SMMC-7721 细胞增殖及微小核糖核酸（microRNA）miR-25-3p、miR-29a-5p、miR-122-3p、miR-124-3p、miR-182-5p 表达谱的影响。本团队设计实验，将 12 只雄性大耳白兔随机分为 4 组，分别为消癌解毒方高、中、低剂量（15.12g/kg、7.56g/kg、3.78g/kg）组和空白组，各组分别给予消癌解毒方及生理盐水灌胃 4 天。4 天后于颈动脉中取血清并配制培养基。用消癌解毒方（15.12g/kg 、7.56g/kg 、3.78g/kg）含药血清及空白血清的培养基处理人肝癌细胞株 SMMC-7721，噻唑蓝（MTT）比色法检测肿瘤细胞增殖活性、实时荧光定量逆转录聚合酶链式反应（Real-time PCR）法验证人肝癌细胞 SMMC-7721 中 miR-25-3p、miR-29a-5p、miR-122-3p、miR-124-3p 和 miR-182-5p 的表达水平。研究结果如下：

（1）消癌解毒方含药血清对 SMMC-7721 细胞体外增殖的抑制：不同浓度消癌解毒含药血清处理人肝癌 SMMC-7721 细胞 12 小时、24 小时、48 小时后，细胞的生长均受到不同程度的抑制。消癌解毒方高剂量组的含药血清作用于人肝癌 SMMC-7721 细胞 12 小时、48 小时后的抑制效果明显，吸光度 A 比同期空白组明显降低（$P < 0.05$）。消癌解毒方高剂量组干预 24 小时的吸光度 A 显著低于同期空白组（$P < 0.01$）。消癌解毒方高剂量组含药血清作用 24 小时对人肝癌 SMMC-7721 细胞的生长抑制率最高（42.86%），且随着药物浓度的增加，消癌解毒方对人肝癌 SMMC-7721 细胞的生长抑制作用增强，呈剂量相关性，见表 15。

表 15　消癌解毒方对 SMMC-7721 细胞作用 12 小时、24 小时、48 小时后增殖吸光度 A 的影响（$\bar{x}\pm s$, n=6）

组别	剂量（g/kg）	12 小时	24 小时	48 小时
空白	—	0.677±0.042	0.656±0.115	0.697±0.052
XAJDF	3.78	0.667±0.078	0.620±0.060	0.683±0.110
	7.56	0.645±0.107	0.598±0.080	0.627±0.085
	15.12	0.554±0.047*	0.375±0.051**	0.564±0.105*

注：与相同干预时间下空白组比较，*$P<0.05$；**$P<0.01$。

（2）消癌解毒方含药血清对 SMMC-7721 细胞相关 miRNA 表达的影响：将不同浓度消癌解毒方含药血清的培养液作用于人肝癌 SMMC-7721 细胞 24 小时后，与空白组比较，消癌解毒方可以诱导 miR-25-3p、miR-182-5p 表达下调，miR-29a-5p、miR-122-3p 和 miR-124-3p 表达上调（$P < 0.01$），其中高剂量组的调控作用更显著，见表 16。

表 16　消癌解毒方含药血清对 SMMC-7721 细胞相关 miRNA 表达的
影响（x̄±s，n=6）

组别	剂量（g/kg）	miR-25-3p	miR-29a-5p	miR-122-3p	miR-124-3p	miR-182-5p
空白	—	1.00± 0.01	1.00± 0.01	1.00± 0.02	1.00± 0.00	1.00± 0.03
XAJDF	3.78	0.87± 0.01*	1.03± 0.01*	1.18± 0.02*	1.37± 0.02*	0.87± 0.01*
	7.56	0.76± 0.00*	2.17± 0.02*	173± 0.04*	2.61± 0.11*	0.71± 0.00*
	15.12	0.59± 0.01*	3.31± 0.00*	2.66± 0.01*	4.14± 0.04*	0.64± 0.00*

注：与空白组比较，*$P < 0.01$。

（3）生物信息学方法预测靶基因：利用生物信息学方法，TargetScan Human 7.1 数据库分析，预测差异表达的 miR-25-3p、miR-29a-5p、miR-122-3p、miR-124-3p 和 miR-182-5p 的靶基因。结果表明，hsa-miR-25-3p 的靶基因可能为 BTG2、RPL15、LHFPL2、MAP2K4、PKDCC、NFIB、DSTYK、PDZD2；hsa-miR-29a-5p 的靶基因可能为 RTP3、SLC35E3、ZNF667、COMMD6、TTC14、ODF3、C20orf187、EMB；hsa-miR-122-3p 的靶基因可能为 MTRNR2L11、ASGR2、LRRC17、TSPAN3、FKBP1B、BCMO1、GALNS、TAF13；hsa-miR-124-3p 的靶基因可能为 RHOG、CTDSP1、SNAI2、LRRC58、B4GALT1、SLC10A7、VAMP3、MAGT1；hsa-miR-182-5p 的靶基因可能为 RGS17、HAS2、CTTN、MITF、LPP、RASA1、LHX1、ZFP36L1。

本次实验研究发现，经过 12 小时、24 小时、48 小时后，消癌解毒方（15.12g/kg、7.56g/kg、3.78g/kg）含药血清对人肝癌 SMMC-7721 细胞的增殖均存在抑制作用。随着消癌解毒方含药血清浓度的增加，其对人肝癌细胞 SMMC-7721 细胞增殖的抑制率也相应增加。其中高剂量组含药血清的抑制效果最好，其干预 12 小时、48 小时的吸光度 A 较同期空白组明显降低（$P < 0.05$）。高剂量组干预 24 小时吸光度 A 比同期空白组显著降低（$P < 0.01$），该组抑制率为 42.86%。Real-time PCR 证实消癌解毒方（15.12g/kg、7.56g/kg、3.78g/kg）含药血清的培养基能诱导 miR-25-3p、miR-182-5p 表达下调，诱导 miR-29a-5p、miR-122-3p、miR-124-3p 表达上调，且高剂量组的调控作用较空白组更显著（$P < 0.01$）。综上，消癌解毒方可能通过诱导 miRNA 表达谱的改变而参与抑制人肝癌细胞 SMMC-7721 增殖作用。

7. 影响端粒酶及凋亡相关基因 mRNA 表达

端粒具有稳定染色体、调节正常细胞生长等生物功能。端粒酶是人体内唯一携带自身 RNA 模板的反转录酶，能以自身 RNA 模板反转录合成端粒 DNA 序列添加至端粒末端，以弥补细胞分裂时端粒的进行性缩短。端粒酶活性的存在对于维持细胞的分裂增殖起着极其重要的作用。正常体细胞中检测不到端粒酶活性，当体细胞发生恶性转化后向肿瘤发展的过程中端粒酶基因可被再次激活表达，因此绝大多数肿瘤组织表现较高的端粒酶活性。目前端粒酶活性检测在临床活检组织分析、肿瘤形成机制研究、肿瘤治疗等领域都已显示出重要意义。端粒酶的激活在肿瘤发生、发展过程中，起着重要的作用。因此，如果能够抑制肿瘤细胞的端粒酶活性，那么随着细胞的分裂，端粒将逐渐缩短，最终导致细胞衰老、死亡，从而达到抑制肿瘤细胞增殖的目的。

在进化过程中控制细胞生死的程序以基因的形式存储于细胞中，当细胞受到凋亡诱导因素的刺激后，经有关信号转导系统的传递激活凋亡相关基因，细胞即按死亡程序自动走向死亡，即细胞凋亡。目前，已知细胞凋亡相关基因多达数十种，根据功能的不同可将其分为 3 类：抑制凋亡基因、促进凋亡基因和双向调控基因。细胞凋亡的线粒体通路由 Bcl-2 家族成员受到凋亡信号刺激后激活。Bcl-2 是公认的凋亡通路中的抑凋亡基因，以 Bcl-2、Bcl-xl 为代表，促凋亡基因以 Bax 为代表组成。Caspase 家族在介导细胞凋亡过程中起着极其重要的作用，其中以 Caspase-3 为关键执行分子，在凋亡信号传导的许多途径中发挥作用。Bcl-2 与 Bax 二者可形成异源二聚体，当 Bcl-2/Bax 比值降低时，可破坏线粒体膜的稳定性，导致 CytC 释放入胞质。CytC 的释放是线粒体介导细胞凋亡的主要步骤，其可与凋亡蛋白酶活化因子 apaf-1 结合成多聚复合体，激活 Caspase-9 并启动 Caspase 级联反应，最终激活下游 Caspase-3，诱导细胞发生凋亡。

为了探讨消癌解毒方含药血清对人肝癌细胞 SMMC-7721 细胞端粒酶及凋亡相关基因 mRNA 表达的影响。本团队设计实验，在消癌解毒方含药血清作用于人肝癌 SMMC-7721 细胞后，采用 ELISA 试剂盒检测各组端粒酶浓度，采用实时荧光定量 PCR 方法检测药物作用前后各组 SMMC-7721 细胞 Bax、Bcl-2、CytC、Caspase-3mRNA 表达水平。研究结果如下：

（1）消癌解毒方含药血清对肝癌 SMMC-7721 细胞端粒酶的影响：消癌解毒方含药血清作用于人肝癌 SMMC-7721 细胞 24 小时后端粒酶含量下降，且药物浓度越高，端粒酶浓度越低。与对照组比较，含药血清低、中、高剂量组均能降低人肝癌 SMMC-7721 细胞端粒酶的浓度（$P<0.01$），且有一定的药物剂量依赖性，见表 17。

表 17　消癌解毒方含药血清作用肝癌细胞 24h 端粒酶的变化（$\bar{x} \pm s$，n=6）

组别	OD 值（λ =450nm）	端粒酶浓度（ng/mL）
对照组	1.404±0.038	129.500±0.570
XAJDF 低剂量组	1.423±0.018	127.600±0.348**
XAJDF 中剂量组	1.477±0.025**	122.300±0.549**
XAJDF 高剂量组	1.584±0.045**	111.200±0.880**

注：与对照组比较，** $P < 0.01$。

（2）细胞总 RNA 质量及纯度检验：抽提的 RNAA260/A280 的比值范围均在 1.8 ～ 2.1 之间，A260/A230 比值大于 1.8，说明所提取的 RNA 纯度较高，见表 18。

表 18　各组样本 RNA 质量测定

组别	A260/A280	A260/A230	浓度 （ng/μL）	体积 （μL）	质量 （ng）	结果 （pass or fail）
对照组	1.98	2.33	693.37	10	6933.7	pass
XAJDF 低剂量组	1.99	2.33	552.55	10	5525.5	pass
XAJDF 中剂量组	2.01	2.32	668.99	10	6689.9	pass
XAJDF 高剂量组	1.96	2.34	512.25	10	5122.5	pass
顺铂组	1.85	2.4	335.33	10	3353.3	pass

（3）各组 Bcl-2、Bax、CytC、Caspase-3 基因 mRNA 表达水平变化：消癌解毒方含药血清各剂量作用于人肝癌 SMMC-7721 细胞，可以下调 Bcl-2 mRNA 表达水平，上调 Bax、CytC、Caspase-3 mRNA 表达水平，下调 Bcl-2/Bax mRNA 比列，其中中剂量组、高剂量组与对照组相比效果明显（$P<0.05$），见表 19。

表 19　消癌解毒方含药血清作用于 24h 后 Bcl-2、Bax、CylC、Caspase-3 基因 mRNA 变化（$\bar{x}\pm s$, n=3）

组别	Bax/GAPDH	Bcl-2/GAPDH	Caspase-3/GAPDH	CytC/GAPDH
对照组	1.56×10^{-3} $\pm2.65\times10^{-5}$	2.05×10^{-4} $\pm6.51\times10^{-6}$	$1.08\times10^{-3}\pm$ 3.06×10^{-5}	$6.37\times10^{-2}\pm$ 4.04×10^{-4}
XAJDF 低剂量组	1.51×10^{-3} $\pm4.04\times10^{-5}$	1.89×10^{-4} $\pm2.08\times10^{-6**}$	$1.16\times10^{-3}\pm$ $3.61\times10^{-5*}$	$6.64\times10^{-2}\pm$ $5.69\times10^{-4**}$
XAJDF 中剂量组	1.97×10^{-3} $\pm4.04\times10^{-5**}$	1.70×10^{-4} $\pm5.51\times10^{-6**}$	$1.21\times10^{-3}\pm$ $5.66\times10^{-5*}$	$6.77\times10^{-2}\pm$ $5.69\times10^{-4**}$
XAJDF 高剂量组	1.74×10^{-3} $\pm5.69\times10^{-5**}$	1.80×10^{-4} $\pm3.00\times10^{-6**}$	1.30×10^{-3} $\pm2.52\times10^{-5**}$	$6.72\times10^{-2}\pm$ $5.51\times10^{-4**}$
顺铂组	3.07×10^{-3} $\pm6.00\times10^{-5**}$	2.27×10^{-5} $\pm3.51\times10^{-7**}$	3.70×10^{-3} $\pm4.16\times10^{-5**}$	$8.80\times10^{-2}\pm$ $3.61\times10^{-4**}$

注：与对照组比较，$*P<0.05$，$**P<0.01$。

本次实验中消癌解毒方含药血清干预人肝癌 SMMC-7721 细胞 24 小时后，发现其端粒酶含量下降，且与给药剂量相关，药物浓度越高，端粒酶浓度越低。提示消癌解毒方含药血清，可以通过抑制肝癌 SMMC-7721 端粒酶的活性来抑制肝癌细胞的生长。

消癌解毒方含药血清作用于人肝癌 SMMC-7721 细胞 24 小时后，可降低 Bcl-2 基因 mRNA 表达水平，升高各组 Bax 基因 mRNA 表达水平变化，下调 Bcl-2/Bax mRNA 比列，升高 CytC、Caspase-3 基因 mRNA 表达水平变化。提示消癌解毒方含药血清作用于人肝癌 SMMC-7721 细胞后，可以通过调控凋亡相关基因的 mRNA 表达来发挥凋亡作用。

综上，消癌解毒方含药血清可能通过抑制端粒酶活性，调控凋亡相关基因 mRNA 的表达，抑制人肝癌 SMMC-7721 细胞生长，促使其凋亡，在肝癌治疗中发挥疗效。

8. 干预糖酵解

在肿瘤的发生发展过程中，伴随着代谢途径的重塑，即使在氧气供应充足的条件下，肿瘤细胞也主要以糖酵解而非线粒体的氧化磷酸化提供能量。这种异常代谢现象，被称为"有氧糖酵解"，即 Warburg 效应。近年来，随着人们对 Warburg 效应的重新关注，肿瘤细胞能量代谢异常引起众多学者的重视。肿瘤细胞通过糖酵解途径获得更多代谢所需物质，具体表现为葡萄糖摄取及乳酸生成增加。

为了探讨不同浓度消癌解毒方含药血清对人结肠癌细胞增殖及糖酵解过程的影响及其作用机制。本团队设计实验，将 8 只新西兰兔随机分为含药血清组〔消癌解毒方 40g/（kg·d）〕和空白血清组（等体积生理盐水），每组兔子连续灌胃 3 天，制备消癌解毒方含药血清和空白血清。5%、10%、15% 消癌解毒方含药血清处理人结肠癌 HT-29 与 HCT-116 细胞后，采用 MTT 比色法测定其对 HT-29 与 HCT-116 细胞生长的抑制作用，乳酸试剂盒检测 HT-29 与 HCT-116 细胞的乳酸生成量，葡萄糖试剂盒检测 HT-29 与 HCT-116 细胞的葡萄糖生成量，Western blot 法检测己糖激酶（HK2），丙酮酸脱氢酶激酶（PDK1），乳酸脱氢酶（LDHA）和低氧诱导因子 -1α（HIF-1α）蛋白表达。研究结果如下：

（1）消癌解毒方含药血清对人结肠癌 HT-29、HCT-116 细胞增殖的影响：与空白组比较，消癌解毒方含药血清作用于人结肠癌 HT-29、HCT-116 细胞 48 小时后，能呈浓度依赖性地抑制细胞的增殖，细胞增殖活力受到了明显的抑制（$P < 0.05$，$P < 0.01$），见表 20。

表 20　消癌解毒方含药血清处理 HT-29 和 HCT-116 细胞 48 小时后对细胞增殖抑制率的影响（$\bar{x} \pm s$，$n = 3$）

细胞	组别	含药血清体积分数	A	抑制率 /%
HT-29	空白	—	0.572±0.083	—
	XAJDF	5	0.527±0.062	8.1
		10	0.474±0.048*	17.0*
		15	0.328±0.032**	42.7**
HCT-116	空白	—	0.735±0.079	—
	XAJDF	5	0.623±0.054*	15.3*
		10	0.491±0.046**	33.2**
		15	0.366±0.025**	50.2**

注：与空白组比较，* $P < 0.05$，**$P<0.01$。

（2）消癌解毒方含药血清对人结肠癌 HT-29、HCT-116 细胞 LD 与 Glu 水平的影响：与空白组比较，给药组 HT-29、HCT-116 细胞呈现明显 LD、Glu 水平下降，且随给药浓度的增加 LD、Glu 水平下降越明显（$P < 0.05$，$P < 0.01$）。结果提示，消癌解毒方含药血清能影响人结肠癌细胞的糖酵解水平，从而调控肿瘤细胞的能量代谢，见表 21。

表 21 消癌解毒方含药血清处理人结肠癌 HT-29 和 HCT-116 细胞 48 小时后对 LD、
葡萄糖 Glu 水平的影响（x̄±s, n＝3）

细胞	组别	含药血清体积分数	LD	Glu
HT-29	空白	—	12.0±0.635	3.247±0.217
	XAJDF	5	6.0±0.562*	1.842±0.006*
		10	4.5±0.231**	1.360±0.008*
		15	3.0±0.245**	0.533±0.002**
HCT-116	空白	—	12.0±0.523	4.513±0.487
	XAJDF	5	7.5±0.421*	1.853±0.091*
		10	6.0±0.156*	1.312±0.066**
		15	4.5±0.152**	0.073±0.001**

（3）消癌解毒方含药血清对 HCT-116 细胞能量代谢相关蛋白水平调控的
影响：与空白组比较，人结肠癌 HCT-116 细胞经 10%，15% 含药血清处理后，
HIF-1α、HK2、PDK1、LDHA 蛋白表达水平降低（$P < 0.05$），具体见图 13、
表 22、图 14、表 23。说明消癌解毒方可以通过抑制 HK2、PDK1、LDHA 与低
氧诱导因子 HIF-1α 蛋白的表达来参与抑制人结肠癌细胞的糖酵解过程。

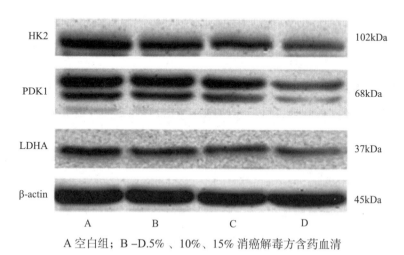

A 空白组；B –D.5%、10%、15% 消癌解毒方含药血清
图 13 结肠癌 HCT-116 细胞、HIF-1α 蛋白表达电泳

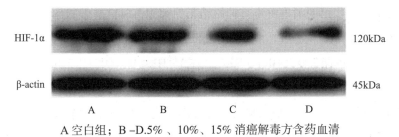

HIF-1α   120kDa

β-actin   45kDa

A   B   C   D

A 空白组；B –D.5%、10%、15% 消癌解毒方含药血清

图 14　结肠癌 HCT-116 细胞、HK2、PDK1、LDHA 蛋白表达电泳

表 22　消癌解毒方含药血清对人结肠癌 HCT-116 细胞 HIF-1α 蛋白表达的影响（x̄±s，n＝3）

组别	含药血清体积分数 /%	HIF-1α / β-actin
空白	—	0.511±0.044
XAJDF	5	0.422±0.015
	10	0.346±0.027*
	15	0.120±0.004**

表 23　消癌解毒方含药血清对人结肠癌 HCT-116 细胞酵解相关蛋白表达的影响（x̄±s，n＝3）

组别	含药血清体积分数 /%	HK2/β-actin	PDK1/β-actin	LDHA/β-actin
空白	—	0.253±0.041	0.510±0.037	0.350±0.061
XAJDF	5	0.227±0.037	0.441±0.032	0.295±0.010
	10	0.112±0.015*	0.350±0.047*	0.217±0.036*
	15	0.144±0.030*	0.131±0.031**	0.163±0.027**

本次实验中，消癌解毒方含药血清干预人结肠癌 HT-29 与 HCT-116 细胞 48 小时后，发现与空白组比较，其可以下调 LD 的生成水平，减少细胞对 Glu 的消耗，且含药血清浓度越高，Glu 摄取与 LD 生成越少。提示消癌解毒方含药血清，可以通过抑制有氧糖酵解的进程，从而调控肿瘤细胞的能量代谢。

为了进一步阐明消癌解毒方抑制结肠癌细胞有氧糖酵解的作用机制，本研究对肿瘤细胞糖酵解过程中的关键酶进行了检测。HK 作为糖酵解途径的第一个关键酶，有 4 种同工酶（HK1、HK2、HK3、HK4）。其中 HK2 和肿瘤的相关性最大，在恶性肿瘤细胞中表达较高。本次研究发现，消癌解毒方可以抑制己糖激酶 HK2 的表达。PDK 是细胞糖酵解关键限速酶 PDH 的调节酶。在丙酮酸脱氢酶激酶的 4 种同工酶中 PDK1 在 PDH 磷酸化过程中发挥重要的功能，尤其在 PDH 长期调节中更为重要。在 Warburg 效应研究中，PDK1 作用被重视，抑制 PDK1 能扭转肿瘤细胞糖酵解的活跃状态，促进有氧氧化的进行，继而促进肿瘤化疗和放疗的效果。LDH 是催化 LD 生成的关键酶，是有氧糖酵解过程中的重要调控蛋白。LDH 是由两个亚基（LDHA 和 LDHB）组成的四聚体，LDHA 涉及糖酵解的最后步骤，且在多种肿瘤中高表达。LDHA 的高活性可以维持线粒体膜的高电位，抑制线粒体的氧化呼吸进而减少氧气的消耗，促进 LD 的产生。酸性微环境的形成与肿瘤的生成、转移及患者预后相关显著。本实验结果显示，消癌解毒方含药血清可显著降低 PDK1 与 LDHA 的表达，且随含药血清浓度的增加，抑制作用增强。

HIF 是细胞为适应缺氧的微环境而诱发的转录因子，是糖酵解的基本调节因子。HIF-1 作为 HIF 的 3 种亚型之一，在消化道相关肿瘤中，如胃癌、结肠癌、肝癌等组织标本中的高表达，并且能够上调糖酵解酶的相关基因的表达及大部分糖酵解酶的活性。HIF-1α 与 HK2 密切相关，缺氧条件下，HK2 的活性可增加到 3 倍。消癌解毒方含药血清干预人结肠癌 HCT-116 细胞 48 小时后，可降低 HIF-1α 的表达，药物浓度越高对 HIF-1α 表达的抑制作用越强。初步验证了消癌解毒方含药血清对糖酵解过程的调控，可能是通过降低 HIF-1α 的表达来实现的。

综上所述，消癌解毒方含药血清可以抑制肿瘤细胞的糖酵解过程，从而抑制肿瘤细胞的增殖，其抑制糖酵解过程的机制可能与降低 HIF-1α 的表达，进而减少糖酵解相关酶 HK2、PDK1、LDHA 的表达有关。

（三）消癌解毒方抗肿瘤物质基础研究

液质联用技术（LC–MS/MS）将液相的高效分离能力和质谱的结构鉴别功能有机结合，已经被广泛地应用于中药化学成分分析及结构鉴定中。为进一步明确消癌解毒方抗肿瘤效应物质基础，通过对复方的化学成分进行分析鉴定，探讨消癌解毒方的配伍起效物质、阐明配伍规律、开展活性成分体内分布代谢研究等。

本团队设计实验，使用液质联用方法对消癌解毒方水提液中芦丁、野黄芩苷、半枝莲碱 B 等在小鼠组织中的分布进行研究。以 2- 氰基 –3、12- 二氧代齐墩果烷 –1 及 9（11）– 二烯 –2- 酸甲酯（CDDO–Me）作为内标，以甲醇对组织中蛋白进行沉淀，通过液质联用技术对芦丁、野黄芩苷和半枝莲碱 B 含量进行测定，使用 Waters ACQUITY UPLC BEH–C18 色谱柱（100mm×2.1mm，1.7μm），0.1% 甲酸水溶液（A）– 乙腈（B）梯度洗脱，正、负离子模式检测，检测离子质荷比（m/z）：芦丁 609.2、野黄芩苷 463.3、半枝莲碱 B558.4 和 CDDO–Me506.7。

实验操作中尝试用不同的溶剂溶解样品，经过比较，甲醇对样品的溶解度优于 70% 甲醇、50% 甲醇。通过在对比不同比例流动相、不同流速、不同梯度以及不同洗脱时间等色谱条件下，观察待测物的峰面积、出峰时间和各峰之间的分离度等，确定了所使用的色谱条件，该条件下三种待测物质均有较好的相应度、各化合物色谱峰之间分离度良好，适用于在小鼠组织中进行待测物质的含量测定。

研究结果发现，在小鼠肝脏、心脏、脾脏、肺脏、肾脏等组织中，芦丁、野黄芩苷、半枝莲碱 B 在测定的线性范围内线性关系良好（ γ ≥ 0.9913）；方法的精密度和稳定性 RSD 均小于 15%；回收率为 89.89% ～ 113.35%，RSD 值小于 15%，符合化学药物非临床药代动力学研究技术指导原则。芦丁等 3 种成分在不同组织中分布情况各不相同，芦丁主要分布在肝脏和肾脏，其次为心脏和脾脏，肺脏中分布最少；野黄芩苷只在肺脏中检出；半枝莲碱 B 的分布趋势为肝脏、肾脏和心脏中，肺脏和脾脏中分布较少。该方法简便、灵敏、准确，能够有效地测定化学成分的含量及组织分布，为进一步探究消癌解毒方抗肿瘤效应物质基础提供重要参考和依据。

结语

在癌毒病机理论的指导下，本团队研究提出肿瘤微环境与癌毒病机理论密切相关，肿瘤微环境可能是癌毒病机理论的现代生物学基础。消癌解毒方抗肿瘤具有多途径、多靶点的特点。临床研究结果表明，消癌解毒方配合化疗具有较好的增效减毒、提高患者免疫功能的作用。实验研究结果表明，消癌解毒方能够抑制实体瘤生长、诱导肿瘤细胞凋亡、抑制肿瘤细胞增殖，其抗肿瘤机制可能与影响趋化因子信号通路、降低 TGF-β1 表达水平、抑制 VEGF 的生成、降低 MMP-2 活性、影响 TLRs/NF-kB 信号转导通路等有关。本团队将以前期研究工作为基础，围绕肿瘤炎性微环境、免疫微环境、酸性微环境、缺氧微环境，继续探讨消癌解毒方及其组分药物干预肿瘤微环境的分子机制，为将消癌解毒方开发成为中药复方抗肿瘤药物奠定基础。

（沈卫星、孙东东、谭佳妮）

参考文献

［1］International Agency for Research on Cancer.GLOBOCAN 2012:estimated cancer incidence，mortality and prevalence worldwide in 2012［EB/OL］.http//globocan.iarc fr/Default.aspx，2014-08-31.

［2］Torre LA，Bray F，Siegel RL，et al.global cancer statistics 2012［J］.CA Cancer J Clin，2015，(65)：87-108.

［3］王维琼.2016年中国恶性肿瘤发病和死亡分析［J］.临床医药文献电子杂志，2017，4(19)：3604.

［4］陈万青，郑荣寿，张思维，等.2013年中国恶性肿瘤发病和死亡分析［J］.中国肿瘤，2017，26(1)：1-7.

［5］叶放，金妙文，王志英，等.周仲瑛教授学术成就撷英［J］.南京中医药大学学报，2007(6)：341-343.

［6］陈四清.周仲瑛教授从癌毒辨治肿瘤经验［J］.新中医，2004(2)：7-9.

［7］周岱翰.中医肿瘤学［M］.北京：中国中医药出版社，2011.

［8］唐武军，王笑民.郁仁存治疗肿瘤"内虚学说"初探［J］.北京中医药，2011(3)：186-188.

［9］何立丽，孙桂芝.孙桂芝关于恶性肿瘤病因病机"二本"学说［J］.中国中医药信息杂志，2010(1)：88-89.

［10］魏品康.肿瘤从痰论治探源［C］.上海中医药大学、上海中医药大学附属龙华医院、上海市中西医结合学会，2008.

［11］郑伟达，郑东海.癌症瘀毒论［M］.北京：中国中医药出版社，2014.

［12］王三虎.寒热胶结致癌论［J］.中国中医药信息杂志，2006(11)：91-92.

［13］王三虎.燥湿相混致癌论［J］.山东中医杂志，2005（1）：3-5.

［14］李忠，刘丹，刘杰，等.肿瘤中医"耗散病机假说"的建立和固摄法的提出［J］.南京中医药大学学报，2006（3）：140-142.

［15］赵昌林.毒邪理论在恶性肿瘤治疗中的应用［J］.中医学报，2016，31（11）：1633-1636.

［16］李俊玉.癌毒的病因病机及临证治法的概念探析［J］.江西中医药，2005（8）：14-15.

［17］王雄文，林龙，李佩华，等.周岱翰诊治肿瘤的中医学术思想探讨［J］.广州中医药大学学报，2015（4）：762-764.

［18］刘嘉湘.现代中医药应用与研究大系·肿瘤科分册［M］.上海：上海中医药大学出版社，1996.

［19］王志学.癌转移的中医药预防思路［J］.国医论坛，2000（2）：22.

［20］贺用和，韩静.论"风"与肿瘤转移［J］.中国中医基础医学杂志，2006（2）：124-126.

［21］杨海燕，王萍.试论厥阴风动挟痰瘀毒流窜是肿瘤转移的相关病机［J］.中医临床研究，2014（26）：52-53.

［22］王文萍，王垂杰.肿瘤转移的"痰毒流注"理论形成基础及实践意义［J］.中国中医基础医学杂志，2002（5）：4-6.

［23］张健，张淑贤.中医传舍理论与肿瘤转移［J］.中国中医基础医学杂志，1999（6）：5-7.

［24］常中飞，胡秀敏，陈培丰.运用中医理论探讨恶性肿瘤转移新学说——经络转移学说［J］.中华中医药学刊，2008（1）：167-169.

［25］侯超，林伟波，周岱翰.清热解毒法历代演进与解毒治癌十法［J］.中华中医药杂志，2016（11）：4604-4606.

［26］许辉.李铁教授运用祛邪中药治疗肿瘤经验［D］.沈阳：辽宁中医药大学，2012.

［27］唐武军，王笑民.郁仁存治疗肿瘤"内虚学说"初探［J］.北京中医药，2011（3）：186-188.

［28］孙建立，李春杰，李和根，等.刘嘉湘扶正法治癌学术思想介绍［J］.中医杂

志，2006（11）：814-816.

[29] 田建辉，刘嘉湘.刘嘉湘恶性肿瘤攻邪法度探讨［J］.中医杂志，2017（2）：104-107.

[30] 花宝金，侯炜.朴炳奎治疗恶性肿瘤经验撷萃［M］.北京：中国中医药出版社，2014.

[31] 何姝霖，刘瑞，花宝金.花宝金以扶正培本法为基础治疗肿瘤经验［J］.辽宁中医杂志，2015（9）：1624-1625+1822.

[32] 刘浩，林洪生.林洪生治疗肿瘤思路与临证经验［J］.中医杂志，2012（20）：1724-1726.

[33] 王学谦，邹剑铭，张英，等.林洪生扶正祛邪法治疗恶性肿瘤学术思想初探［J］.北京中医药，2015（9）：697-699.

[34] 林洪生."固本清源"治疗肿瘤［J］.中国中医基础医学杂志，2016（1）：26-27+43.

[35] 王笑民，张青.基于"癌毒"的肿瘤发生、发展规律探讨［J］.中华中医药杂志，2011（7）：1533-1536.

[36] 丁宁.杨宇飞教授从虚、瘀、毒三位一体致癌学说及立足免疫平衡的扶正活血解毒法初探［D］.北京：中华中医药学会，2013.

[37] 曾普华，潘敏求.浅析潘敏求辨治恶性肿瘤的学术思想观［J］.辽宁中医杂志，2016（8）:1619-1622.

[38] 花宝金，朴炳奎.肿瘤虚证及扶正培本治疗的现代免疫机制研究［J］.中国中医基础医学杂志，2000（3）：60-63.

[39] 中医药学名词审定委员会.中医药学名词［M］.北京：科学出版社，2005.

[40] 娄静，娄高峰，翼爱英.试论"毒邪"的概念［J］.光明中医，2008（1）：18-20.

[41] 冯学功.毒邪研究概述［J］.山东中医药大学学报，2001（6）：475-477.

[42] 常富业，王永炎，李辉，等.《内经》毒论诠析［J］.时珍国医国药,2007（11）：2684-2685.

[43] 李运伦.毒邪的源流及其分类诠释［J］.中医药学刊，2001（1）：44-45.

[44] 朱爱松，吴景东.论隋唐前中医"毒"研究［J］.医学信息，2009，22（6）：

960–962.

［45］罗国钧.中医毒学说及其临床应用［J］.山西中医，2011，27（6）：1–4.

［46］李超，樊巧玲.试论"毒邪"［J］.中医学报，2013，28（5）：677–678.

［47］赵智强.略论毒邪的致病特点、界定与治疗［J］.南京中医药大学学报，2003（2）：73–75.

［48］赵智强.略论周仲瑛教授的毒邪学说及临床应用［J］.南京中医药大学学报，1999（3）：43–44.

［49］蓝毓营，韦必清.中风毒邪学说概述［J］.吉林中医药，2003（11）：1–2.

［50］考希良.从毒邪角度探讨痛风性关节炎中医病因病机［J］.环球中医药，2011，4（6）：460–461.

［51］王建芳，胡立明.从"毒邪"理论认识肝病的病机［J］.中国误诊学杂志，2011，11（15）：3654–3655.

［52］李运伦，李静.原发性高血压与热毒证［J］.山东中医杂志，2000（4）：195–197.

［53］赵昌林.毒邪理论在恶性肿瘤治疗中的应用［J］.中医学报，2016，31（11）：1633–1636.

［54］刘莲芳，章永红.中医毒邪理论在肺癌治疗中的应用［J］.四川中医，2010，28（12）：22–23.

［55］赵智强，李嘉.略论周仲瑛教授的"癌毒"学说及其临床运用［J］.新中医，1998（10）：7–9.

［56］张继泽，邵荣世，单兆伟.张泽生医案医话集［M］.南京：江苏科学技术出版社，1981.

［57］叶丽红，顾勤.周仲瑛教授的肿瘤观［J］.中国中医药信息杂志，2002（3）：63–64.

［58］霍介格，顾勤.周仲瑛治疗肿瘤的临证思路探析［J］.上海中医药杂志，2007（1）：5–6.

［59］程海波，吴勉华，周红光.周仲瑛从癌毒辨治恶性肿瘤的经验［J］.北京中医药，2009，28（11）：844–846.

［60］程海波，吴勉华.周仲瑛教授"癌毒"学术思想探析［J］.中华中医药杂志，

2010, 25（6）：866-869.

［61］程海波，吴勉华.周仲瑛教授从癌毒辨治恶性肿瘤病机要素分析［J］.中华中医药学刊，2010，28（2）：313-316.

［62］周仲瑛，程海波，周学平，等.中医药辨治肿瘤若干理念问题的探讨［J］.南京中医药大学学报，2014，30（2）：101-104.

［63］程海波.癌毒病机理论探讨［J］.中医杂志，2014，55（20）：1711-1715.

［64］程海波，周仲瑛，李柳，等.基于癌毒病机理论的中医肿瘤临床辨治体系探讨［J］.中医杂志，2015，56（23）：1989-1992.

［65］郑佳彬，周晓梅，刘杰，等.林洪生"固本清源"理论维持治疗恶性肿瘤经验［J］.中医杂志，2017，58（1）:16-19.

［66］林洪生."固本清源"治疗肿瘤［J］.中国中医基础医学杂志，2016，22（1）：26-27+43.

［67］刘浩，林洪生.林洪生治疗肿瘤思路与临证经验［J］.中医杂志，2012，53（20）：1724-1726.

［68］姜恩顺，代金刚，林洪生.林洪生教授治疗肿瘤用药思路总结［J］.环球中医药，2012，5（4）：289-291.

［69］刘浩，林洪生.林洪生主任固本清源治疗肿瘤学术思想［J］.世界中医药，2016，11（01）：102-103，106.

［70］周岩.林洪生教授中医肿瘤规范化治疗的临床组方规律及用药特点［J］.中医学报，2017，32（1）：9-12.

［71］赵智强，吴勉华，周仲瑛，等.周仲瑛辨治消化系统恶性肿瘤学术思想探讨［J］.中医杂志，2013，54（14）：1186-1188.

［72］林洪生，张英.从"扶正培本"到"固本清源"——中医药治疗肿瘤理论的传承与创新［J］.中医杂志，2016，57（4）：295-298.

［73］张成铭，周仲瑛.论复法大方在治疗恶性肿瘤中的临床运用［J］.湖南中医药导报，2004（5）：1-4，6.

［74］周雍明，朴炳奎."治未病"思想在中西医结合肿瘤治疗中的指导作用［J］.中华中医药学刊，2008（9）：2036-2038.

［75］史振广，王文萍.恶性肿瘤转移的病机转化［J］.实用中医内科杂志，2013，

27（8）：68-70.

［76］查鸯岚，程海波.程海波运用癌毒病机理论辨治肿瘤转移经验［J］.浙江中医药大学学报，2017，41（5）：381-384.

［77］黄湘，熊墨年，杨少华.《黄帝内经》"治未病"思想在中医肿瘤防治中的应用［J］.实用中西医结合临床，2010，10（4）：85-87.

［78］王文萍，王垂杰.肿瘤转移的"痰毒流注"理论形成基础及实践意义［J］.中国中医基础医学杂志，2002（5）：4-6.

［79］李晓丽，李焕荣.肿瘤转移的"毒结、血瘀、寒凝"病机探讨［J］.中华中医药杂志，2006（7）：440-441.

［80］肖冲，郑川，祝捷，等.试论肾虚血瘀是恶性肿瘤转移的基本病机［J］.山西中医，2016（12）：1-2，5.

［81］程海波，沈卫星，吴勉华，等.基于肿瘤微环境的癌毒病机理论研究［J］.南京中医药大学学报，2014，30（2）：105-107.

［82］程海波，沈卫星.癌毒病机理论与炎癌转变［J］.中国中西医结合杂志，2015，35（2）：243-246.

［83］陈海彬，周红光，程海波，等.消癌解毒方对中晚期恶性肿瘤患者免疫功能的影响［J］.南京医科大学学报（自然科学版），2009，29（9）：1257-1259.

［84］周红光，吴勉华.消癌解毒方抗肿瘤作用的实验研究［J］.时珍国医国药，2010，21（4）：815-816.

［85］卢伟，沈波，李黎，等.消癌解毒方对肝癌细胞株 H22 凋亡及 Survivin 表达的影响［J］.四川中医，2012，30（4）：14-16.

［86］吴勉华，李黎.消癌解毒方对 H22 荷瘤小鼠基因表达谱的影响［J］.中国中西医结合杂志，2013，33（9）：1232-1235.

［87］李栋，吴勉华.消癌解毒方加入 LPS 及 CD284 对人肝癌细胞 SMMC-7721 的 TLRs/NF-κB 信号转导通路等关键基因表达的影响［J］.中华中医药杂志，2016，31（11）：4693-4698.

［88］孙浩，沈卫星，徐长亮，等.消癌解毒方通过调控 PI3K/AKT 通路抑制乳腺癌细胞株 MDA-MB-231 增殖的作用与机制探讨［J］.南京中医药大学学报，2018，34（2）：173-177.

［89］李黎，沈波，陈海彬，等 . 消癌解毒方对 H22 荷瘤小鼠外周血清转化生长因子β1 的影响［J］. 辽宁中医杂志，2011，38（11）：2283-2284.

［90］陈海彬，沈波，李黎，等 . 消癌解毒方抑制肝癌 H22 移植瘤的生长及其机制［J］. 中国肿瘤生物治疗杂志，2011，18（1）：28-32.

［91］张玉，吴勉华，陈海彬，等 . 消癌解毒方体内抑瘤作用机制研究［J］. 中国实验方剂学杂志，2011，17（11）：234-237.

［92］李文婷，周红光，刘颖，等 . 消癌解毒方对移植性肝癌大鼠免疫功能影响研究［J］. 中华中医药学刊，2015，33（8）：1880-1883.

［93］徐力立，陈慧，吴铭杰，等 . 消癌解毒方诱导人肝癌 SMMC-7721 细胞 miRNA 表达变化［J］. 中国实验方剂学杂志，2018，24（7）：89-94.

［94］李文婷，赵凤鸣，周红光，等 . 消癌解毒方含药血清对人肝癌 SMMC-7721 细胞端粒酶及凋亡相关基因 mRNA 表达的影响［J］. 中华中医药杂志，2016，31（4）：1211-1214.

［95］石文静，谭佳妮，沈卫星，等 . 消癌解毒方含药血清对人结肠癌细胞增殖及糖酵解过程的影响［J］. 中国实验方剂学杂志，2017，23（20）：120-125.

［96］闫秋莹，程海波，沈卫星，等 . 消癌解毒方中有效成分在小鼠体内的组织分布研究［J］. 中药药理与临床，2016，32（2）：181-185.

方剂索引

一画

一贯煎（《柳州医话》）　生地黄　枸杞子　沙参　麦冬　当归　川楝子

二画

二至丸（《证治准绳》）　女贞子　墨旱莲

二陈汤（《太平惠民和剂局方》）　法半夏　橘红　白茯苓　炙甘草

二陈平胃散（《症因脉治》）　半夏　茯苓　陈皮　甘草　苍术　川朴

二妙丸（《丹溪心法》）　黄柏　苍术

十全大补汤（《太平惠民和剂局方》）　人参　肉桂　白术　茯苓　甘草　黄芪　当归　白芍　川芎　熟地黄　生姜　大枣

人参养荣汤（《太平惠民和剂局方》）　人参　熟地黄　当归　白芍　白术　茯苓　炙甘草　黄芪　陈皮　五味子　桂心　炒远志

八珍汤（《正体类要》）　人参　白术　茯苓　甘草　当归　白芍　川芎　熟地黄　生姜　大枣

三画

下瘀血汤（《金匮要略》）　大黄　桃仁　土鳖虫

大补阴丸（《丹溪心法》）　熟地黄　黄柏　知母　龟板　猪髓

大黄䗪虫丸（《金匮要略》）　大黄　桃仁　干漆　䗪虫　蛀虫　水蛭　蛴螬　地黄　白芍　甘草　杏仁　黄芩

千金苇茎汤（《金匮要略》）　苇茎　瓜瓣　薏苡仁　桃仁

小柴胡汤（《伤寒论》）　柴胡　黄芩　人参　甘草　半夏　生姜　大枣

己椒苈黄丸（《金匮要略》）　防己　椒目　葶苈　大黄

四画

天麻钩藤饮（《中医内科杂病证治新义》）　天麻　钩藤　生石决明　牛膝　桑寄生　杜仲　山栀　黄芩　益母草　朱茯神　夜交藤

五味消毒饮（《医宗金鉴》）　金银花　野菊花　蒲公英　紫花地丁　紫背天葵

五皮饮（《华氏中藏经》）　生姜皮　大腹皮　桑白皮　陈皮　茯苓皮

五苓散（《伤寒论》）　猪苓　泽泻　白术　茯苓　桂枝

五虎追风散（《晋男史传恩家传方》）　蝉蜕　天南星　天麻　全虫　白僵蚕

少腹逐瘀汤（《医林改错》）　小茴香　干姜　元胡　没药　当归　川芎　官桂　赤芍　生蒲黄　五灵脂

化积丸（《杂病源流犀烛》）　三棱　莪术　阿魏　海浮石　香附　雄黄　槟榔　苏木　瓦楞子　五灵脂

丹栀逍遥丸（《内科摘要》）　当归　芍药　茯苓　白术　柴胡　牡丹皮　山栀　甘草　薄荷

六君子汤（《医学正传》）　茯苓　甘草　人参　白术　陈皮　半夏　生姜　大枣

六味地黄丸（《小儿药证直诀》）　熟地黄　山茱萸肉　干山药　泽泻　茯苓　牡丹皮

五画

左金丸（《丹溪心法》）　黄连　吴茱萸

右归丸（《景岳全书》）　熟地黄　附子　肉桂　山药　山茱萸　菟丝子　鹿角胶　枸杞子　当归　杜仲

右归饮（《景岳全书》）　熟地黄　山药　枸杞子　山茱萸　甘草　肉桂　杜仲　制附子

平胃散（《太平惠民和剂局方》）　苍术　厚朴　橘皮　甘草　生姜　大枣

龙胆泻肝汤（《医方集解》）　龙胆草　黄芩　山栀子　泽泻　木通　车前子　当归　生地黄　柴胡　生甘草

归脾汤（《济生方》）　白术　茯神　黄芪　龙眼肉　酸枣仁　人参　木香　甘草　当

归　远志　生姜　大枣

四妙丸（《成方便读》）　黄柏　苍术　牛膝　薏苡仁

四君子汤（《太平惠民和剂局方》）　人参　白术　茯苓　甘草

四神丸（《证治准绳》）　肉豆蔻　补骨脂　五味子　吴茱萸　生姜　大枣

生脉散（生脉饮）（《医学启源》）　人参　麦门冬　五味子

失笑散（《太平惠民和剂局方》）　蒲黄　五灵脂

瓜蒌薤白半夏汤（《金匮要略》）　瓜蒌实　薤白　半夏　白酒

半夏泻心汤（《伤寒论》）　半夏　黄芩　干姜　人参　炙甘草　黄连　大枣

六画

西黄丸（《外科证治全生集》）　牛黄　麝香　乳香（醋制）　没药（醋制）

百合固金汤（《慎斋遗书》）　生地黄　熟地黄　归身　白芍　甘草　桔梗　玄参　贝母　麦冬　百合

当归补血汤（《内外伤辨惑论》）　当归　黄芪

竹叶石膏汤（《伤寒论》）　竹叶　石膏　半夏　麦门冬　人参　甘草　粳米

血府逐瘀汤（《医林改错》）　桃仁　红花　当归　生地黄　牛膝　川芎　桔梗　赤芍枳壳　甘草　柴胡

防己黄芪汤（《金匮要略》）　防己　黄芪　白术　甘草　生姜　大枣

七画

麦门冬汤（《金匮要略》）　麦冬　半夏　人参　甘草　粳米　大枣

杞菊地黄丸（《医级》）　枸杞子　菊花　熟地黄　山茱萸　山药　泽泻　丹皮　茯苓

沙参麦冬汤（《温病条辨》）　沙参　麦冬　玉竹　桑叶　甘草　天花粉　生扁豆

补中益气汤（《脾胃论》）　黄芪　炙甘草　人参　当归身　橘皮　升麻　柴胡　白术

附子理中汤（《太平惠民和剂局方》）　附子　干姜　人参　白术　甘草

八画

青蒿鳖甲汤（《温病条辨》）　青蒿　鳖甲　知母　生地黄　丹皮

肾气丸（《金匮要略》）　干地黄　山药　山茱萸　茯苓　泽泻　丹皮　桂枝　附子

知柏地黄汤（《医宗金鉴》）　知母　熟地黄　黄柏　山茱萸（制）　山药　牡丹皮　茯苓　泽泻

参苓白术散（《太平惠民和剂局方》）　人参　茯苓　白术　白扁豆　莲子　甘草　山药　砂仁　薏苡仁　桔梗　大枣

九画

枳实导滞丸（《内外伤辨惑论》）　大黄　枳实　黄芩　黄连　神曲　白术　茯苓　泽泻

茵陈蒿汤（《伤寒论》）　茵陈　栀子　大黄

牵正散（《杨氏家藏方》）　白附子　白僵蚕　全蝎

香贝养营汤（《医宗金鉴》）　白术　人参　茯苓　陈皮　熟地黄　川芎　当归　贝母　香附　白芍　桔梗　甘草　生姜　大枣

香砂六君子汤（《古今名医方论》）　人参　白术　茯苓　甘草　半夏　陈皮　木香　砂仁

十画

桂枝茯苓丸（《金匮要略》）　桂枝　茯苓　牡丹皮　桃仁　芍药

桃红四物汤（《玉机微义》）　白芍　当归　熟地黄　川芎　桃仁　红花

真方白丸子（《瑞竹堂方》）　半夏　白附子　天南星　天麻　川乌　全蝎　木香　枳壳

真武汤（《伤寒论》）　茯苓　芍药　白术　生姜　附子

柴胡疏肝散（《景岳全书》）　柴胡　枳壳　芍药　甘草　川芎　香附　陈皮

益元汤（《伤寒六书》）　附子　干姜　艾叶　人参　甘草　黄连　知母　麦冬　五味子　生姜　大枣

益胃汤（《温病条辨》）　沙参　麦冬　生地黄　玉竹　冰糖

消瘰丸（《医学衷中参西录》）　牡蛎　生黄芪　三棱　莪术　朱血竭　生明乳香　生明没药　龙胆草　玄参　浙贝母

调胃承气汤（《伤寒论》）　大黄　芒硝　甘草

十一画

理中汤（《伤寒论》）　人参　白术　炙甘草　干姜

黄连温胆汤（《六因条辨》）　黄连　竹茹　枳实　半夏　橘红　甘草　生姜　茯苓

黄连解毒汤（《外台秘要》）　黄连　黄芩　黄柏　栀子

萆薢分清饮（《杨氏家藏方》）　益智仁　萆薢　石菖蒲　乌药

梅花点舌丹（《外科证治全生集》）　珍珠　牛黄　雄黄　麝香　熊胆　蟾酥　血竭　沉香　乳香　没药　冰片　硼酸　葶苈子　朱砂

旋覆代赭汤（《伤寒论》）　旋覆花　人参　生姜　代赭石　甘草　半夏　大枣

清痰降火汤（《便览》）　半夏　橘红　茯苓　甘草　黄芩　山栀　枳壳　桔梗　柴胡　菖蒲　木通

清瘟败毒饮（《疫疹一得》）　石膏　生地黄　犀角　黄连　栀子　桔梗　黄芩　知母　元参　连翘　甘草　丹皮　竹叶　赤芍

十二画

葛根芩连汤（《伤寒论》）　葛根　甘草　黄芩　黄连

普济消毒饮（《东垣试效方》）　黄芩　黄连　陈皮　甘草　玄参　柴胡　桔梗　连翘　板蓝根　马勃　牛蒡子　薄荷　僵蚕　升麻

温脾汤（《备急千金要方》）　附子　大黄　芒硝　当归　干姜　人参　甘草

滋水清肝饮（《医宗己任编》）　熟地黄　当归身　白芍　酸枣仁　山萸肉　茯苓　山药　柴胡　山栀　丹皮　泽泻

犀角地黄汤（《备急千金要方》）　水牛角　生地黄　赤芍　丹皮

十三画及以上

膈下逐瘀汤（《医林改错》）　五灵脂　当归　川芎　桃仁　丹皮　赤芍药　乌药　延胡索　甘草　香附　红花　枳壳

增液汤（《温病条辨》）　玄参　麦冬　生地黄

橘皮竹茹汤（《金匮要略》）　橘皮　竹茹　大枣　生姜　甘草　人参

鳖甲煎丸（《金匮要略》）　鳖甲　乌扇　黄芩　柴胡　鼠妇　干姜　大黄　芍药　桂枝　葶苈　石韦　厚朴　丹皮　瞿麦　紫葳　半夏　人参　蛰虫　阿胶　蜂窠　赤硝　蜣螂　桃仁

编后记

近 20 年来，在多项国家、省部级课题的资助下，本团队针对中医药防治肿瘤的关键科学问题——肿瘤病机，传承创新中医肿瘤理论与辨治方法，创建中医癌毒病机理论体系，揭示癌毒病机理论的科学内涵，应用癌毒病机理论创制中药复方，开展癌毒病机理论体系的临床应用，充分体现了中医学"理、法、方、药"研究的系统性，构建了"源于临床－创新理论－揭示内涵－应用临床"的研究模式。

2015 年 3 月，"癌毒病机理论及其应用基础研究"荣获江苏省中医药学会科学技术进步奖一等奖。2015 年 12 月，"中医肿瘤癌毒病机理论体系创建与应用"荣获中华中医药学会科学技术进步奖一等奖。2018 年 2 月，"中医癌毒病机理论体系的创建及临床应用"荣获教育部高等学校科学研究优秀成果奖（科学技术）一等奖。

张伯礼院士在评价癌毒病机理论项目时指出："该项目在中医肿瘤的理论与辨治方法方面取得了重大的创新与突破，对传承名老中医药专家的学术思想与临床经验，创新发展中医药理论，提高中医肿瘤临床诊疗水平具有重要的意义。该项目研究成果达到了国内同类研究领先水平。"

今后，我将带领研究团队再接再厉，继续深入研究癌毒病机理论的科学内涵，积极推广癌毒病机理论体系在临床中的应用，为完善中医肿瘤理论体系、提高中医药防治肿瘤的疗效做出更多的努力，为实现肿瘤治疗的突破性进展贡献一份力所能及的薄力！

程海波

2019 年 3 月